古代医家针灸学术思想概要

主　编　高希言　贾春生

副主编　宋南昌　诸毅晖　李　磊　邢海娇

　　　　姜丽娟　陈新旺　高　峻　刘建浩

编　委　（以姓氏笔画为序）

　　　　王　威　刘东明　李　潇　张　莘

　　　　张全爱　张选平　张海山　周艳丽

　　　　郑明常　姜云武　徐　瑾　郭书英

　　　　奥晓静　潘丽佳

主　审　魏　稼

中国中医药出版社
·北京·

图书在版编目（CIP）数据

古代医家针灸学术思想概要 / 高希言，贾春生主编 . —北京：
中国中医药出版社，2020.11
ISBN 978-7-5132-5746-6

Ⅰ . ①古… Ⅱ . ①高… ②贾… Ⅲ . ①针灸学—研究
Ⅳ . ① R245

中国版本图书馆 CIP 数据核字（2019）第 220678 号

中国中医药出版社出版

北京经济技术开发区科创十三街 31 号院二区 8 号楼
邮政编码　　100176
传真　010-64405721
三河市同力彩印有限公司印刷
各地新华书店经销

开本 787×1092　1/16　印张 15　字数 289 千字
2020 年 11 月第 1 版　2020 年 11 月第 1 次印刷
书号　ISBN 978 - 7 - 5132 - 5746 - 6

定价　60.00 元
网址　www.cptcm.com

社 长 热 线　010-64405720
购 书 热 线　010-89535836
维 权 打 假　010-64405753

微信服务号　**zgzyycbs**
微商城网址　**https://kdt.im/LIdUGr**
官 方 微 博　**http://e.weibo.com/cptcm**
天猫旗舰店网址　**https://zgzyycbs.tmall.com**

如有印装质量问题请与本社出版部联系（010-64405510）
版权专有　侵权必究

前　言

中国针灸是一门古老的学术，历经千年而日益兴盛。1971 年 7 月 19 日，新华社报道了针刺麻醉获得成功的消息引起了世界的震动，同年 7 月 26 日美国记者 James Reston 在《纽约时报》发表文章，介绍他本人在北京被用针灸治疗阑尾炎术后腹痛腹胀的经历，引起了国际上对针灸的兴趣。当今世界上有 180 多个国家和地区在使用针灸，肩上带着拔罐印迹的美国游泳运动员菲尔普斯还夺得了世界冠军，可见中国针灸已成为世界公认的健康保健方法。

针灸的传承经久不衰的原因与其有效性、安全性密切相关，中国古代医家在代代相传的过程中留下了大量的记载，《左传·成公十年》记载了公元前 561 年医缓为晋景公治病的过程："公（晋侯）疾病，求医于秦。秦伯使医缓为之。未至，公梦疾为二竖子，曰：彼良医也，惧伤我，焉逃之？其一曰：居肓之上，膏之下，若我何？医至，曰：疾不可为也，在肓之上，膏之下，攻之不可，达之不及，药不至焉，不可为也。公曰：良医也。厚为之礼而归之。"攻与达，当指针砭灸熨而言。

医和于公元前541年为晋平公治病，《左传》记载：晋平公曾求医于秦，秦伯使医和视之。医和谓秦侯之疾不可为，认为是由于近女色，惑而丧志，其疾如蛊，非鬼神或饮食所致。"天有六气，淫生六疾，过则为灾，阴淫寒疾，阳淫热疾，风淫末疾，雨淫腹疾，晦淫惑疾，明淫心疾。"这是我国古代最早提出六淫致病的论述，也反映了当时对疾病病因的认识水平。

《史记·扁鹊仓公列传》中称扁鹊精于针灸，行医在今天的河北、山东、山西一带，曾用针灸等法救治了虢国太子的尸厥而轰动朝野。他的老师是长桑君，学生有子阳、子豹、子明等人。虽未发现其著作，难以窥见其学术思想全貌，但从上述案例看，其治法先用针石刺"三阳五会"而使患者复苏，再令弟子施"熨法"，并给药内服。针、灸、药配合应用，颇具特色。

《韩非子》记载："扁鹊见蔡桓公，立有间。扁鹊曰：君有疾在腠理，不治将恐深。桓侯曰：寡人无疾。扁鹊出，桓侯曰：医之好治不病以为功！居十日，扁鹊复见，曰：君之病在肌肤，不治将益深。桓侯不应。扁鹊出，桓侯又不悦。居十日，扁鹊复见，曰：君之病在肠胃，不治将益深。桓侯又不应。扁鹊出，桓侯又不悦。居十日，扁鹊望桓侯而还走。桓侯故使人问之，扁鹊曰：疾在腠理，汤熨之所及也；在肌肤，针石之所及也；在肠胃，火齐之所及也；在骨髓，司命之所属，无奈何也。今在骨髓，臣是以无请也。居五日，桓侯体痛，使人索扁鹊，已逃秦矣。桓侯遂死。"通过扁鹊"四见"的态度，记述蔡桓公因讳疾忌医最终致死的故事，表现出了扁鹊的高超医术。

《史记》记载了仓公（淳于意）的25例医案，其中有6例用到了针灸。淳于意针对病人的病情，不仅用药物治疗，还用针灸。淄川王病了，淳于意前去诊脉，说"病得之沐发未干而卧"，症见头痛、身热、肢痛、烦闷。淳于意立即用冷水敷淄川王的额头，并针刺足阳明经的厉兑、陷谷、丰隆穴，病很快就好了。他的临床特色是针灸药并用；其针灸部位，多只称经脉或部位，未及具体腧穴。

汉和帝（84—109年）的太医丞郭玉，医术高明，为人诊病"仁爱不矜，虽贫贱厮养，必尽其心力"，但在为贵人治病时，往往疗效不很满意。皇帝派一个贵人患者，换上贫寒人的衣服，并变换居处，请郭玉诊疗。郭玉一针而愈。皇帝诏问郭玉，郭玉回答说："医之为言意也，腠理至微，随气用巧，针石之间，毫芒即乖，神存乎心手之际，可得解而不可得言也。"郭玉说给贵人诊病的难处，"自用意而不任臣，一难也；将身不谨，二难也；骨节不强，三难也；好逸恶劳，四难也。针有分寸，时有破漏，重以恐惧之心，加以裁慎之志，臣意且犹不尽，何有于病哉？"这表明了他的高超技术。

据《后汉书》记载，东汉末年医学家华佗（约145—208年）的医术特点是：①针刺部位"不过数处"；②针药不治者，给麻药后手术治疗；③曾为曹操针头风眩"随手而瘥"；④治李将军妻，针下死胎；⑤灸夹脊上下治"脚躄……即行"。《三国志·方伎传》亦称华佗针灸不过一两处，另称佗曾诊治一例针刺"胃管，误中肝"的患者，佗称不救，果如所言。华佗有多名弟子，如彭城的樊阿、广陵的吴普和西安的李当之。吴普学习华佗的五禽戏锻炼身体，活到 90 多岁时，听力和视力都很好，牙齿完整牢固。樊阿精通针法，他针刺背部穴位深到一二寸，在胸部的巨阙穴扎进去五六寸，而病常常都被治好。华佗传授给樊阿的漆叶青黏散，长期服用能使身体轻便，头发不会变白。樊阿遵照他的话去做，活到了一百多岁。

有关古代医家的医术记载比比皆是，如窦汉卿在《标幽赋》里写道："高皇抱疾未瘥，李氏刺巨阙而复苏，太子暴死为厥，越人针维会而复醒……取肝俞与命门，使瞽士视秋毫之末。刺少阳与交别，俾聋夫听夏蚋之声。"因此，为更好地总结与学习继承古人的医术和经验，提高研究生的诊疗动手能力和创新思维，我们在承担河南省高等教育，教学改革研究与实践项目——"基于提升创新能力的针灸研究生培养模式创新研究与实践"（2019JGLX077Y）课题研究的基础上，将多年在教学中查阅整理的古代医家的针灸学术特色与临床经验资料编成《古代医家针灸学术思想概要》，介绍他们的生平、临床特色、学术传承等内容，供研究生教学使用，也为广大针灸工作者提供临床技能提升与学习参考。

本书编委会

2020 年 11 月

目 录

第一章　古代医家的学术特色 ·· 001

一、先秦至隋唐医家的针灸特色 ······························· 001

二、宋元医家的针灸特色 ··· 002

三、明代医家的针灸特色 ··· 004

四、清代医家的针灸特色 ··· 004

第二章　张机的针灸特色 ·· 006

一、针治阳经病 ··· 006

二、阴证用灸 ··· 008

三、热证的禁忌和误治的处理 ··································· 009

四、仲景学术的传承与影响 ····································· 009

第三章　王熙的针灸特色 ·· 011

一、阐述寸口脉象与三焦的关系 ······························· 011

二、经脉辨证与针灸取穴 ··· 013

三、重用五输穴、俞募穴 ··· 015

四、学术传承与影响 ··· 016

第四章　葛洪针灸治疗急症的特色 ································· 018

一、急症针灸法 ··· 018

二、倡导隔物灸 ……………………………………………………… 020

三、重视简便取穴，倡用"一夫法" …………………………………… 021

四、学术传承与影响 ………………………………………………… 022

第五章　陈延之的灸治特色 …………………………………………… 023

一、主张灸法灵活权变 ……………………………………………… 023

二、灸穴特色 ………………………………………………………… 024

三、学术传承与影响 ………………………………………………… 026

第六章　刘涓子外科病针灸治疗特色 ………………………………… 027

一、阐述疽病预后与针刺的时机 …………………………………… 027

二、灸治痈疽 ………………………………………………………… 029

三、铍针"针烙""火针"的使用 …………………………………… 030

四、学术传承与影响 ………………………………………………… 030

第七章　巢元方的针灸特色 …………………………………………… 032

一、风中五脏灸背俞 ………………………………………………… 032

二、慎护风池，逆灸防痉 …………………………………………… 033

三、灸疮发洪论 ……………………………………………………… 033

四、对针灸适宜病症的选择 ………………………………………… 034

五、学术传承与影响 ………………………………………………… 034

第八章　孙思邈的针灸学术特色 ……………………………………… 036

一、倡导针灸"医未病" …………………………………………… 036

二、针药并重为良医 ………………………………………………… 037

三、经穴内容的创新 ………………………………………………… 038

四、看脉用针贵灵活 ………………………………………………… 039

五、辨证施灸分生熟 ………………………………………………… 040

六、学术传承与影响 ………………………………………………… 041

第九章　王焘的灸法特色 042

一、"唯取灸法"说 042

二、注重辨证施灸 043

三、艾灸禁忌 044

四、穴位归经的整理 045

五、学术传承与影响 046

第十章　庄绰用灸特色 047

一、膏肓俞穴定位法 047

二、膏肓俞穴灸治法 049

三、学术传承与影响 050

第十一章　窦材的灸法特色 052

一、灸补扶阳，重在脾肾 052

二、治重病"灼艾第一" 054

三、创用睡圣散，提倡保健灸 055

四、学术传承与影响 055

第十二章　王执中的针灸特色 057

一、取穴之要，"按之酸痛是穴" 057

二、王氏的用灸特点 058

三、对火针与温针的应用 061

四、学术传承与影响 062

第十三章　闻人耆年的灸治特色 063

一、急症用灸 063

二、骑竹马灸法 064

三、对隔蒜灸的应用 065

四、学术传承与影响 065

第十四章　刘完素的针灸特色 ·· 066

一、提出灸刺分经施治 ·· 066

二、"热宜砭射""八关大刺" ··· 067

三、"灸引其热"说 ·· 068

四、学术传承与影响 ·· 068

第十五章　张从正的刺络特色 ·· 070

一、倡导刺络泻血祛邪扶正 ·· 070

二、张氏刺络放血特色 ·· 071

三、对火热血实刺络的创新 ·· 072

四、张氏的用针特点 ·· 072

五、学术传承与影响 ·· 073

第十六章　李杲的针灸特色 ·· 074

一、"补脾胃升阳气、泻阴火"说 ··· 074

二、"泻其血络"说 ·· 075

三、"从阳引阴,从阴引阳"用俞募穴 ··· 076

四、李氏的针灸经验特色 ·· 076

五、学术传承与影响 ·· 078

第十七章　窦默的针灸特色 ·· 079

一、必欲治病,莫如用针 ·· 079

二、重视"治神" ··· 080

三、倡导得气 ··· 080

四、归纳手指补泻十四法 ·· 081

五、倡用"流注八穴" ·· 082

六、学术传承与影响 ·· 083

第十八章　罗天益的针灸特色 ·· 085

一、灸补脾胃说 ··· 085

二、针刺放血泄邪 ·· 087

三、针灸药兼施 ·· 087

四、临床治验 ··· 088

五、学术传承与影响 ··· 089

第十九章　王国瑞的针灸特色 ································· 091

一、提出"穴法相应三十七穴" ····························· 092

二、倡用透刺法 ··· 093

三、提出按时取穴法 ··· 094

四、针刺临床特色 ··· 096

五、学术传承与影响 ··· 097

第二十章　朱震亨的针灸特色 ································· 098

一、"手足阴阳经合生见证"说 ····························· 098

二、热证用灸 ··· 100

三、针刺有泻无补 ·· 101

四、学术传承与影响 ··· 101

第二十一章　刘纯的针刺特色 ································· 103

一、提出"平针法" ·· 103

二、天地人分部补泻法 ······································ 104

三、夺命穴治晕针 ·· 104

四、学术传承与影响 ··· 105

第二十二章　徐凤的针灸特色 ································· 106

一、传承窦默的学术 ··· 106

二、阐发子午流注取穴法 ···································· 108

三、倡用灵龟、飞腾针法 ···································· 108

四、重视用灸 ··· 109

五、学术传承与影响 ··· 110

第二十三章　方贤的针灸特色 ··· 111

一、重视针刺手法 ··· 111

二、强调治神 ··· 112

三、重视奇穴 ··· 112

四、学术传承与影响 ··· 113

第二十四章　汪机的针灸学术特色 ··· 114

一、法宗内难阐发医理 ··· 114

二、切脉观色，医之大要 ··· 115

三、循经取穴，依经诊治 ··· 116

四、法随症施，治无定穴 ··· 117

五、针砭艾灸，善治疮疡 ··· 118

六、针砭无补，无病不灸 ··· 119

七、学术传承与影响 ··· 120

第二十五章　万全儿科针灸的特色 ··· 121

一、惊风治验 ··· 121

二、瘫痪、龟背、诸疮治疗特色 ··· 122

三、学术传承与影响 ··· 123

第二十六章　高武的针灸特色 ·· 125

一、对穴位的认识 ··· 125

二、"十二经是动所生病补泻迎随" 法 ··· 126

三、学术传承与影响 ··· 127

第二十七章　薛己外科针灸的特色 ··· 129

一、多用针砭出血法 ··· 129

二、重视用灸 ··· 130

三、砭灸药合用 ··· 132

四、学术传承与影响 ··· 133

第二十八章　李梴的针灸特色 ································· 134

一、提倡精简用穴 ·· 134

二、阐述"迎随"与"飞经走气" ······························ 135

三、"宁守子午，舍尔灵龟" ································· 135

四、"炼脐"法 ··· 136

五、学术传承与影响 ·· 137

第二十九章　杨继洲的针灸特色 ························· 138

一、杨氏十二字分次第手法 ··································· 138

二、杨氏"下手八法" ·· 139

三、杨氏"补针之要法"与"泻针之要法" ···················· 140

四、审穴用灸 ··· 141

五、杨氏用穴特色 ··· 142

六、发挥透刺 ··· 143

七、重视针灸药的使用 ·· 143

八、学术传承与影响 ·· 144

第三十章　王肯堂的针灸特色 ···························· 146

一、分经辨证治眼病说 ·· 146

二、疮疡治法 ··· 148

三、学术传承与影响 ·· 149

第三十一章　吴崑的针灸学术特色 ······················ 151

一、"针药二途，理无二致"说 ································· 151

二、提出"五门主治" ·· 153

三、临床特色 ··· 153

四、学术传承与影响 ·· 154

第三十二章　陈实功外科针灸特色 ······················ 155

一、痈疽的辨治特色 ·· 155

二、用铍针"开户逐贼" ·· 158

三、学术传承与影响 ································ 160

第三十三章　龚居中治痨经验 ···················· 161

一、"痰火灸法" ································ 161

二、发灸疮法 ···································· 162

三、学术传承与影响 ···························· 162

第三十四章　龚廷贤的温脐经验 ·················· 164

一、熏脐、蒸脐、温脐保健 ···················· 164

二、诸病附灸 ···································· 165

三、学术传承与影响 ···························· 166

第三十五章　凌云的针灸特色 ···················· 168

一、倡导沿皮透刺 ······························ 168

二、得效应穴 ···································· 169

三、重针感，精补泻 ···························· 170

四、临床医案 ···································· 171

五、学术传承与影响 ···························· 171

第三十六章　郭志邃治痧经验 ···················· 173

一、治痧分经络 ································ 173

二、治痧医案 ···································· 174

三、学术传承与影响 ···························· 175

第三十七章　张璐的针灸特色 ···················· 176

一、金针开内障 ································ 176

二、灸脐治便闭 ································ 178

三、内外并治阴毒、厥 ························ 178

四、学术传承与影响 ···························· 179

第三十八章　赵学敏的针灸特色 ································· 180

　　一、獭狝瘀针法 ··· 180

　　二、用灸特色 ··· 181

　　三、针挑法、贴敷法应用 ······························· 183

　　四、学术传承与影响 ····································· 184

第三十九章　徐大椿的针灸临床特色 ······················· 186

　　一、"针灸失传"论 ····································· 186

　　二、"薄贴"法 ··· 188

　　三、学术传承与影响 ····································· 190

第四十章　郑宏纲喉病针灸经验 ··························· 191

　　一、"开风路"针 ······································· 191

　　二、倡导"破皮针" ····································· 192

　　三、"气针"操作 ······································· 192

　　四、学术传承与影响 ····································· 193

第四十一章　吴亦鼎的灸法特色 ··························· 195

　　一、明证善治 ··· 195

　　二、灸重审穴 ··· 196

　　三、论述艾灸的作用 ····································· 196

　　四、学术传承与影响 ····································· 197

第四十二章　王士雄的刺血刮痧经验 ······················· 199

　　一、刺血泄邪 ··· 199

　　二、针刺刮痧泄邪 ······································· 200

　　三、灸治寒霍乱 ··· 201

　　四、学术传承影响 ······································· 202

第四十三章　吴师机的外治特色 ··························· 203

　　一、倡导外治以"补内治之不及" ························· 203

二、阐述"膏药贴法与针灸通"的取穴规律 ……………………………………… 204

三、论"膏可以统治百病"的治疗范围 …………………………………………… 205

四、针药并用 ……………………………………………………………………… 206

五、学术传承与影响 ……………………………………………………………… 207

第四十四章　夏云针灸治疗咽喉病的特色 …………………………………… 209

一、"刺刮吐"治疫喉 ……………………………………………………………… 209

二、"刺出紫血，以泻其火" ……………………………………………………… 210

三、学术传承与影响 ……………………………………………………………… 211

第四十五章　范毓𥮊与太乙神针 ………………………………………………… 212

一、"太乙神针"操作 ……………………………………………………………… 212

二、太乙神针的主治 ……………………………………………………………… 213

三、学术传承与影响 ……………………………………………………………… 214

第四十六章　张镜刺疗经验特色 ………………………………………………… 216

一、刺疗方法 ……………………………………………………………………… 216

二、取穴要求 ……………………………………………………………………… 216

三、选穴特点 ……………………………………………………………………… 217

四、学术传承与影响 ……………………………………………………………… 219

第四十七章　黄石屏的针灸特色 ………………………………………………… 220

一、重视针灸互补 ………………………………………………………………… 220

二、重视指力练习 ………………………………………………………………… 221

三、"取穴宜识变通" ……………………………………………………………… 221

四、"金针三善"与"药灸三益" ………………………………………………… 222

五、学术传承与影响 ……………………………………………………………… 222

第一章　古代医家的学术特色

中国针灸学术历史悠久。据《左传》记载，春秋战国时期的医缓、医和均擅长针灸。先秦名医扁鹊（秦越人）在给虢太子治尸厥时，让其弟子子阳取外三阳五会而使太子复苏，说明在先秦时期针砭、火灸、药熨等均已广泛应用于各种疾病的治疗。1973年长沙马王堆三号汉墓出土的《足臂十一脉灸经》和《阴阳十一脉灸经》，记载了十一条经脉的循行、病候和灸治法，反映了针灸学的核心理论——经络学说的早期面貌。中国针灸历代名医辈出，为针灸的学术发展作出了巨大贡献。

一、先秦至隋唐医家的针灸特色

春秋战国至秦汉时期，《内经》的问世，标志着针灸学构筑起以经络学说为核心的理论框架，而且能卓有成效地运用刺法、灸法等技术防病治病，初步形成了融理、法、方、穴、术为一体的针灸理论体系。针刺工具由砭石、骨针、竹针发展到了金属针，从而扩大了针灸治疗的适应范围。《难经》根据对奇经八脉、原穴、八会穴、五输穴的阐述，提出"补母泻子法""泻南补北法"等法则，丰富了针灸理论。东汉名医张仲景《伤寒杂病论》对辨证施治、针药结合、临床用药、选穴用针等有较大影响。

魏晋时期，针灸学理论体系更加完善，其标志是皇甫谧以脏腑、气血、经络、腧穴、脉诊、刺灸法和临床各科病证针灸治疗的次序编撰的《针灸甲乙经》，该书奠定了针灸学术体系的雏形，尤其是实现了以经统穴，成为当时最系统的针灸学术专著，这一时期出现了中医的学术分科，如三国时期的华佗以外科闻名于世，亦精针灸，著有《枕中灸刺经》（佚），创立了著名的"华佗夹脊穴"；出现了现存最早的中医外科学专著《刘涓子鬼遗方》，其中采用针刺、针烙、火针、艾灸、隔物灸等方法治疗痈疽、疮疡，成为我国外科针灸学派的奠基之作。西晋王熙编著了我国现存最早的脉学专著《脉经》，不但对脉学有重大贡献，而且对经络辨证、施灸壮数、俞募穴应用等均有阐述。隋朝巢元方编撰了第一部病因病机、证候学专著《诸病源候论》，对经络病机、针灸宜忌、灸疮发洪等多有论述，提出了"戒养小儿，慎护风池""逆灸防痉"的重要思想。杨上善首开分类编纂、注释、校勘《内经》先河，著《黄帝内经太素》，其中对经脉、腧穴、身度、九针、补泻等论述有重要贡献。

此时期灸法也广泛应用。曹翕擅长灸法，著《曹氏灸经》（佚）。晋代葛洪《肘后备急方》载有隔物灸，将灸法用于治疗急性病证。陈延之《小品方》对灸法穴位、禁忌、施灸操作、艾炷大小、施灸壮数、灸材等均有独到论述。崔知悌《骨蒸病灸方》专门介绍痨病灸治方法，为痨病针灸派代表医家。晋末到南北朝的徐熙一族，累世精于医术，徐秋夫、徐文伯和徐叔响等都是针灸名医。

孙思邈撰《备急千金要方》和《千金翼方》，首载阿是法，重视用奇穴，提出针灸"医未病"，绘制了《明堂三人图》，成为历史上最早的彩色经络腧穴图（佚）。王焘著《外台秘要》，将352个腧穴归入十二经脉，为后世进一步完善腧穴归经作出了贡献。

唐朝不仅名医辈出，如甄权有《针方》《针经钞》和《明堂人形图》等（均佚），使针灸学说日益丰富，还将针灸作为独立的学科进行人才培养。唐太医署掌管医药教育，分设四个医学专业和一个药学专业，针灸是医学专业之一，设"针博士一人，针助教一人，针师十人，针工二十人，针生二十人"，开创官办针灸教育的先河。

二、宋元医家的针灸特色

宋代是针灸学发展的重要时期，据《宋史》《宋会要辑稿》《宋刑统》等记载，北宋时期政府颁布的中医药卫生诏令就有200多项；尤其是宋太宗善艾灸，宋仁宗喜欢针灸，对促进针灸学术研究有积极的意义。政府组织校勘出版针灸古籍，编纂针灸著作，铸造针灸铜人，开展针灸教育等，对北宋针灸学的发展产生了重大影响。活字印刷术的进步，促使宋代出版业兴盛发达。国子监印刷出版了大量的《针灸甲乙经》《备急千金要方》《铜人腧穴针灸图经》《太平圣惠方》《圣济总录》等书籍，民间刻书作坊也刻印了《针灸资生经》《备急灸法》等针灸书籍，从而使更多医家及文人们有机会学习、研究和掌握针灸技术。

著名医家王惟一奉旨编著《铜人腧穴针灸图经》，并刻书于石碑，铸造针灸铜人，促进了腧穴理论的规范化、标准化，对针灸学术的传播与普及都大有裨益。王执中在《针灸资生经》中对灸法的叙述亦颇丰富，有四花穴法、灸痔法、灸肠风法等。他重视痛点诊疗，认为"按之酸痛是穴""其穴酸疼即是受病处"，灸刺皆效。他的"针灸受病处"理论，是对《内经》"以痛为腧"和《备急千金要方》"阿是"理论的发展。

　　宋代医家中有偏重灸法和专精灸术者，扩展了灸法的临床应用。如许叔微在阴证用灸、灸补肾阳等理论指导下，对阴病腹痛、阴毒渐深候、阴毒沉困候专用灸治，均取得良好疗效；南宋医家窦材临床注重温补脾肾，善于灸命关、关元以补脾肾，并将灸法用于预防保健，提出常灸关元、气海、命关、中脘以保健摄生。闻人耆年《备急灸法》记述了痈疽、肠痈、疔疮、突发心痛、小便不通、溺水、自缢等22种病证的灸治法，将灸法推广到急症治疗，其中难产灸至阴法，现已应用到纠正孕妇胎位不正，有较高的转胎率。

　　江西席弘针派由宋至明，家传针灸十二代，第十代席信卿又传给陈会，陈会授徒24人，高徒刘谨总结席弘针派的理论与经验，编著《神应经》，成为席弘针派的传世之作。席弘之穴法，既重视定准穴位，又注重选配穴位。主张根据患者不同方位，持针之手不同；泻法大指向前，补法食指向前，颇具特色。席弘之"平补平泻"，实为先泻后补，在多数情况下多施此法，与现代之平补平泻迥然有别。

　　金元时期，在中国医学史上出现了盛极一时的各家争鸣局面，他们以《内经》理论为指导，在针灸方面也多有建树。刘完素倡"六气皆能化火""五志过极皆为热"论，治疗善用寒凉，提出"火热论"，创立"寒凉派"；他在经络辨证方面也颇有发挥，提出治中风之六经分证法，治疗擅长"八关大刺"，善用砭刺放血泄热，重视用灸法"引邪外出""引热下行"。张从正重视刺血在祛邪方面的应用，提出"血出与之发汗，名虽异而实同"，认为刺络泄血除热攻邪最捷，临证多用针放血，是对《素问·针解篇》"菀陈则除之者去恶血也"的发展。李杲提出"人以脾胃中元气为本"的观点，在针灸方面，"补外踝下留之"（足太阳经昆仑穴）以达火生土，充实脾胃之气，"以胃合三里穴中推而扬之，以伸元气"来达到补脾胃元气以制阴火的目的。其弟子罗天益发展了李杲的针灸学术思想，以中脘、气海、足三里组成灸补脾胃的主方，治疗脾胃虚寒证。朱丹溪倡"阳有余而阴不足"论，创滋阴学派，提出"手足阴阳合生见证"说，注重经络辨证，认为灸法有"泄引热下""散火祛痰""拔引热毒"以及"补阳，阳生阴长"作用，用于治疗实热与虚热证。金元四大家的学术争鸣促进了针灸学术的发展。

　　金元时期针灸医家何若愚提出子午流注取穴法，其开穴的规律是经生经、穴生穴，按五行相生（养子）的次序推算；还按"河图"的生成数定出了针刺深浅的标准。针灸学家窦默阐述针刺与经络脏腑气血的关系，提出"觉针沉紧"的气至说，使学习针灸者能较准确地体会得气的感觉，治病取穴倡导"流注八穴"，其传人王国瑞将其发展为飞腾八法。

　　元末医学家滑寿将十二正经与任督二脉的经穴按经脉循行加以整理，归纳为十四经说，认为这些有穴位的十四经脉是经络系统中的主体，他对十四经经穴循行进行了考证，纠正了《圣济总录》中足少阳经、足阳明经在头面部以及足太阳经在背腰部一些穴位的排列次序和循行走向的错误，发展了经络学说。今天的针灸临床和科研仍以十四经为主进行研究。

三、明代医家的针灸特色

明代的针灸学术主要成就有：①对前代的针灸文献进行了广泛的收集整理，如《普济方·针灸门》（1406 年），徐凤的《针灸大全》（15 世纪），高武的《针灸聚英发挥》（1529 年），在杨继洲著作的基础上增辑而成的《针灸大成》（1601 年），吴崑的《针方六集》（1618 年），张介宾的《类经图翼》（1624 年），都是汇总历代针灸文献的著作；②针刺手法的研究，在单式手法的基础上形成了 20 多种复式手法，并且围绕手法等问题展开了学术争鸣，汪机的《针灸问对》（1530 年）就是争鸣的代表著作；③灸法从艾炷的烧灼灸法向用艾卷的温热灸法发展，14 世纪开始出现艾卷灸法，后来发展为加进药物的"太乙神针"等；④对历代不属于经穴的针灸部位进行了整理，形成"奇穴"类。

医家中既有以针灸擅长的针灸家，如杨继洲、高武、徐凤、凌云等；也有以外科见长的医家如薛己、陈实功等。而像吴崑、张介宾、李时珍等更是超越时代地对中医药的传承、发展做出历史性贡献的杰出大家。较具代表性的有杨继洲的"针、灸、药并重"说，高武的"十二经是动所生病补泻迎随"说，陈实功的"灸治痈疽"说，李梴的"炼脐"说，凌云的"沿皮透刺"说，汪机、龚居中等医家的"热病可灸"说等。

四、清代医家的针灸特色

在这一时期，也有许多医家对针灸学发展做出了突出贡献。吴师机提出外治法的理论，指出"膏药贴法与针灸通"说，匠心独运，冶针灸方药于一炉，发展了腧穴敷贴治疗学，尤其在膏药的运用上做出了卓越贡献。张璐在《张氏医通》中记载的白芥子涂法治疗哮喘成为冬病夏治的典范，其药物组成和敷贴方法一直沿用至今，成为目前治未病的有效方法。李学川强调辨证取穴、针药并重，在《针灸逢源》中增加 2 个经穴，完成了 361 个穴位的归经，至今为针灸学教材沿用。

徐灵胎在《医学源流论》中提出"针灸失传论"，他指出《内经》重取经，今人重取穴，《内经》治病刺营出血量多，今人出血少许即"惶恐失据"；《内经》治病用九种针具，今人一般只用毫针；《内经》针灸诊治病种广泛，今人多只治痿痹等证；《内经》诊治过程重得气与调气，今人往往忽略不计。这些见解可谓发人深省，对后世及现代在针灸适应证的扩大、针具的改进、手法的重视等方面产生重要的影响。

　　吴亦鼎鉴于当时世医多以汤液为本，疏于灸法，乃汇集各家灸法，编成《神灸经纶》专论灸法，对灸法的发展做出了贡献。太乙神针是清代出现的一种掺药艾卷灸法，用法与雷火神针相同。但在处方中不用毒性较大的药品，药性平和，适应证也比雷火神针广泛。早期记载太乙神针的医书有清代韩贻丰的《太乙神针心法》（1717 年），后有范毓䥝的《太乙神针》传本。

第二章　张机的针灸特色

张机（150—219年），字仲景，东汉末年南阳郡（今河南省南阳市）人。其事迹见于唐代甘伯宗《名医传》："张仲景，南阳人，名机，仲景乃其字也……始受术于同郡张伯祖，时人言，识用精微过其师，所著论，其言精而奥，其法简而详，非浅闻寡见者所能及。"张仲景勤求古训、博采众方，参考《素问》《九卷》《八十一难》《阴阳大论》《胎胪药录》，结合其临证经验，著《伤寒杂病论》。由于战火原著亡佚，后经晋代王叔和编纂、宋代林亿等整理校正，成为《伤寒论》和《金匮要略方论》二书流传至今。《伤寒杂病论》以六经论伤寒、以脏腑论杂病，提出了包括理、法、方、药、煎、服、护在内的辨证施治理论。

《伤寒论》中运用针灸的原文有31条，有针刺、灸、熏、烧针、温针等方法。以六经为纲辨证施治，外邪初中、正气未衰的实证、热证，病在三阳，用针刺以泄邪气；病在三阴，正气损伤的虚证、寒证，用灸法以温中散寒或回阳救逆。仲景针灸临证取穴精当，治法灵活，多选用期门、风池、风府、大椎、肺俞、肝俞等穴。以上腧穴中有交会穴、背俞穴、五输穴、募穴。善用特定穴是仲景的选穴特点，如用期门（穴位于乳直下、第6肋间隙）调畅肝胆气机，治疗"热入血室""纵""横""阳明中风"等以肝胆气机不畅为主要病机的病症，他辨证求因，审因论治，不论何证，临床症状虽各有不同，凡病机为肝经气机不利，性质属实者，均可刺肝之募穴期门，疏泄肝胆郁热，仲景还总结了艾灸的经验及火针的应用经验。

一、针治阳经病

1. 扶助阳气，祛邪解表　太阳中风证，邪气阻经络，药不胜病时，张仲景提出可先刺风池、风府以疏通经络，鼓舞阳气，发散太阳经风邪，再服桂枝汤以助解表散寒，"太阳病，初服桂枝汤，反烦不解者，先刺风池、风府，却与桂枝汤则愈"（《伤寒论》24条）。

2. 疏利气机，通经散邪 少阳胆气郁结，浊气内攻；太阳受邪，营卫失和，邪气阻遏经气导致太阳少阳两经并病，表现为"心下硬，颈项强而眩"，治疗当兼顾太阳和少阳，取大椎、肺俞、肝俞疏泄少阳，通达太阳经气，"太阳少阳并病，心下硬，颈项强而眩者，当刺大椎、肺俞、肝俞，慎勿下之"（《伤寒论》171 条）。

金代成无己认为，"心下痞硬而眩者，少阳也；颈项强者，太阳也。刺大椎、肺俞，以泻太阳之邪，以太阳脉下项挟脊故尔；肝俞以泻少阳之邪，以胆为肝之腑故尔。太阳为在表，少阳为在里，即是半表半里证"（《注解伤寒论》）。

3. 期门刺法 刺期门主要是用于治疗少阳枢机不利，肝气郁结，肝火郁滞之证。

（1）热入血室：是妇女在经期感受外邪引起的以精神躁动为主的病症，仲景提出刺期门法。当妇女在经期患太阳病，病邪趁血室空虚而入侵，邪热与血相结导致经脉不利，形成的热入血室证，仲景提出刺期门以疏肝理气，泄血室之热邪，"妇人中风，发热恶寒，经水适来，得之七八日，热除而脉迟，身凉，胸胁下满，如结胸状，谵语者，此为热入血室也，当刺期门，随其实而泻之"（《伤寒论》143 条）。

金代成无己《注解伤寒论》记载："因经水适来，血室空虚，至七八日邪气传里之时，更不入腑，乘虚而入血室……胸胁下满，如结胸状，谵语者，热入血室而里实。期门者肝之募，肝主血，刺期门者泻血室之热。审看何经气实，更随其实而泻之。"

当阳明邪热久而不解，侵入血室，热盛动血，血热扰动心神时，刺期门以泻肝经之实热，因血室隶属于肝经，"阳明病下血谵语者，此为热入血室，但头汗出者，刺期门，随其实而泻之，濈然汗出则愈"（《伤寒论》216 条）。服药以后，濈然汗出而使热从外宣泄而解。明代江瓘《名医类案》记载许叔微治一妇人患热入血室，医者不识，先用补血调气药不效，许告之"刺期门穴，斯可矣，予不能针，请善针者治之"。如言而愈。

（2）肝气郁滞，木郁克土，木火刑金：肝木实热于脾，侮其所胜，直犯脾土，出现腹满、谵语的症状，如"伤寒腹满，谵语。寸口脉浮而紧，此肝乘脾也，名曰纵，刺期门"（《伤寒论》108 条）。当肝经盛实，移热于肺，肺失宣降则发热恶寒，出现大渴欲饮，自汗出，小便利等症状，如"伤寒发热，啬啬恶寒，大渴欲饮水，其腹必满，自汗出，小便利，其病欲解，此肝乘肺也，名曰横，刺期门"（《伤寒论》109 条）。

（3）太阳少阳并病误治，出现谵语："太阳与少阳并病，头项强痛，或眩冒，时如结胸，心下痞硬者，当刺大椎第一间、肺俞、肝俞，慎不可发汗，发汗则谵语，脉弦。五日谵语不止，当刺期门"（《伤寒论》142 条），清代柯琴阐述这一治法，"若发汗是犯少阳，胆液虚必转属胃而谵语。此谵语虽因胃实。而两阳之证未罢，亦非下法可施也。土欲实，木当平之，必肝气清而水土治，故刺期门而三阳自和"（《伤寒来苏集》）。

二、阴证用灸

1. 灸治少阴病

（1）少阴吐、利太过，阴伤而阳气无所依附，甚至阳气暴脱脉不至，用汤剂治疗则不能应急，仲景提出当用灸法以急救回阳，"少阴病，吐利，手足不逆冷，反发热者，不死。脉不至者，灸少阴七壮"（《伤寒论》292 条）。少阴当是内踝部位。

（2）治疗少阴病阳虚血少证，若先治阳虚则不利于血少，若先治血少则不利于阳虚，权衡利弊，用方药不如用灸法，温阳举陷。"少阴病，下利，脉微涩，呕而汗出，必数更衣，反少者，当温其上，灸之"（《伤寒论》325 条）。

清代程应旄在《伤寒论后条辨》记载用艾灸百会，"少阴病下利，阳微可知，乃其脉微而且涩，则不但阳微，而且阴竭矣。阳微，故阴邪逆上而呕，阴竭，故汗出而勤，努责一法之中，既欲助阳，兼欲护阴，则四逆、附子辈俱难用矣。惟灸及顶上百会穴以温之，既可代姜附辈之助阳而上行，更可避姜附辈之辛窜而燥下，故下利可止。究于阴血无伤，可见病在少阴，不可以难用温，遂弃去温也。"

2. 灸治厥阴病

（1）阴盛阳微，出现手足厥冷、烦躁无脉的，仲景用灸法以回阳止厥，"伤寒六七日，脉微，手足厥冷，烦躁，灸厥阴，厥不还者，死"（《伤寒论》343 条）。厥不止，说明用灸也无力回阳，故曰"死"。厥阴当是太冲部位。

清代喻昌《尚论篇》记载："仲景曰下利，手足不逆冷，反发热者，不死，此论其暴也。盖暴病有阳则生，无阳则死……此但可收拾其阳，协和其阴；若虑其发热，反如常法，行清解之药，鲜有不杀人也。"

（2）阴寒独盛于内，阳气竭绝于内，为阴阳离绝、阳气将绝的亡阳危证，急用艾灸关元、气海等穴以回阳救逆。若脉不还，更增微喘，则肾气已绝，病证危重难以救治；若阴盛而未至阳竭，后天脾阳之脉旺于先天肾阳，少阴元气仍能得后天中焦阳气的供给，少阴、厥阴同居下焦，精血同化，厥阴之气若得少阴之气相协，此病证虽危重，若能积极治疗，则可化险为夷。"下利，手足厥冷，无脉者，灸之不温，若脉不还，反微喘者，死。少阴负趺阳者为顺也"（《伤寒论》362 条）。

清代钱潢《伤寒溯源集》记载："阴寒下利而手足厥冷，至于无脉，是真阳已竭，已成死证，故虽灸之亦不温也。若脉不还，反见微喘，乃阳气已绝，其未尽之虚阳，随呼吸而上脱，其气有出无入，故似喘非喘而死矣……若趺阳脉尚无亏损，则是先天之阳虽为寒邪之所郁伏，而后天胃脘之阳尚在，为真阳犹未磨灭，所谓有胃气者生，故为顺也。若趺阳脉亦负，则为无胃气而死矣。"明代江瓘《名医类案》记载东垣弟子罗谦甫治征南元帅忒木儿之下利、腹冷痛、足胫寒、脉微细证，用"峻补其阳"法，以大艾炷灸气海、足三里，十日而平复。

三、热证的禁忌和误治的处理

仲景提出"观其脉证，知犯何逆，随证治之"，临床应尽量避免治疗上的失误，一旦出现了误治，应积极应对处理，同时也提出了针灸的临床禁忌，如对患三阳证和阴虚里热的患者，不要用烧针、温针、艾灸、熏熨、烧瓦熨背、烧地卧炭等治法，避免造成变证。

仲景认为邪热内盛证误用灸法，会导致火邪上逆发生咽燥、吐血的变证，"脉浮，热甚，而反灸之，此为实，实以虚治，因火而动，必咽燥，唾血"（《伤寒论》115 条）。明确指出了灸及误治的证候和预后，"实以虚治"的后果。

他提出，少阴病，阴虚有热，反用火法，强发其汗，火热伤津上扰心神则发谵语，膀胱液耗、排便不畅故小便难，"少阴病，咳而下利，谵语者，被火气劫故也。小便必难，以强责少阴汗也"（《伤寒论》284 条）。其根本原因是"以强责少阴汗也"。

他提出了因烧针发汗导致奔豚病的发生及处理原则。"烧针令其汗，针处被寒，核起而赤者，必发奔豚。气从少腹上冲心者，灸其核上各一壮，与桂枝加桂汤，更加桂二两也"（《伤寒论》117 条）。112 条"伤寒脉浮，医以火迫劫之，亡阳，必惊狂，起卧不安者，桂枝去芍药加蜀漆牡蛎龙骨救逆汤主之"，此条是论以火劫汗亡失心阳的主证及处理方法。

他认为，由于中焦脾胃阴阳俱损，清浊之气逆乱而壅滞心下形成痞证，阴阳并竭，误用烧针，虚不胜火，火气内攻，所以导致胸中之烦。《伤寒论》153 条："太阳病，医发汗，遂发热，恶寒，因复下之，心下痞，表里俱虚，阴阳气并竭，无阳则阴独，复加烧针，因胸烦，面色青黄，肤眴者，难治；今色微黄，手足温者，易愈。"

四、仲景学术的传承与影响

张仲景创立的六经辨治系统地分析了伤寒的原因、症状、发展阶段和处理方法，创造性地确立了伤寒病"六经分类"的辨证施治原则，奠定了理、法、方、药的理论基础，被后世医家誉为"万世宝典"。书中精选了三百多方，这些方剂的药物配伍比较精炼，主治明确。如麻黄汤、桂枝汤、柴胡汤、白虎汤、青龙汤、麻杏石甘汤，这些著名方剂，经过千百年临床实践的检验，证实都有较高的疗效，并为中医方剂学提供了发展的依据。喻嘉言高度赞扬张仲景的《伤寒论》为"为众方之宗、群方之祖""如日月之光华，旦而复旦，万古常明"（《中国医籍考》）。《伤寒论》对亚洲各国（如日本、朝鲜、越南、蒙古等）的影响都很大，历代有关注释、阐发此书的著作也有很多。后人推崇张仲景为"医圣"，《伤寒杂病论》也被誉为"方书之祖"。

　　仲景继承了《内经》"治未病"的预防思想，提出了未病先防、已病防变的观点，而针灸又是"治未病"的重要方法，如《金匮要略》谓："若人能养慎，不令邪风干忤经络，适中经络，未流传脏腑，即医治之。四肢才觉重滞，即导引、吐纳、针灸、膏摩，勿令九窍闭塞……病则无由入其腠理。""已病防变"即对疾病的传变进行截断治疗，"太阳病，头痛至七日以上自愈者，以行其经尽故也，若欲作再经者，针足阳明，使经不传则愈"（《伤寒论》8 条）。仲景擅长运用方药，同时也重视针药并用，认为针灸与药物合用，有主有辅，相得益彰。

第三章　王熙的针灸特色

王熙，字叔和，约生活于公元 3 世纪，西晋高平（今山西省高平市，一说山东省邹城市）人，著名医学家。他从小勤奋好学，兴趣广泛，少年时期已博览群书，通晓经史百家。后因战事频繁，时局动荡，为避战乱，随家移居荆州，投奔荆州刺史刘表。叔和侨居荆州时，与仲景弟子卫汛要好，深受其熏染，逐渐对医学发生兴趣，潜心研读历代名医著作，博采众长，探究病源，医术日精。王叔和曾任王府侍医、皇室御医，32 岁时被提拔为魏国少府的太医令。唐代甘伯宗《名医传》记载："叔和，性度沉静，博通经方，精意诊处，尤好著述。"他突出的贡献是编著了我国现存最早的脉学专著《脉经》，编次整理张仲景的《伤寒杂病论》。宋代张杲《医说》曰："王叔和，博好经方，尤精诊处，洞识摄养之道，深晓疗病之源，采摭群论，撰成《脉经》十卷，编次《张仲景方论》，编为三十六卷，大行于世。"

《脉经》对相似脉象进行比较，把脉象归纳成 24 种，使脉学理论与方法系统化，对脉学的研究有重大贡献。《脉经》充实了经脉病候、虚实辨证的内容，发展了经脉病机理论，对五输穴、俞募穴运用以及针刺深度、施灸壮数等均有记载。

一、阐述寸口脉象与三焦的关系

王氏根据脏腑经脉的表里络属关系，以上、中、下三焦划分表里两经的会合部位。如手少阴心经与手太阳小肠经在上焦会合，足厥阴肝经与足少阳胆经合于中焦，足少阴肾经与足太阳膀胱合于下焦"心部，在左手关前寸口是也，即手少阴经也。与手太阳为表里，以小肠合为府，合于上焦，名曰神庭，在龟（鸠）尾下五分。肝部在左手关上是也，足厥阴经也，与足少阳为表里，以胆合为府，合于中焦，名曰胞门，在太仓（中脘）左右三寸。肾部，在左手关后尺中是也，足少阴经也，与足太阳为表里，以膀胱合为府，合于下焦，在关元左。肺部，在右手关前寸口是也，手太阴经也，与手阳明为表里，以大肠合为府，合于上焦，名呼吸之府，在云门。脾部，在右手关上是也，足太阴经也，与足阳明为表里，以胃合为府，合于中焦，脾胃之间，名曰章门，在季胁前一寸半。肾部，在右手关后尺中是也，足少阴经也，与足太阳为表里，以膀胱合为府，合于下焦，在关元右。左属肾，右为子户，名曰三焦"（《脉经·卷第一·两手六脉所主五脏六腑阴阳逆顺第七》）。王氏通过阐述表里经脉在三焦部位的结合，说明经气的会合关系，从而用寸、关、尺三部脉判断上、中、下三焦各脏腑组织的病症（表 1）。

表 1　脏腑表里相合部位表

位置	表里经名称	与三焦关系	表里经气机会合处
心部左手寸部	心经与小肠经	合于上焦	名曰神庭，在龟（鸠）尾下五分
肺部右手寸部	肺经与大肠经	合于上焦	名呼吸之门，在云门
肝部左手关部	肝经与胆经	合于中焦	名曰胞门，在太仓左右三寸
脾部右手关部	脾经与胃经	合于中焦	名曰章门，在季胁前一寸半
肾部左手尺部	肾经与膀胱经	合于下焦	在关元，左（左属肾）
肾部右手尺部	肾经与膀胱经	合于下焦	在关元，右（右为子户）名曰三焦

王氏对表里经共同出现的证候进行了归类，如《脉经·卷二·平人迎神门气口前后脉第二》中"足少阴与太阳俱虚"，则出现"病苦小便利，心痛，背寒，时时少腹痛"等；"手太阴与阳明俱实"，则出现"病苦头痛目眩，惊狂，喉痹痛，手臂卷，唇吻不收"等。王氏以三焦为纽带，对表里经脉证候进行归类，阐述表里两经的相互联系（表 2）。

表 2　表里经证候归类表

表里经	症状
上焦，手太阴与阳明	俱实：病苦头痛目眩，惊狂，喉痹痛，手臂卷，唇吻不收
	俱虚：病苦耳鸣嘈嘈，时妄见光明，情中不乐，或如恐怖
上焦，手少阴与太阳	俱实：病苦头痛，身热，大便难，心腹烦满，不得卧，以胃气不转，水谷实也
	俱虚：病苦寒，少气，四肢厥，肠澼，洞泄
中焦，足太阴与阳明	俱实：病苦脾胀，腹坚，抢胁下痛，胃气不转，大便难，时反泄利，腹中痛，上冲肺肝，动五脏，立喘鸣，多惊，身热汗不出，喉痹，精少
	俱虚：病苦胃中如空状，少气不足以息，四逆寒，泄注不已

续表

表里经	症状
下焦，足少阴与太阳	俱实：病苦癫疾，头重与目相引痛，厥欲起走，反眼，大风，多汗
	俱虚：病苦小便利，心痛，背寒，时时少腹痛
下焦，足厥阴与少阳	俱实：病苦胃胀呕逆，食不消
	俱虚：病苦恍惚，尸厥不知人，妄见，少气，不能言，时时自惊

二、经脉辨证与针灸取穴

王氏在《灵枢》经脉病候的基础上，将各经脉的病证分为虚实两类。如足厥阴肝经，"是动则病腰痛不可以俯仰，丈夫㿉疝，妇人少腹肿，甚则嗌干，面尘，脱色。是主肝所生病者，胸满、呕逆、飧泄、狐疝、遗溺、闭癃"（《灵枢·经脉》）；上述病证不分何者为虚，何者为实，而在《脉经·卷第二·平人迎神门气口前后脉第二》中把"病苦胁下坚，寒热，腹满，不欲饮食，腹胀，悒悒不乐，妇人月经不利，腰腹痛"等归为肝经虚证，"病苦心下坚满，常两胁痛，自恚恚如怒状"等划为肝经实证，为经络辨证提供了思路（表3）。

表 3　经脉病证虚实分类表

经脉	症状
手太阴经	实：病苦肺胀，汗出若露，上气喘逆，咽中塞，如欲呕状
	虚：病苦少气不足以息，嗌干，不朝津液
手少阴经	实：病苦闭，大便不利，腹满，四肢重，身热，苦胃胀
	虚：病苦悸恐，不乐，心腹痛，难以言，心如寒，状恍惚
手阳明经	实：病苦腹满，善喘咳，面赤身热，咽喉中如核状
	虚：病苦胸中喘，肠鸣，虚渴，唇口干，目急，善惊，泄白
手太阳经	实：病苦身热，热来去，汗出而烦，心中满，身重，口中生疮
	虚：病苦颅际偏头痛，耳颊痛
足太阴经	实：病苦足寒，胫热，腹胀满，烦扰不得卧
	虚：病苦泄注，腹满，气逆，霍乱呕吐，黄疸，心烦不得卧，肠鸣

续表

经脉	症状
足少阴经	实：病苦膀胱胀闭，少腹与腰脊相引痛
	虚：病苦心中闷，下重，足肿不可以按地
足厥阴经	实：病苦心下坚满，常两胁痛，自忿忿如怒状
	虚：病苦胁下坚，寒热，腹满，不欲饮食，腹胀，恒恒不乐，妇人月经不利，腰腹痛
足阳明经	实：病苦腹中坚痛而热，汗不出如温疟，唇口干，善哕，乳痛，缺盆腋下肿痛
	虚：病苦胫寒不得卧，恶寒洒洒，目急，腹中痛，虚鸣，时寒时热，唇口干，面目浮肿
足太阳经	实：病苦逆满，腰中痛不可俯仰，劳也
	虚：病苦脚中筋急，腹中痛引腰背，不可屈伸，转筋，恶风，偏枯，腰痛，外踝后痛
足少阳经	实：病苦腹中气满，饮食不下，咽干，头重痛，洒洒恶寒，胁痛
	虚：病苦眩、厥、痿，足指不能摇，躄，坐不能起，僵仆，目黄，失精，脘脘

王氏对经脉病分虚实，并将切诊与经络辨证紧密结合起来，以脉论证辨虚实，先脉后证立治法，如"左手关前寸口阳绝者，无小肠脉也，苦脐痹，小腹中有瘕痕，王月即冷气上抢心，刺手心主经，治阴。心主在掌后横理中。左手关前寸口阳实者，小肠实也，苦心下急痛，小肠有热，小便赤黄。刺手太阳经，治阳。太阳在手小指外侧本节陷中"。在论脉位时，是按左手寸、关、尺为心、肝、肾，右手寸、关、尺为肺、脾、肾（命门）的规律，六腑从相合方面与五脏相配，如左寸为小肠与心。在论脉体时，从充实、虚无分阴阳，如以寸口阳的变化测小肠，阴的变化测心。上述理论为正确掌握经脉辨证提供了依据。

《灵枢·经水》记载针刺深度较浅："足阳明刺深六分……足太阳深五分……足少阳深四分……足太阴深三分……足少阴深二分……足厥阴深一分。"《脉经》则大大地超过了这个限度，足三阳经的针刺深度达到了六～九分，足三阴经的深度也有三～六分。针刺深度的增加，说明医者对人体认识的深化和针具制作技术的提高。关于艾灸壮数，《内经》最多数为十壮，《脉经》提出灸百壮。如《脉经·卷第六·肝足厥阴经病证第一》载："肝病……又当灸期门百壮。"《脉经·卷第六·心少阴经病证第三》载："心病……背第五椎百壮。"《脉经·卷第六·脾足太阴经病证第五》载："脾病……背第十一椎百壮。"这是很大的突破，为后世灸法的盛行奠定了基础。

王氏临证强调以脉论证，四诊合参，治疗注重针药合用，如《脉经·卷第二·平三关病候并治宜第三》中治疗中风时用桂枝汤，并针风池、风府，向火灸身，摩治风膏；在伤寒时用麻黄汤，并针眉冲、颞颥，摩治伤寒膏；寸口脉数，热在胃脘，宜服药吐之，及针胃脘，服除热汤；皮肤不仁，风寒在肌肉，宜服防风汤，以药薄熨之，摩以风膏，灸诸治风穴；寸口脉滑，阳实，胸中壅满，吐逆，宜服前胡汤，针太阳、巨阙，泻之；寸口脉伏，胸中逆气，噎塞不通，是胃中冷气上冲心胸，宜服前胡汤、大三建丸，针巨阙、上脘，灸膻中；寸口脉沉，胸中引胁痛，胸中有水气，宜服泽漆汤，针巨阙，泻之；寸口脉濡，阳气弱，自汗出，是虚损病，宜服干地黄汤、薯蓣丸、内补散、牡蛎散并粉，针太冲，补之；寸口脉洪大，胸胁满，宜服生姜汤、白薇丸，亦可紫菀汤下之，针上脘、期门、章门。这些针药的综合治疗对提高疗效大有裨益。

王氏把脉诊与经络辨证紧密结合，并以脉诊作为辨证的重要手段，同时结合望诊、闻诊、问诊。在写出脉象时，一定同时描写症状；在问得各种症状的同时，使用望诊以判别寒热，如观察"口中伤烂""不安""短气""眹目"等；还结合病证，使用闻诊，如对于"胃中冷""胃虚热""胃热"等，就可根据呕吐物和二便的气味进一步了解判断。

此外，王氏还补充了奇经的病候，如督脉为病，《素问·骨空论》只提到"脊强反折"，《难经·二十九难》也只载有"脊强而厥"，《脉经·卷第二·平奇经八脉病第四》则有"腰背强痛，不得俯仰，大人癫病，小儿风痫疾"等，对用督脉穴位治疗癫狂病有重要的指导意义。

三、重用五输穴、俞募穴

《脉经》记载了背俞穴的位置，如"肝俞在背第九椎，募在期门，胆俞在背第十椎，募在日月"（《脉经·卷第三·肝胆部第一》）"心俞在背第五椎，募在巨阙，小肠俞在背第十八椎，募在关元"（《脉经·卷第三·心小肠部第二》）"脾俞在背第十一椎，募在章门，胃俞在背第十二椎，募在太仓"（《脉经·卷第三·脾胃部第三》）"肺俞在背第三椎，募在中府，大肠在背第十六椎，募在天枢"（《脉经·卷第三·肺大肠部第四》）"肾俞在背第十四椎，募在京门。膀胱俞在第十九椎，募在中极"（《脉经·卷第三·肾膀胱部第五》），丰富了《内经》《难经》俞募穴的内容。

王氏倡导用五输穴、俞募穴治疗五脏病，如"肝病，其色青，手足拘急，胁下苦满，或时眩冒，其脉弦长，此为可治。宜服防风竹沥汤、秦艽散；春当刺大敦，夏刺行间，冬刺曲泉，皆补之。季夏刺太冲，秋刺中郄，皆泻之。又当灸期门百壮，背第九椎五十壮"（《脉经·卷第六·肝足厥阴经病证第一》），其中五输穴大敦、行间、太冲、中郄（封）、曲泉，按《难经·七十四难》视季节不同而分别选用；肝募期门，肝俞在背第九椎，俞募配合是治脏腑病的有效方法。五脏病用五输穴与俞募穴配合治疗，对提高临床效果有重要的指导意义（表4）。

表4　五脏病用五输穴与俞募配合治疗表

五脏	五脏病症状	宜服	针刺选穴
肝	肝病，其色青，手足拘急，胁下苦满，或时眩冒，其脉弦长，此为可治	防风竹沥汤、秦艽散	春当刺大敦，夏刺行间，冬刺曲泉，皆补之；季夏刺太冲，秋刺中郄，皆泻之。又当灸期门百壮，背第九椎五十壮
心	心病，其色赤，心痛，短气，手掌烦热，或啼笑骂詈，悲思愁虑，面赤身热，其脉实大而数，此为可治	—	春当刺中冲，夏刺劳宫，季夏刺大陵，皆补之；秋刺间使，冬刺曲泽，皆泻之（此是手厥阴心包络经）。又当灸巨阙五十壮，背第五椎百壮
脾	脾病，其色黄，饮食不消，腹苦胀满，体重节痛，大便不利，其脉微缓而长，此为可治	平胃丸、泻脾丸、茱萸丸、附子汤	春当刺隐白，冬刺阴陵泉，皆泻之；夏刺大都，季夏刺公孙，秋刺商丘，皆补之。又当灸章门五十壮，背第十一椎百壮
肺	肺病，其色白，身体但寒无热，时时咳，其脉微迟，为可治	五味子大补肺汤、泻肺散	春当刺少商，夏刺鱼际，皆泻之；季夏刺太渊，秋刺经渠，冬刺尺泽，皆补之。又当灸膻中百壮，背第三椎二十五壮
肾	肾病，其色黑，其气虚弱，吸吸少气，两耳苦聋，腰痛，时时失精，饮食减少，膝以下清，其脉沉滑而迟，此为可治	内补散、建中汤、肾气丸、地黄煎	春当刺涌泉，秋刺伏留，冬刺阴谷，皆补之；夏刺然谷，季夏刺太溪，皆泻之。又当灸京门五十壮，背第十四椎百壮

四、学术传承与影响

王叔和不仅是一位卓越的脉学家，他对经穴理论、刺灸法以及针灸临床等都有独创性发挥，对针灸学发展有重要的贡献。唐代医家孙思邈的看脉针灸、针药并重思想就源于王氏学说，并在《备急千金要方》中大量引用了王氏的资料，如《备急千金要方·卷二十八·三关主对法第六》就记载："寸口脉浮，中风，发热，头痛，宜服桂枝汤、葛根汤，针风池、风府，向火灸身，摩治风膏，覆令汗出。""关上脉缓，不欲食，此脾胃气不足，宜服平胃丸、补脾汤，又针章门，补之。""尺脉紧，脐下痛，宜服当归汤，灸天枢，针关元，补之。"这些内容直接录自《脉经》。

王氏背俞穴的应用为后世提供了依据，宋代王执中在《资生经》中记载："凡有喘与哮者，为按肺俞，无不酸疼，皆为缪刺俞，令灸而愈，亦有只缪刺不灸而愈。""有老妪大肠中常若里急后重……为按其大肠俞疼甚，令归灸之而愈"等，说明背俞穴在临床中有很好的治疗效果。现在常用的穴位贴敷法也多选俞募穴。

宋代林亿说："仲景之书及今八百余年，不坠于地者皆王叔和之力也。"明代俞子容赞道："仲景、叔和，医之圣也，百世之师也。"《脉经》一书先后传到了日本、朝鲜、阿拉伯、欧洲等国家和地区，对后世产生了重大的影响。

第四章　葛洪针灸治疗急症的特色

葛洪（281—341 年），字稚川，丹阳句容（今江苏省句容县）人，东晋著名的道学家、医学家、炼丹家。葛洪出生于江南官宦之家，16 岁起便博览经史百家，师从西晋方士郑隐，此后，又向鲍玄学习医术，鲍玄对其非常器重，并将女儿鲍姑许配给葛洪为妻。太安初年，葛洪任将兵都尉，率兵讨伐石冰起义，并击溃敌军。之后他解甲还乡，常接济百姓，细心地为他们诊治伤病，许多穷苦百姓受到他的恩惠，都称他为"抱朴之士"，葛洪因此自号为"抱朴子"。他晚年隐居于广东罗浮山，被尊称为"葛仙翁"，他将其阅读的近千卷医书及民间的验方、秘方以及他本人的临床经验汇编著成《玉函方》一百卷，《玉函方》又名《金匮药方》（已佚），经梁代陶弘景增补，更名为《肘后百一方》，金代杨用道又加以补充，名为《附广肘后备急方》，一直流传至今。

一、急症针灸法

葛氏在《肘后备急方》中记载救治急症方法多种多样，全书 73 篇，其中有 30 余篇载有针灸治法，有些篇章将针灸列为救治的首选方法，体现了葛洪高超精湛的针灸医术。记载灸方 102 首，治疗病症 28 种，灸法操作简便、安全可靠，他认为"用之有效，不减于贵药"，针法不易为常人掌握，操作危险性大，"又使人用针，自非究习医方，素识明堂流注者，则身中荣卫尚不知其所在，安能用针以治之哉……虽有其方，尤不免残害之疾。"

葛洪对猝死的治疗积累了丰富的经验，认为此病"皆天地及人身自然阴阳之气忽有乖戾否隔，上下不通偏竭所致，故虽涉死境，犹可治而生，缘气未都竭也"。他记载了许多针灸方法治疗，如："视其上唇里弦弦者有如黍米大，以针决去之。""令爪其病人人中取醒。不起者，卷其手，灸下文头，随年壮。""灸鼻下人中，三壮。"或"灸其唇下宛宛中，名承浆，十壮。"或"灸两足大指爪甲后聚毛中，七壮。"还可根据不同的症状用不同方法，如："治卒死而口噤不开者，缚两手大拇指，灸两白肉中，二十壮。""卒死而张目及舌者，灸手足两爪后，十四壮。""灸心下一寸，脐上三寸，脐下四寸，各一百壮。"对猝死提出了具体的针灸治疗方法。

葛洪注重辨证施灸，如治疗霍乱诸急时，若腹痛在先当灸脐上；若洞下在先则灸脐旁一寸；若先出现呕吐则先灸心下二寸；若先出现四肢厥冷，则灸足内踝上三寸处等。他指出"便急灸之，但明案次第莫为乱灸，须有其病乃随病灸之，未有病莫预灸"，对后世辨证施灸产生了较大的影响（表5）。

表5　《肘后备急方》治症表

病症		施灸部位	壮数
卒中恶死		唇下宛宛中承浆穴	十壮
卒死尸厥		膻中	二十八壮
卒客忤死		鼻人中	三十壮
卒得鬼击		脐下一寸	二壮
卒魇寐不寤		足大趾聚毛中	二十一壮
卒中五尸		乳后三寸	十四壮
卒心腹烦满吐逆		乳下一寸	七壮
霍乱诸急	腹痛	脐上心厌下四寸太仓穴	十四壮
	呕吐	心下二寸	十四壮
	洞下	脐旁大肠募穴	十四壮
	肢厥	两足内踝上，不愈加两足内踝尖上三寸（三阴交）	各七壮
	转筋	厥心当拇指大聚筋上（涌泉），又足大趾下约（纹）中	七壮
卒发癫狂		阴茎上宛宛中	三壮
卒得惊邪恍惚		鼻下人中及两手足大指爪甲本	各七壮
卒中风		两足大趾下横纹中	随年壮
卒咳嗽上气		从大椎下第五节下、六节上空间	随年壮
卒身面肿		足内踝下白肉	三壮
卒胃反呕逆		两手腕后两筋中间使穴	各七壮
卒患腰痛		腰眼	七壮
痈疽发背		其发处	百壮
卒阴肿痛		足大指第二节下横纹理正中央	五壮
卒制犬所咬		灸疮中	第一日十壮，第二至百日，每日一壮

葛洪《肘后备急方》记载的针方仅有十条，但其内容非常丰富，有指针法、挑针法、放血法、放水法和一般针法等五种针法，其中有三种方法为《肘后备急方》首次论述，未见于晋以前著作，如①指针法，指切水沟（人中）用于救治昏迷不醒的病人。如"爪其病患人中，取醒"（《肘后备急方·治卒中恶死方》），"爪刺人中良久，又针人中至齿，立起"（《肘后备急方·治卒死尸厥方》）等。②挑针法，用针挑去龈交穴处白色米粒样物质，治疗卒中恶死。③放水法，《肘后备急方·治卒大腹水病方》载有："若唯腹大下之不去，便针脐下二寸，入数分，令水出，孔合，须腹减乃止。"这些治疗方法至今在民间仍有流传。

二、倡导隔物灸

1. 多用隔物灸　葛氏《肘后备急方》中记载了隔蒜灸、隔盐灸、隔瓦甑灸、隔椒面团灸等隔物灸法。隔物灸不仅减轻了直接灸造成的痛苦，还提高了灸治的效果，在当时广为流传。其中运用最多的是隔蒜灸，如灸肿法"取独颗蒜横截厚一分，安肿头上炷如梧桐子大，灸蒜上百壮，不觉消数数灸，唯多为善，勿令大热，但觉痛即擎起蒜，蒜焦更换用新者，不用灸损皮肉"。对此法葛氏有亲身体会"余尝小腹下患大肿，灸即瘥，每用之则可大效也"。治沙虱毒，"以大蒜十片着热灰中温之令热，断蒜及热挂疮上，尽十片，复以艾灸疮上七壮，则良"。

对隔盐灸有两种用法，一为将盐填脐中治"霍乱烦闷凑满"，"以盐纳脐中，上灸二七壮"；一为将盐嚼后，吐在疮口上再灸，治疗毒蛇咬伤，如"嚼盐唾上讫，灸三壮，复嚼盐，唾之疮上"。

隔椒面团灸用于一切毒肿疼痛不可忍者，"搜面团肿头如钱大，满中安椒，以面饼子盖头上，灸令彻痛，即立止"。隔瓦甑灸是葛氏创造的一种熏灸法，用于治"卒中风"，"若身中掣痛不仁，不随处者，取干艾叶一斛许，丸之，内瓦甑下，塞余孔，唯留一目，以痛处着甑目下，烧艾以熏之，一时间愈矣"。此外，还有一种用于治疗下阴病的管熏法，"烧艾于管中熏之，令烟入下部中少雄黄杂妙"。可见，《肘后备急方》的隔物灸为灸法应用开辟了多样化的先例。

2. 施灸特色　葛氏提出施灸要从上到下、从阳到阴，如治脚气病"必先从上始"，即按顺序从头至足。头为诸阳之会，先从头灸可较快调整全身阳气。先阳后阴是一种从阳到阴的治法，体现了道家重阳思想和灸以补阳的特色。

灸以补阳，还可从葛氏艾灸的壮数上体现出来，其艾灸的壮数是以阳数为基数，如一壮、三壮、五壮、七壮；然后以七的倍数加壮，如十四壮、二十一壮、二十八壮等，或称之为二七壮、三七壮。奇数为阳，古人多以七为阳之代表，葛氏根据病情及用灸补阳的不同需要，以七为基数增加壮数。可见，葛氏认为灸法是以补阳为主的。结合《肘后备急方》所载病症来看，大多数是由于阴寒偏盛、气机逆乱形成的，故用艾火温阳之时，适当运用以阳计数的壮数以取得效果。

三、重视简便取穴，倡用"一夫法"

葛洪施灸取穴的部位以四肢末端、胸腹部为最多，头部仅有百会、承浆、水沟、地仓等穴，背部仅在脊椎等处，这些都是他治疗急症的要穴。他选用的经外奇穴比较多，如脐中四边、腰眼、十宣、中魁、足大踇趾部位、内踝、外踝、阴囊下部位、背第二椎、背第五椎等。

葛氏为了简化拯急救危的方法，便于运用，他选穴较少，在近百条灸方中，所载穴位只有20多个，书中常详细说明分寸部位，但很少提到穴名，如"心下三寸""脊两边陷处""足内踝下白肉"等，葛氏自称："灸但言其分寸，不名孔穴，凡人览之，可了其所用。"

为了避免因取穴方法不同，或穴位名称不同而造成取穴不准，减少失治误治。还多在痈疽疮疡及所发肿痛患处直接施灸，葛洪《肘后备急方》中记载的简便取穴法一直沿用至现在，如取风市，"在两髀外，可平倚垂手直掩髀上，当中指头大筋上，捻之自觉好也"。这些方法简便易行。

葛洪记载了手指比量取穴法，如用"一夫法"取足三里，"以病患手横掩，下并四指，名曰一夫。指至膝头骨下，指中节是其穴，附胫骨外边，捻之，凹凹然也"（《肘后备急方·治风毒脚弱痹满上气方》）。他还以"手拇指折度法"度量穴位，《肘后备急方·治卒上气咳嗽方》中就有"度手拇指折度心下，灸三壮，瘥"。孙思邈非常推崇这种取穴方法，并将其补充完善，为后世医家传承沿用。

葛氏在量取穴位时，还采用绳量法、竹量法等比量法，如治寒热诸疟，"大开口，度上下唇，以绳度心头，灸此度下头百壮"，就是以身体某一部位作为其他部位取穴的标志，就地取材，简明准确，人均可用。如救尸厥，"以绳围其臂腕，男左女右，绳从大椎上度，下行脊上，灸绳头五十壮，活"；如治卒腰痛诸方，"正立倚小竹，度其人足下至脐，断竹，及以度后，当脊中，灸竹上头处，随年壮。毕，藏竹勿令人得之矣"。还有指按法取穴和华佗夹脊穴施灸的方法。这些方法取用方便、便于记忆、针对性强，被后世医家引用。

四、学术传承与影响

葛洪倡导灸法，对灸法的应用有突出贡献，尤其将灸法大量应用于治疗急症，对后世影响很大。如治脚气灸大椎、百会、肩井、膻中、巨阙、风市、伏兔、足三里、上廉、下廉、绝骨，后人多录用，《备急千金要方》"脚气八穴灸"即是在此基础上发展而来。再如治中风，灸足大指下横纹中、内外踝上、目两眦后、季胁头、阴囊下第一横理等，亦被《备急千金要方》照录。至于灸水沟、承浆、脐中、百会救治猝死、尸厥等一直沿用至今。

葛氏记载的隔物灸开辟了多样化施灸的先河，孙思邈在《备急千金要方》中记载了隔豆豉、隔附子、隔地黄、隔商陆、隔葶苈饼、隔面饼、隔盐、隔蒜、隔薤、隔黄土等十余种隔物灸法。王执中的《针灸资生经》也载录了多种隔物灸法，如隔盐灸、隔蒜灸、隔巴豆灸、隔泥钱灸、隔黄连灸等。朱丹溪也常用隔甘遂、隔蒜、隔皂角、隔附子饼等灸法治疗疾病。

《肘后备急方》是现存最早的急症诊治专著，其收录的治法以简便、实用为特点，广为流传，被《备急千金要方》《外台秘要》等引用，《太平圣惠方》中亦收集了大量灸方，在北宋时期传入日本。中国医药学是一个伟大宝库，应当努力发掘加以提高，屠呦呦在瑞典卡罗林斯卡医学院发表演说时也提到，正是受到东晋葛洪《肘后备急方》中"青蒿一握以水二升渍，绞取汁，尽服之"的启发，她才能将青蒿素从这一宝库中发掘出来的。

继《肘后备急方》后，历代出现的灸疗专著，如唐代崔知悌的《骨蒸病灸方》，宋代闻人耆年的《备急灸法》，明代叶广祚的《采艾篇》，清代徐宝谦的《灸法新传》，吴亦鼎的《神灸经纶》都丰富了灸法的内容。

另据《太平广记》《历世真仙体道通鉴》《广东通志》及《三元宫碑记》载，葛洪的妻子鲍姑也善用灸法疗病，鲍姑尽得其父真传，成为了我国历史上第一位女灸治家，史称"鲍姑艾"。广州越秀山下有鲍姑井，并有一所道观，名三元宫，宫内设有鲍姑塑像，求医者香火不绝。可以说，鲍姑重灸思想是与葛洪的学说是密切相关的。

第五章　陈延之的灸治特色

陈延之，生卒年月不详，据考为晋隋医家，著有《小品方》。据《小品方》佚文推测，其原籍可能是北方中原地区，后随晋室南迁。陈氏是一位出身中上士族阶层、有一定社会地位、具较高文化素养、学有师承（可能为世医）的临床医学家，行医范围可能以今长江、淮河流域为主。陈氏认为灸法比较容易掌握，便于操作，他提出的配穴理论丰富了针灸学内容。他是继葛洪之后又一位提倡灸法的医家。

《小品方》（又名《经方小品》）十二卷。卷一至卷十一论述内、外、妇、产、儿、五官、外伤、皮肤、肛肠等临床科诸病要方与救治以及处方用药配伍方法、禁忌，由于当时社会流行服石之风，造成了一定的危害，书中还论述了服石解散诸方；卷十二为"灸法要穴"，论述灸法穴位禁忌、诸病灸治方法。《小品方》是我国古代一部极为重要的方书，惜原书已佚，但从《备急千金要方》引证的陈氏条文及《外台秘要》所引录的 110 条原文、《医心方》所引录的 215 条原文、《证类本草》引录的 3 条原文中，可窥其概貌。

一、主张灸法灵活权变

灸宜灵活权变是陈氏的独特见解。如对灸炷的大小，他认为应该沿用黄帝"灸不三分，是谓徒冤"的说法，因为艾炷底阔三分才能完全覆盖在孔穴上，点火以后才能通过穴位、经络发挥作用。只有恰当掌握灸火量，才能使火气沿着经络到达所治疗的部位。若火量过大，易烧伤肌体；火量过小，则火气不能运达就会影响治疗效果。但对"江东及岭南地气温、风寒少"的患者，"当以二分以还，极一分半也，遂人形阔狭耳"，说明还应根据地域、天气、体型等不同情况区别对待。

壮数多少虽然有一定的要求，他认为"但需准病轻重以行之，不可胶柱守株"。他用灸的壮数有多至一百壮的，也有少至十四壮的；即使是同一种病，也有五十壮、一百壮、随年壮，甚至一日三次用灸的区别。如对狂犬病的治疗，《肘后备急方》载第一次灸十壮，以后每日一壮，满百乃止；《小品方》则是每次均灸百壮，并强调灸前须在局部放血泄毒，与病情相适应，发展了葛洪的灸疗学说。对当时盛行的起泡化脓瘢痕灸，陈氏提出"避其面目四肢显露处"，认为这些地方用瘢痕灸，"以创瘢为害耳"。

陈氏对施灸点火材料、引燃方法也提出了自己的见解。他承袭前人松、柏、竹、橘、榆、枳、桑、枣等八种木材之火能损伤人肌肉精血、筋脉骨髓，不能点火施灸的观点，提倡最好引用"阳燧之火"（古人以冰块做凸透镜聚焦太阳光点火，称火珠耀日），若天阴无日，也可用槐木引火，较以上八种木材为好；或者用"人间相传之火"，以"摩膏布"或艾茎引火均可。

《小品方》虽然重视灸法，但对针刺法并不排斥，如治"眼肤肉生、覆瞳子者"方，即是用烧针针肤上，并说用割治法不如此法。又如治"膈病"，即是"以锋针数镵去血气，针写其结脉处"，这种直接泻病处经络气血壅滞以"解结"的方法取效迅速。此外，陈氏治疗小儿悬痈，用绵裹缠长针的针尖部，使针尖露出小如粟米，在泻血时可以控制砭刺深度，避免刺入过深。他的这种谨慎做法，值得学习和借鉴。

陈氏使用锋针可谓精思构虑，用心巧妙。他治疗一种"身中忽有一处痛，如打楪之状，不可堪耐，亦左右走身中，发作有时，痛发时则小热，痛静时便觉其处如冷水霜雪"的病证，先让患者服五香连翘汤，并用白酒煮杨柳树皮，以树皮暖熨身体患病部位，有红色瘀血点出现时，即用锋针刺出血。这种先通过内服药及热熨的办法使瘀血点外现，然后以瘀点为砭刺泻血部位的治疗方法值得临床效法。

二、灸穴特色

陈氏对施灸用穴有不少独到之处，从《备急千金要方》《千金翼方》《医心方》等著作中，可以找到他的30多个处方。其用穴特点是取穴少，一般每次一穴，多则二三穴。如治"心懊侬、彻痛、烦逆"，灸心俞百壮，治"心痛如刀刺、气结"，灸膈俞七壮，都是一个穴；治霍乱烦扰，"灸巨阙并太仓，各十五壮"，为两穴。

在配穴上，分为近道取穴和远道取穴，近道取穴法即头病灸头部穴，四肢病灸四肢部穴；远道取穴，如头病灸手臂部穴，心腹病灸胫足部穴，并且左病灸右，右病灸左。"孔穴去病，有远近也。头病即灸头穴，四肢病即灸四肢穴，心腹背胁亦然，是以病其处即灸其穴，故言有病者可灸，此为近道法也。远道针灸法，头病皆灸手臂穴，心腹病皆灸胫足穴，左病乃灸右，右病皆灸左。非其处病而灸其穴，故言无病不可灸也，非其身都无病而徒灸者也，故言其穴所在之处无病，不横为远道穴灸，苟犯其禁耳，意为如此也，幸可更详也。"

选穴中值得重视的是一病多方的同病异治法，体现了辨证取穴的灵活性。如咳嗽病症就有 12 个灸方，包括："灸肩井百壮，在肩上陷解中大骨前"；"又方，灸大杼穴随年壮，在项第一椎下两旁各一寸半陷者中"；"又方，灸肺俞随年壮，在第三椎下两旁各一寸半"；"又方，灸风门、热府穴百壮，在第二椎下两旁各一寸半"；"又方，灸天突穴五十壮，在结喉下五寸宛宛中"；"又方，灸玉堂穴百壮，在紫宫下一寸六分"；"又方，灸膻中穴五十壮，在玉堂下一寸六分，两乳间陷者中"；"又方，灸云门穴五十壮，在巨骨下气户两旁各二寸陷者中，横去璇玑旁六寸"；"又方，灸中府穴五十壮，肺募也，在云门下一寸"；"又方，灸巨阙穴五十壮，在鸠尾穴下五分"；"又方，灸期门穴五十壮，在去巨阙五分，举臂取之"；"又方，灸输府穴，在璇玑旁各二寸"；"又方，灸彧中穴，在俞府下一寸六分"；"又方，灸气户穴，在去璇玑旁各四寸"。其中有手太阴肺经上的中府、云门；任脉上的天突、膻中、巨阙；督脉的风府；足太阳膀胱经上的大杼、肺俞；足少阳胆经上的肩井；足厥阴肝经上的期门；足少阴肾经上的彧中、俞府；足阳明胃经上的气户。说明他根据咳嗽的病情、证型不同选用不同的穴位。

陈氏用穴并不局限于十四经穴，有时也用到经外奇穴，如《医心方》收集《明堂经》诸家 11 穴，其中有两个穴是新穴，并明确指出是出自《小品方》，即曲尺穴与膝目穴（曲尺穴在"脚跌上，胫之下，接腕屈曲处，对大指歧，当踝前两筋中央陷中是也"；膝目穴在"膝内外目"，（当指膝眼），并称能治下肢疾病。

在看待禁灸穴时，陈氏说："《黄帝经》曰禁不可灸者有十八处，而《明堂》说便不禁之。"所以他很赞同曹氏"有病可灸，无病不可灸"的看法。《针灸资生经》根据这一思想，发展为禁灸穴许灸三壮的看法。以上可见，陈氏在瘢痕灸、艾炷大小、壮数多少、禁灸穴位等许多问题上都贯穿着他的灵活权变的思想。

陈氏临床施灸取穴方法多种多样，非常灵活，经常使用一些特殊的方法。如治疗"卒狂言鬼语"，用甑带绑缚患者两手，同时灸左右胁下对准屈肘尖的部位，各七壮，"须臾鬼语自云姓名，乞得去。徐徐诘问，乃解其手也"。治疗腰痛，让患者直立，用竹杖柱地，度量至肚脐，以同样的长度自地面量至后背，正灸脊背骨上，随年壮，并告诫"灸竟藏竹，勿令人得之"。此法还可适用于男子痔疮下血、脱肛不入，女子月崩去血、乍止乍发及带下淋漓等病证。治"㿗疝阴卒肿"，"合并两足，绑两大趾"，在两大趾跟角处（当为大敦穴）用艾丸（不是艾炷）灸。

三、学术传承与影响

陈氏认为灸法简单易行，疗效确切，他说："夫病以汤药救其内，针灸营其外。夫针术须师乃行，其灸则凡人便施。为师解经者，针灸随手而行；非师所解文者，但依图详文则可灸。野间无图不解文者，但遂病所在便灸之，皆良法。"这一思想与晋代葛洪"灸但言分寸，不明孔穴，凡人览之，可了其所用"的观点一致。唐代王焘亦提倡灸法，但他认为"针法古来深奥，令人卒不可解"，"针能杀生人，不能起死人"，所以《外台秘要》"不录针经，唯取灸法"。显然后者是一种学术偏见，但他们都为普及医疗知识，方便百姓，推广灸法作出了贡献。

陈延之《小品方》对后世医学传承有很大影响。宋代高保衡、林亿等在校定《备急千金要方》后序中说："臣曾读唐令见其制，为医者皆习张仲景《伤寒》、陈延之《小品》……究寻于《千金方》中，则仲景之法十居其二三，《小品》十居其五六。"唐医事律令独把《伤寒论》《小品方》两书并列为必读之籍，足见《小品方》在当时医学界的地位和影响。孙思邈的《备急千金要方》、王焘的《外台秘要》中也都大量收录《小品方》内容。清代陈修园把《小品方》与《本草经》《内经》《伤寒杂病论》并列，认为"方诸举业家，与四子书无异"。

日本《医心方》、朝鲜《医方类聚》等书籍也都收录了《小品方》的内容，当时日本政府沿袭唐制，制定医学律令也把《小品方》列为医学生必修的五种医书之一。日本 701 年颁布的《大宝律令》、718 年颁布的《养老律令》、927 年颁布的《延喜式》都做过这样的规定。可见陈延之的学术思想对海外医学的发展产生了重大的影响。

第六章　刘涓子外科病针灸治疗特色

　　刘涓子（370—450年），东晋至南北朝医家，彭城（今江苏省徐州市）人，晋安帝时曾任彭城内史，后又跟随宋武帝北征为军士们疗伤。据说得异人传授《痈疽方》及药物等，治病效果甚验，后由龚庆宣于永元元年（499年）将此书衍为《鬼遗方》10卷，重加编次而成为《刘涓子鬼遗方》（以下简称《鬼遗方》）。今传本为5卷，是现存最早的中医外科学专著。该书记载了金疮、痈疽、疮疡以及其他皮肤病的治疗经验，列出内外治处方140余个，涉及针灸治法较多。

一、阐述疽病预后与针刺的时机

　　疽是指结成块状的毒疮，与痈的区别是：浮浅者为痈，深厚者为疽；聚为痈，溃为疽。在中医外科学中，疽又可分有头疽与无头疽两种。前者初起即现脓头，有红肿热痛，较痈范围更大，溃后多现蜂窝，多属阳证；后者初起无头及红肿热等，或稍痛，多属阴证。《鬼遗方》中的疽病名目繁多，大多根据发病部位与表现等命名，书中对多种疽痈的预后判断与"可刺"时机作了较详细的阐述（表6）。

表6　疽痈病情表

名称	发病部位与表现	预后判断	可刺日数
龙疽	发背起胃俞、肾俞	二十日不泻死	九日可刺
荣疽	发胁、两肘头	二十五日不泻死	九日可刺
勇疽	发股起太阴，若伏鼠	二十五日不泻死	十日可刺
摽叔疽	发背热，耳聋		后六十日肿如聚水可刺
痨疽	发足趺足下	三十日不泻死	十二日可刺

名称	发病部位与表现	预后判断	可刺日数
筋疽	发脊两边大筋，色苍	若有脓在肌腹中，十日死	八日可刺
搔疽	发手足五指头，色不变	过时不刺为蚀，有脓在脉腋，三岁死	十日内可刺
黑疽	发肿背大骨上	过时不刺为骨疽	八日可刺
疮疽	发先痒后痛，伤寒气入脏	不刺九十日死	九日可刺
赤色疽	发头额及脑前，并掌中	十日不穴者死，七日未有脓不可治	七日可刺出赤血
禽疽	发者如疹数十处，如拳打状，发寒发噤	十四日死	十日可刺导引脓
杼疽	发须鬓两耳	不穴十五日死，脓如豉汁或见血死	七日可刺
丁疽	发两肩，恶血留结内外，五日肿大，口噤寒战	不治二十日死	十二日可刺
蜂疽	发髀背，起心俞及心包俞，肩颙	二十日不救死	八日可刺
特疽	发肺俞肝俞	不救十日死	八日可刺
百脉疽	肿起环颈，疼痛身热不敢动，不能食，火炎上，热咳	不刺导引见血，八十日必死	十五日可刺导引
涌泉疽	肿起发太阴如伏鼠	不救二十日死	十日可刺
陈乾疽	肿发两肩及大臂连胛骨，二十日痛不息不可动，五十日身热不赤	刺之无血者死	六十日可刺
食疽	伤寒气入脏腑	不刺不导引十一日死	九日可刺导引
行疽	发如肿或后合相从往来		可要其所在刺之愈
首疽	发热八十日，大热头汗咳，皮肿	不刺二十日死	浅刺之
叔疽	发身肿，牵核而身热，不可行与伸	—	成脓刺之以除
衡疽	发肿或时复往来	—	可要其肿所刺之导引出脓愈
土龙疽	大发寒热十数日大汗热极	—	肿处刺入，出脓可治

疽，一般指人体深部疮疡脓肿，但也可能包括某些晚期癌症，故须首先明确诊断，再确定治疗方法并注意及时治疗，以免延误治疗时机。《鬼遗方》对各种疽病的预后判断多以病程及表现、刺后反应等作为依据，从其预后多为死亡日期与变证看，表明疽乃危险性较大的重病。刘氏认为其后果严重者，死期多为 20 日左右，少则 10 余日，最多可至 90 日。其日数虽未必一成不变，但随着病程日久，病邪传变扩散的概率加大，一旦病邪侵入重要脏器或循环系统，其后果之严重当然也就可想而知了。至于为何各种疽病可用针治的日数有所不同，似与发病部位和重要脏器的距离有关。

二、灸治痈疽

刘氏用灸治痈疽，主张早治，抓住最佳治疗时机，"早觉有患，当早灸"。他认为治疗越早，治愈率越高，"凡患初起一二日，十灸可十活；三四日，十灸可七活；五六日，十灸可三四活。过六日，便不可灸矣。"他用"神妙"二字，形容早灸"初生痈疽发背"的疗效，并指出了治疗方法，"治痈发背发房初起赤方，其上赤处灸百壮"。

要早治就须见微知著，及早发现痈疽的"未发之兆"。刘氏重视触诊检查法，"欲知是非，重按其处，是便隐痛，复按四边，比方得失。审定之后，第一便灸其上二三百壮，又灸四边一二百壮。"对漫肿无头、难以确定疮头结毒处的痈疽，提出用湿纸检查法，"凡人初觉发毒，欲结未结，未热肿疼，先以湿纸覆肿上，立候视之，其纸先干处，即是结毒要处"，认为此处为最佳施灸处所。至于疮周围的施灸处所多少，还须按疮的覆盖面积大小而定，谓"小者灸四边，中者灸六处，大者灸八处，壮数处所不患多也"。刘氏还在书中提出艾灸的灸量，"凡灸，痛者须灸至不痛为候；不痛者，须灸至知痛时方妙"。此说得到后世医家的认同，沿用至今。

《鬼遗方》针灸用穴，多采用阿是或患部周围，几乎未涉及十四经穴或经外奇穴，说明刘氏治痈疽对远隔部位取穴应用甚少。

《鬼遗方》中还记载了隔蒜、隔葶苈子、隔豆豉饼灸法。其隔蒜灸法乃"取大蒜头一枚，切片为三分厚，放上要处，用大艾炷灸之，三炷换一蒜片"，与葛洪用法稍有不同。对于疮疡面积较大，有十余头者，则用"大蒜研成膏作薄饼铺其头上，聚艾于蒜上烧之"，较葛洪的隔蒜片灸法有所发展。

关于隔葶苈子、豆豉饼灸，似是《鬼遗方》最早记载，书中称："葶苈、豆豉右二味，合捣令极熟，作饼大如钱厚二分许，取一枚当疮孔上。作艾炷如小指大，灸饼上三壮，一日易三饼九炷，隔三日一次。"后世医家谓此法用于治疮疡初起或后期已溃不敛者均可。

三、铍针"针烙""火针"的使用

刘氏应用铍针破痈排脓，对痈疽是否成脓有一种诊断方法。他提出痈疽肿块大而且坚硬者，是尚未化脓；若半坚硬半薄软者，是半有脓；若当痈疽肿疡之上皮薄而软者，是已完全化脓，便可破之。应用铍针在肿疡下方向上逆行刺入，使脓液易于排出。如果脓腔较深难以排出，或痈上肉厚而未完全化脓者，应用火针排脓。若外观难以判断是否有脓，可在痈疽肿块之上多次轻轻按压，觉深部隐痛，皮肉尚硬者，是尚未化脓；若按之较以前疼痛有所加重，便是脓已成熟，当刺破放脓泻去热气。这种选择排脓的切口部位、脓深则配合火针的方法，在当时亦可谓很先进、很成熟的医疗手术了。

运用"针烙"治痈疽方法有二，一是火针烙法，二是烙铁烙法。前者多用粗针刺脓使肿块消散，宜用以治附骨疽、流痰等肉厚脓深或脓熟未溃或虽溃但疮口小而脓出不畅者，可先将针置明火上烧红，当脓腔低处向上斜入烙之，使出脓。对阳毒小疮及头面、筋骨关节、胁肋腰腹等处宜慎用。至于烙铁疗法，古代多用，即取银匙烧赤烙患部，多用于治大出血、血喷出以及赘疣、息肉不易消等证，应用之前均需明确诊断，然后决定是否采用。

《刘涓子鬼遗方》认为烙法疗效颇佳，谓："若审其名候，不失其时，以针烙之，自疗亦瘥。"对烙法适应范围，书中指出有如下几个方面：①病程在八日内已成脓者；②毒未内攻者；③痈生实处，有脓即开者；④发背者，并指出用火烧针红，"平口烙入可二寸，初用烙针，须从横插入"，对针入深度、角度都作了说明；⑤皮紫黑有光泽者；⑥妇人发背五七日，肿大，光坚，紧急作脓，肿不能破者；⑦疽皮厚者；⑧发背甚毒，色赤渐大，脓已成者；⑨脓深难见，上肉厚而生肉者用火针。

对于用烙的禁忌证，书中也强调：①毒内攻后，针烙与用药导引者死；②近筋脉骨节处不可乱行；③虚处不得乱行；④破溃处不宜用；⑤肥人脓反少、瘦人脓反多者不得便行；⑥气虚脉大者不可乱行。

四、学术传承与影响

刘涓子是我国距今 1500 多年的一位著名外科医家，他运用艾灸、烙法等多种疗法治疗外科疾病，积累了较多的临床经验。他对针灸的运用，包括针刺、针烙、火针、艾灸、隔物灸诸法，对针灸治痈疽的适应与禁忌范围提出了自己的见解，丰富并发展了我国的针灸医学，对后世产生了较大的影响。如唐代医家孙思邈在《备急千金要方》中引用了他的隔葶苈子、豉饼灸法；巢元方在《诸病源候论》中引用了《鬼遗方》治"黑疽""勇疽""禽疽"等文献。此后，宋代王怀隐的《太平圣惠方》、徐梦符的《外科灸法论粹新书》、明代医家薛己和汪机等都在其著作中记载他们反复应用刘氏针法的案例，验证了其针灸学说的实用价值。

陈实功《外科正宗·痈疽治法总论第二》中称"痈疽发背怎生医，不论阴阳先灸之"，指出阳热证同样可用灸法。刘涓子提出的"凡灸，痛者须灸至不痛为候；不痛者，须灸至知痛时方妙"亦得到后世医家的认同，沿用至今。当今虽然由于卫生条件改善，此种疾病已大大减少，加之抗生素问世，针灸治疗已少人问津，但其有效性是有事实依据的，对未来针灸抗炎甚至治疗肿瘤的研究仍有启迪意义。

第七章　巢元方的针灸特色

巢元方（550—630 年），隋朝医学家，京兆华阴人（今陕西省华阴县）。隋大业年间（605—617 年）任太医博士，后任太医令。巢氏精通医理，医术高明，对病因、病源和证候的研究尤为精深。

隋大业六年（610 年），巢氏奉诏编撰《诸病源候论》，对隋及隋以前的病名、证候进行了系统整理，《诸病源候论》共 50 卷，分病源 67 门，列证候 1739 种，分别列述了内、外、妇、儿、五官、口齿、骨伤等各科疾病的病因与证候，讨论部分疾病的诊断、预后、摄生、导引按摩、外科手术等治疗方法。对经络病机多有发挥，其中以经络理论阐释病机多达 300 余条，涉及内、妇、外、儿各科病种 40 类，对小儿逆灸、针灸宜忌、灸疮发洪等内容作了阐述，体现了他的学术特色。

一、风中五脏灸背俞

《内经》以五脏论中风，分为心中风、肝中风、脾中风、肾中风、肺中风，巢氏对"风中五脏"理论进行了发挥，认为"人脏腑俞皆在背"，若"伤动血气，劳损腑脏""五脏气虚"或"寒温失度，腠理虚开"则"风邪乘虚伤之"，于是邪气"皆从背诸脏俞入"，"随所中之俞而发病"。他认为中风病发生的原因在于气血亏虚、外风侵袭。

五脏中风的治疗方法是灸背俞穴，心中风急灸心俞百壮，肝中风急灸肝俞百壮，脾中风急灸脾俞百壮，肾中风急灸肾俞百壮，肺中风急灸肺俞百壮。《诸病源候论·中风候》："心中风，但得偃卧，不得倾侧，汗出，若唇赤汗流者可治，急灸心俞百壮。""肝中风，但踞坐，不得低头，若绕两目连额上，色微有青，唇青面黄者可治，急灸肝俞百壮。""脾中风，踞而腹满，身通黄，吐咸汁出者可治，急灸脾俞百壮。若手足青者，不可复治。""肾中风，踞而腰痛，视胁左右，未有黄色如饼粢大者可治，急灸肾俞百壮。""肺中风，偃卧而胸满短气，冒闷汗出，视目下鼻上下两旁下行至口，色白者可治，急灸肺俞百壮。"艾灸壮数遵循成年患者灸百壮，五六岁以下小儿、婴儿则少灸，强调根据患者年龄调整艾灸程度的因人制宜原则。

二、慎护风池，逆灸防痉

小儿养护防病，巢氏提出要重视风池穴的作用，《诸病源候论·小儿杂病诸候》指出："儿皆须著帽、项衣，取燥，菊花为枕枕之。儿母乳儿，三时摸儿项风池，若壮热者，即须熨，使微汗。微汗不瘥，便灸两风池及背第三椎、第五椎、第七椎、第九椎两边各二壮，与风池凡为十壮。一岁儿七壮，儿大者以意节度，增壮数可至三十壮，唯风池特令多，七岁以上可百壮。小儿常须慎护风池，谚云：戒养小儿，慎护风池。风池在颈项筋两辕之旁，有病乃治之。疾微，慎不欲妄针灸，亦不用辄吐下，所以然者，针灸伤经络，吐下动腑脏故也。但当以除热汤浴之，除热散粉之，除热赤膏摩之，又以脐中膏涂之。令儿在凉处，勿禁水洗，常以新水洗。"说明小儿感受外邪导致颈项风池部壮热，可采用温熨发汗退热。若热不退，则灸风池以及背第三椎、第五椎、第七椎、第九椎的夹脊穴。在施灸程度上，夹脊穴各灸二壮，而风池穴当多灸，一岁小儿灸七壮，随年龄增长可增加壮数至三十壮，七岁以上可百壮。

巢氏在《诸病源候论·小儿杂病诸候》中还记载了艾灸防止痉证的"逆灸"之法："河洛间土地多寒，儿喜病痉。其俗生儿三日，喜逆灸以防之，又灸颊以防噤。有噤者，舌下脉急，牙车筋急，其土地寒，皆决舌下去血，灸颊以防噤。"介绍了小儿口噤用艾灸颊车的预防方法，当口噤发生后可刺舌下出血治疗。该法适用于北方寒冷地区，江南则不用此法，并提出新生儿不可用逆针灸，"新生无疾，慎不可逆针灸"，"江东地温无此疾。古方既传有逆针灸之法，今人不详南北之殊，便按方用之，多害于小儿"。

三、灸疮发洪论

灸疮发洪是艾灸后出现的化脓现象，表现为红肿疼痛、溃破流脓，《诸病源候论·针灸疮发洪候》记载："夫针灸皆是节、穴、俞、募之处。若病甚则风气冲击于疮。凡血与气相随而行，故风乘于气而动于血，血从灸疮处出，气盛则血不止，名为发洪。"认为灸疮发洪是外邪侵袭，邪正交争，血从灸疮处出，气盛血不止的现象。

巢氏认为灸疮溃破脓出、结痂愈合是病愈的征象，若脓溃以后，仍然焮肿急痛是病热未除或中风冷外邪所致，"夫灸疮脓溃以后，更焮肿急痛者，此中风冷故也"（《诸病源候论·灸疮急肿痛候》），"夫灸之法中病则止，病已则疮瘥。若病热未除，或中风冷，故久不瘥也"（《诸病源候论·灸疮久不瘥候》）。巢氏的认识与目前临床化脓灸强调护理、预防感染的观点一致。之后的医家也都以灸疮作为疗效的指标。

四、对针灸适宜病症的选择

巢氏提出先天口吃是因禀性所致，非针药所治，"人之五脏六腑，禀四时五行之气，阴阳相扶，刚柔相生。若阴阳和平，血气调适，则言语无滞，吐纳应机。若阴阳之气不和，腑脏之气不足而生謇吃。此则禀性有阙，非针药所疗治也"（《诸病源候论·謇吃候》）。他认为腑脏虚损、经络受邪所致的口吃可采用针灸治疗。这是因为心气通于舌，脾气通于口，脾经连舌本。口吃因邪气客于心脾，循经上扰，血气阻滞，经脉壅塞，邪正搏于口舌所致，可用针灸调理脏腑，疏泄病邪，"若腑脏虚损，经络受邪，亦令语言謇吃。所以然者，心气通于舌，脾气通于口，脾脉连舌本，邪乘其脏而搏于气，发言气动，邪随气而干之，邪气与正气相交，搏于口舌之间，脉则痞涩，气则壅滞，亦令言謇吃，此则可治"（《诸病源候论·謇吃候》）。提出应根据口吃的病机不同，选择是否用针灸治疗。

巢氏提出应根据牙痛的病机，选择使用药物或针灸治疗。风寒所伤的牙痛可以针灸治疗，而虫牙疼痛，当局部用药，针灸无效。"手阳明之支脉入于齿，若髓气不足，阳明脉虚，不能荣于牙齿，为风冷所伤，故疼痛也。又有虫食于牙齿，则齿根有孔，虫居其间，又传受余齿，亦皆疼痛。此则针灸不瘥，傅药虫死，乃痛止"（《诸病源候论·牙齿痛候》）。

巢氏在前人研究基础上对时气病多有发挥，他认为时气病"非其时而有其气，是以一岁之中，病无长少，率相似者，此则时行之气也"，当属季节性的流行病，当据不同情况采用针灸治疗。"然得时病，一日在皮毛，当摩膏火灸愈。不解者，二日在肤，法针……四日在胸……视病者尚未了了者，复一法针之当解……若得病无热，但狂言烦躁不安，精神语言与人不相主当者，勿以火迫……亦可先以法针之，尤佳"（《诸病源候论·时气病诸候》）。《诸病源候论·热病候》则认为："热病七八日……热病已得汗，脉尚数，躁而喘，且复热，勿庸刺，喘甚者死。"提出根据病程选择不同治法，早期治疗能提高疗效。

五、学术传承与影响

宋代传奇小说《开河记》记载，隋大业五年（609 年）八月主持开凿运河工程的开河都护麻叔谋在宁陵（今河南境内）患风逆病，全身关节疼痛、头晕作呕，诸医诊治无效，隋炀帝命太医令巢元方前往诊治。巢元方诊为风入腠理，病在胸臆，以嫩肥羊掺入中药蒸熟食用，药未尽而病愈，并嘱其继续服用药膳调理，以防疾病复发。虽巢元方的生平事迹无史料记载，但巢元方对中医学术的贡献，却以他主持编纂整理的巨著《诸病源候论》为载而永垂史册。

巢氏的《诸病源候论》"荟萃精说，沉研精理，形脉证治，罔不该集"，唐代孙思邈撰著《备急千金要方》《千金翼方》，王焘编著《外台秘要》，其中关于疾病病因及证候的论述及分析，大都以《诸病源候论》为宗。太平兴国中（978 年）王怀隐等编《太平圣惠方》，每部以巢元方之论冠其首而方药次之，并"以其课试医生"，为医门七经之一。

《诸病源候论》标志着中医病因学、证候学理论的建立。如他认为传染病是外界有害物质"乖戾之气"所致，可互相传染，当预服药以防之。疥的病因"皆有虫"，可以针头挑治。炭疽是先有疮而接触病畜传染所致。寄生虫病系饮食不洁而生。漆过敏与人之禀性素质有关，"禀性不耐者，见漆与新漆器便着漆毒"。对小儿护理的论述更为精当，"田舍小儿，任自然皆得无横夭"。对妇女的保健，提出妇女怀孕期间可事轻微劳动，使"骨气强，胎养盛"，他记载的肠吻合手术、血管结扎、创伤缝合术等外科手术也是中国外科史上的重要成就。

尽管《诸病源候论》"但论病源，不载方药"（《四库全书总目提要》评语），但书中有关针灸的论述较为丰富，其中除引证《金匮要略》妊娠养胎针刺禁忌、《伤寒论》热入血室刺期门、《肘后备急方》沙虱侵入人体"挑灸其上"外，巢氏关于邪热侵袭手少阴经和足阳明络脉而致衄血的病机理论，为《铜人腧穴针灸图经》取阴郄治衄、《丹溪心法》以丰隆止血奠定了理论基础；其以阳明经理论阐述齿龈肿痛，奠定了后世取阳明经经穴治疗牙痛的理论基础；而手太阳小肠经、手少阴心经气血上乘则为乳汁的思想，是少泽通乳的理论依据；其带下病由任脉虚损、风冷所乘理论为后世以中极、气海、关元治疗该病提供了指导。

巢氏关于脏腑气虚外邪入侵背俞而致五脏中风，灸治背俞的思想是金元医家李东垣"治风寒之邪，治其各脏之俞""六淫客邪有余之病，皆泻在背之腑俞"的治则基础。巢氏用经络理论论述病机，从正经、奇经、络脉、经筋理论阐释发病与病机，突出了理论对临床的指导作用，对开拓临床思维，阐发经络理论，指导针灸临床起到很大的促进作用，是我国第一部病因病机、证候学专著。《诸病源候论》不但丰富了经络理论，而且对针灸临床有重要指导作用。

第八章　孙思邈的针灸学术特色

孙思邈（581—682 年），自号孙真人，初唐著名医学家，京兆华原人（今陕西省铜川市耀州区）。他从小经历战乱的苦难，目睹民不聊生、疫病流行的惨状，立志学医，为贫苦民众解除病痛。他认为医学乃"至精至微之事"，不能以"至粗至浅之思"而草率从事，必须"精勤不倦"，方可有成。对医理的研探，强调博览群书，"凡欲为大医，必须谙《素问》《甲乙》《黄帝针经》、明堂流注、十二经脉、三部九候、五脏六腑、表里孔穴、本草药对、张仲景、王叔和、阮河南、范东阳、张苗、靳邵等诸部经方"（《备急千金要方·论大医习业第一》），他反对浅尝辄止，沾沾自喜的不良学风，不仅要重视学习书本上的知识，还要善于吸取他人的学术专长，对有效方药非常重视，总结出"读方三年，便谓天下无病可治，及治病三年，乃知天下无方可用"的名言。

他通晓内、外、妇、儿诸科，擅长养生，汇集东汉以来的医论和医方，并搜集民间的医疗经验，加入其自拟方剂，著成《备急千金要方》和《千金翼方》，合称《千金方》，该书各科兼备、理法俱全，其针灸学术思想与临床特色如下。

一、倡导针灸"医未病"

孙氏重视疾病的预防，认为"上工医未病之病"，"神工则探究萌芽"，倡导未病预防，提出用灸法预防传染病，"凡人吴蜀地游官，体上常须两处灸之，勿令疮暂瘥，则瘴疠温疟毒气不能着人也。故吴蜀多行灸法"（《备急千金要方·灸例第六》）；并介绍灸法、按摩、导引防病法，"凡人居家及远行，随身常有熟艾一升""凡人自觉十日以上康健，即须灸三数穴以泄风气，每日必须调气补泻，按摩导引为佳，勿以康健便为常然，常须安不忘危，预防诸病也"（《备急千金要方·卷二十七》）。孙氏在《备急千金要方·卷十七》中提出灸百会、风池、大椎、肩井、曲池、间使、足三里防治中风的方法。还记载了预防小儿脐风灸法，称"河洛关中土地多寒，儿喜病痉，其生儿三日，多逆灸以防之"。由此可见，针灸预防疾病有重要临床意义。

其次是已病防变，在发病之后，积极治疗，截断病势，将急重证候在显露之前灭之于萌芽。如"痈疽初发如微，人多不以为急，此实奇患惟宜速治之，治之不速，病成难救"（《千金翼方·卷二十三》），"风毒中人……若欲使人不成病者，初觉即灸所觉处三二十壮，因此即愈，不复发也"（《备急千金要方·卷六》）。在具体治法上，既可用针刺，亦可以用艾灸。如《备急千金要方·卷八》记载治疗中风："惟风宜防耳，针耳前动脉及风府，神良。""夫诸急卒病多是风，初得轻微，人所不悟，宜速与续命汤，依腧穴灸之。"在患病之后他提倡及时治疗，如"凡脚气初得脚弱，使速灸之，并服竹沥汤，灸讫可服八风散，无不瘥者，惟急速治之"（《备急千金要方·卷七》）。他还提出："此病轻者，登时虽不即恶，治之不当，根源不除，久久期于杀人，不可不精以为意"（《备急千金要方·卷七》）。从未病到已病，孙氏的预防思想是很全面的，将针灸预防措施贯穿其中。

二、针药并重为良医

孙思邈慨叹当时的医家对针药认识上的偏激是"各承一业"造成的，"且夫当今医者各承一业，未能综练众方，所以救疾多不全济，何哉？或有偏功针刺，或有偏解灸方，或有惟行药饵，或有专于禁咒"（《千金翼方·卷二十六》），强调医生应了解针灸、药物的作用特点，指出"良医之道"是用"汤药攻其内，针灸攻其外"，"内外相扶，病必当愈"，只有这样"则病无逃矣，方知针灸之功，过半于汤药矣"，故曰"知针知药，固是良医"。《备急千金要方》中记载了许多病症用针灸、用药物治疗及其相互结合的案例，辨证论治，提高疗效。

孙思邈经过大量的临床实践，认为有些病用针为佳，有些病用灸为良，有些病宜用药治，而有些病则是针灸药物同时并用，根据针、灸、药物的作用特点，按病情需要区别应用，"若治诸沉结寒冷病，莫若灸之宜熟；若治诸阴阳风者，身热脉大者，以锋针刺之，间日一报之；若治诸邪风鬼注，痛处少气，以毫针去之，随病轻重用之"（《备急千金要方·灸例第六》）。根据病症用针、用灸规律的需要，或用灸，或用针，或针灸并用。有的虽两法同用，但要分主次先后。如治疗"崩中带下，因产后恶露不止，中极穴……妇人断绪最为要穴，四度针即有子，若未有，更针入八分，留十呼，得气即泻。灸亦佳，但不及针"（《千金翼方·卷二十六》）。再如治疗角弓反张，于"鼻交頞中一穴，针入六分……亦宜灸，然不如针"（《千金翼方·卷二十六》）。有些病症则宜灸不宜针，如"心痛冷气上，鸠尾上一寸半，名龙额，灸百壮，不针"。有些病要针灸结合，如《千金翼方·卷二十六》

记载："偏风半身不遂，脚重热风，疼不得履地，针入四分，留三呼，得气即泻，疾出针，于针痕上灸之，良。"他在《千金翼方·卷十七》中写道，华佗为曹操治头风"但针即瘥，华佗死后数年，魏武帝头风再发，佗当时针讫即灸，头风岂可再发，只由不灸，其本不除"。这些论点虽不完全正确，但强调针灸各有其适应病症。

宋代高保衡高度评价孙思邈的"知针知药"思想，"苟知药而不知灸，未足以尽治疗之体；知灸而不知针，未足以极表里之变。如能兼是圣贤之蕴者，其名医之良乎，有唐真人孙思邈者，乃其人也。"杨继洲在《针灸大成》中提出："疾在胃肠，非药饵不能以济；在血脉，非针灸不能以及；在腠理，非熨焫不能以达，是针、灸、药者，医家之不可缺一者也。"一位是唐朝的药王，一位是明代的针灸大家，但他们的认识高度一致。

三、经穴内容的创新

南北朝时期出现了针灸经穴图谱，由于师承不同，传写错误较多，造成腧穴定位不一。孙氏鉴于当时"去圣久远，学徒蒙昧，孔穴出入，莫测经源，济弱扶危，临事多惑"（《备急千金要方·卷二十九》）的状况，他根据《针灸甲乙经》等古代文献及当时的经穴图，进行细致认真的校勘工作，发现秦图缺漏角孙等17穴，还有49穴"上下倒错""前后易处"，《千金翼方·卷二十六》提到"余退以《甲乙》校《秦承祖图》"，他用彩色绘制了正人、伏人、侧人三幅明堂图，这在针灸发展史上是一个创举。孙氏认为腧穴是"脏腑荣卫血脉流通，表里往来各有所主"，临床应用时必须要根据人体高矮、胖瘦等情况精确折取，他在《内经》取穴法的基础上，提出"中指上第一节为一寸""手大拇指第一节横度为一寸"（《备急千金要方·灸例第六》）的指寸取穴法，折量全身的骨度分寸进行取穴。提出穴位的准确位置在"肌肉文理、节解、缝会宛陷之中"，"及以手按之，病者快然"。这些方法对临床非常实用。

《备急千金要方》补充了某些腧穴的作用与功效，如在膏肓穴施灸治羸瘦虚损，能"令人阳气康盛"，对治疗肺痨有较好的疗效；并提到医缓之所以不救晋侯之疾，是因为他不了解此穴功效，故"宿疾难遣"。宋代庄绰把用此穴治病的临床实践，撰成《灸膏肓俞穴法》。《针灸资生经·蒲登辰序》中说"有病劳极者取膏肓，一灸即愈"。历代医家都把灸膏肓作为治虚劳的优选方法。

孙氏在《内经》"以痛为腧"的基础上，提出阿是取穴法，"有阿是之法，言人有病痛，即令捏其上，若里当其处，不问孔穴，即得便快成痛处，即云阿是，灸刺皆验"（《备急千金要方·卷二十九》）。经后世的应用，逐渐发展成腧穴中的一个重要内容。

在孙氏著作有大量经外奇穴记述，对经外奇穴的发展也作出了贡献。主要包括两大类：一类是有穴名、部位、取穴法者，共有120多个。如《备急千金要方》中的寅门、当阳、当容、燕口、浊浴，《千金翼方》中的转谷、始素等。另一类是仅有部位、取穴法，而无名称的，如《备急千金要方》中"小儿暴痫，灸顶上回毛中"等共有70余处。其中有的穴位，在唐代以前文献中无名称，孙氏为之命名，如葛洪《肘后备急方》有"上唇里弦弦者"，孙氏命名为"悬命"。也有些穴位在两部《千金》中均无名称，如"十指头"，后世医家命名为"十宣"。

四、看脉用针贵灵活

孙思邈继承了王叔和针灸先看脉的学术思想，非常重视脉诊的作用，在《备急千金要方·用针略例第五》中提出"凡欲针灸，必先看脉""每针常须看脉，脉好乃下针，脉恶勿乱下针也""夫脉者，医之大业也，既不深究其道，何以为医者哉"。在《备急千金要方》《千金翼方》中各用一卷阐述脉诊。他还根据张仲景的热证忌灸思想，对浮、数之脉提出了禁灸的告诫，"凡微数之脉，慎不可灸""脉浮热甚，勿灸"（《备急千金要方·灸例第六》）。这种以脉诊为指导的看脉用针施灸思想，具有一定的临床价值。

孙思邈在火针的使用上，主张"以油火烧之，务在猛热，不热即于人有损也"（《备急千金要方·卷二十九》）。并对火针针具、火烧程度、每次治疗间隔天数、禁用穴位、所治病症等有专门的论述，除选经穴外，还用奇穴，如侠人中治疗"马黄黄疸疫，通身并黄，语言已不转"，或直取病所，如痈肿，"当头以火针针入四分，即瘥"（《备急千金要方·卷十》），发展了《内经》燔针、焠刺的内容。

孙思邈用刺血治疗急症，如"卒心疝，暴痛汗出，刺大敦，左取右，右取左……刺之出血立已"（《千金翼方·卷二十七》）。在两部书中记载了很多刺血治疗的病种，还创用了散刺敷药法治疗痈肿，"凡疗疔肿，皆刺中心至痛，又刺四边十余下，令血出，去血敷药，药气入针孔中佳，若不达疮内，疗不得力"（《备急千金要方·卷二十二》）。另外，他还记载了因刺血不当造成出血过多的救治方法，"舌卒肿……刺舌下两边大脉血出，勿使刺著舌下中央脉，出血不止杀人。不愈，血出数升，则烧铁篦令赤，熨疮数过以绝血也"（《备急千金要方·卷六》）。这种火烙止血方法在明清时期广泛使用。

五、辨证施灸分生熟

孙氏在《备急千金要方》中提出了灸量的概念，一是对艾炷的大小进行规定，二是对施灸壮数的多少作了要求。对背部督脉、膀胱经穴施灸，提出"横三间寸"法，"凡《经》云横三间寸者，则是三灸两间，一寸有三灸，灸有三分，三壮之处，即为一寸。黄帝曰灸不三分，是谓徒冤"（《备急千金要方·卷二十九》）。这是对壮数、艾炷大小的具体要求。

孙氏根据施灸部位和病情，提出"外气务生，内气务熟"的灸治原则。壮数多、艾炷大的称为熟灸，壮数少、艾炷小的称生灸。部位的施灸要求是"头面目咽，灸之最欲生少；手臂四肢，灸之欲须小熟，亦不宜多；胸背腹灸之尤宜大熟，其腰脊欲须少生"（《备急千金要方·灸例第六》）。并介绍具体灸的壮数，"其温病随所著而灸之，可百壮余，少至九十壮。大杼、胃脘可五十壮，手心主、手足太阳可五十壮，三里、曲池、太冲可百壮，皆三报之，乃可愈耳，风劳沉重，九部尽病及毒气为疾者，不过五十壮，亦宜三报之。若攻脏腑成心腹痛者，亦宜百壮。若卒暴百病，鬼魅所著者，灸头面四肢宜多，灸腹背宜少，其多不过五十，其少不减三五七九壮。"体质壮实者可以多灸，老弱患者应减少壮数，"凡言壮数者，若丁壮遇病，病根深笃者，可倍多于方数；其人老小羸弱者，可复减半……仍须准病轻重以行之，不可胶柱守株"（《备急千金要方·灸例第六》），要灵活掌握。

孙氏对生熟的程度也有一定见解，"大体皆须以意商量，临时迁改，应机千变万化，难以一准"。生熟在记载上虽有一定之数，在临证时却须机灵以应，以知常达变，"灸之生熟，亦宜搏而节之"。

孙思邈在著作中记载了多种隔物灸法。如治少年房多短气，"盐灸脐孔中，二七壮"（《千金翼方·卷二十七》）。治淋病，"著盐脐中，灸三壮"（《备急千金要方·卷十七》）。治发背，"小觉背上痒痛有异，即火急取净土，水和为泥，捻作饼子，厚二分，阔一寸半，以粗艾大作炷，灸泥上，贴着疮上灸之，一炷易一饼子，若粟米大时，可灸七饼子即瘥。如榆荚大，灸七七饼炷即瘥。如钱大可日夜灸之，不限壮数"（《备急千金要方·卷二十二》）。治恶露疮，"捣薤菜敷疮口，以大艾炷灸药上，令热入内即瘥"（《备急千金要方·卷二十二》）。

孙氏除记载了隔蒜、盐、豆豉、葶苈子、附子、商陆灸等外，还有一些特殊的灸法，如麻花艾灸、苇筒灸等。尤其可贵的是，他在记述了用艾炷灸治疗蛇毒的方法以后，接着补充了一个权宜的应急措施，"无艾，以火头称疮孔大小热之。"这是考虑到蛇毒的救治需要及时，而仓促之际每苦无艾，故以"火头"代之。这是他急人危难、一心赴救精神的具体体现。

六、学术传承与影响

孙思邈自幼天资聪颖好学，七岁时每天便能读上千字，曾被称为"神童"。他博学多闻，通晓经史佛老之学，《旧唐书》称其为"善谈老庄及百家之说，兼好释典"。他致力于医学的研究，勤奋诚笃，终生未辍，"青衿之年，高尚兹典；白首之年，未尝释卷"（《备急千金要方·序》）。孙思邈学识渊博、医德双馨，实为古今医者之楷模，受到历代医家的推崇。在陕西、河北许多地方都建有"药王庙"，其中陕西铜川耀州区的药王山每年都有大量的老百姓去纪念孙思邈。

《备急千金要方》收载了南朝徐嗣伯（徐文伯之堂弟，徐叔响之子）的灸风眩法、唐以前医家支法存的灸脚气法、陈延之《小品方》的针灸处方、扁鹊、曹氏（当为曹操之子曹衮）、郭玉、张文仲、范汪等人的针灸经验。如扁鹊的"十三鬼穴"治疗神志病，甄权的针灸验方（如治安平公中风，针风池等九穴即瘥方；治仁寿宫患脚病针环跳即能起行方；治大理赵卿患脚不随不能跪，针上髎即能跪方等）。《备急千金要方》记载的经验为后世应用提供了参考，如南宋王执中自称运用"徐嗣伯灸风眩"的经验，"余业之以来三十余年，所救活者数千百人"。

《备急千金要方》收集了前代医家的大量方剂以及当时流传民间的许多有效方药，是研究魏晋隋唐医药的重要文献。《千金翼方》是孙氏对《备急千金要方》的著作补充，新增了不少资料，如收集了《伤寒论》，对传承仲景的学术思想有积极的作用。还增加了"药录纂要"和"本草"，是我们研究唐代药物学的珍贵资料，是我国最早的医学百科全书，《备急千金要方》将药物学、诊断学、临床医学、急救学、食疗学、预防医学等分门别类，总结归纳，依次论述，实开中医学类书之先河，堪称中医学理论发展的奠基之作。

第九章 王焘的灸法特色

王焘（670—755），郿县（今陕西省眉县）人，唐代医学家，曾任徐州司马、邺郡太守，并在弘文馆任职多年，任职期间，他收集大量医书，于752年编成《外台秘要》40卷，天宝（742—755年）年间出守大宁，因其出守在外，故将其所著医书命名为《外台秘要》。内容包括伤寒病、天行时病、温病以及内、外、妇、儿、五官、皮肤等各科疾病，他重视灸法的使用，伤寒、天行、温病、霍乱、疟疾等传染性疾病及内科常见病都有灸治方法，强调一般孕妇妊娠期间不可轻易针灸，但胎落、胎位不正、产后乳痈等可采用灸法治疗；儿科灸治病证主要有惊痫、囟陷、重舌、遗尿、脱肛、疝气等；五官科灸治病证有鼻息肉、牙痛等。

《外台秘要·明堂卷》专论针灸，内容主要包括经络腧穴理论以及灸法内容，王焘的用灸特色也主要反映于该卷中，其余各卷对针灸亦有散在论述。

一、"唯取灸法"说

王焘强调重用灸法，"诸疗之要，在火艾为良"（《外台秘要·中风及诸风方十一首》），《外台秘要·明堂序》记载针法深奥难懂，能杀生人而不能起死人，"针法古来认为深奥，今人卒不可解"。为免伤性命而"不录针经，唯取灸法"，王氏"唯取灸法"说在书中表现得非常突出，甚至不惜改动其所引录的文献，例如《备急千金要方·明堂三人图第一》中记载："汤药攻其内，针灸攻其外，则病无所逃矣。方知针灸之功，过半于汤药矣。"王焘引录时改为"故汤药攻其内，以灸攻其外，则病无所逃，知火艾之功，过半于汤药矣。"这种在引录过程中非常勉强的改撰，主要是出于其学说观点的需要。

据统计，王焘《外台》中保存了唐及以前许多珍贵的灸法文献，其中除《备急千金要方》灸法129条，《千金翼方》4条，《肘后备急方》13条等现存的医学文献外，还有姚僧垣《集验方》19条，孟诜《必效方》3条，《范汪方》17条，王方庆《随身左右百发百中备急方》11 条，《深师方》5 条，《张文仲方》4 条，谢士泰《删繁方》3 条，甄权《古今录验方》3 条，扁鹊方 3 条，华佗方 4 条，朱规送 1 条，赵乃言 1 条，共计 14 家。这些著作大多散佚，唯《外台秘要》仅存，足显其文献价值。

王氏集中唐时期及其以前众多医家灸疗之长，并将之广泛地应用于临床各科，扩大了灸法的适应范围，此是《千金方》及其以前诸家著述所不及的，如对伤寒病，可取百会、大椎、风池、合谷灸之以发汗祛邪；对脾胃不和所致的反胃、呕吐、胪胀、心腹痛、胀满、肠鸣、泄泻诸疾，取足三里、膈俞、大肠俞、胃脘、中脘、气海、天枢、太仓等穴灸疗以愈之；诸淋病则取大敦、关元、丹田等穴灸之。此外，诸如胀满用灸法，骨蒸用灸法，奔豚用灸法，梦遗、便秘、大便失禁、癃闭、口眼㖞斜、吐、痢、蛊毒、疮疡、痈疽、瘰疬、疣、痔、脱肛、阴挺、闭经、重舌、囟陷、痫证、眼疾、耳病、口唇病、疟疾等，几乎所论之病，皆有灸治方法。尤其是《外台》所载有急性腰痛、中恶、暴死、尸厥等危重证，亦可采用艾灸疗法作为急救方法之一。

王氏虽重用灸法，但也用针。如《外台秘要·五脏及胃疟方六首》根据《素问·刺疟篇》的有关记载采用针刺治疗疟疾；《外台秘要·无辜方二首》对"脑后两畔有小缬者"也记载了火针刺治的方法；《外台秘要·出眼疾候一首》记载了治疗视物昏花的"脑流青盲眼"，也采用针刺治疗等。《外台秘要》记载的针刺之法有数十条，虽远不及灸法，但亦不能认为王氏全然不用针刺。

二、注重辨证施灸

王氏强调根据病性、体质、部位掌握施灸程度。如《外台秘要·论邪入皮毛经络风冷热灸法》专门对外感病的灸量进行规定："欲灸风者，宜从少以至多也。灸寒者，宜从多以至少也。至多者从三壮五壮七壮，又从三十五十七十壮，名曰从少至多也。灸寒湿者，宜从多以至少也，从七十五十三十，又从七百五百三百，名曰从多以至少也。灸风者，不得一顿满一百……灸寒湿者，不得一顿满千。"该卷还对手足腹背的灸量进行了规定："四肢者……其灸疾不得过顿多也，宜依经数也。若顿多，血脉绝于火下，而火气不得行，随脉远去也，故云三壮五壮七壮者。经曰乃更添灸，以瘥为度。其手足外皆是阳脉也，不得过于二壮。腹中者……灸之务欲多也。脊者身之梁……灸之宜多。"

灸法既可以补，用以治疗诸种虚劳疾病；灸法也可以泻，祛除邪气，以治其实，故曰："凡灸皆有补泻，补者无吹其火，须炷自灭。泻者亦不艾，即须吹其火至灭也。"艾炷的大小，所灸壮数的多少，既可根据病情而定，也可据病程而定，还应当"随年壮"，结合病人年龄的长幼、体质的强弱而定,"凡灸有生熟,候人盛衰及老少也。衰老者少灸,盛壮肥实者多灸"(《外台秘要·不宜灸禁穴及老少加减法》)。具体病种的灸疗壮数,还散见于各卷中。如《外台秘要·崔氏方一十五首》治疗伤寒,"便可灸顶三壮,又灸大椎三壮,各加至五壮益良";《外台秘要·黄疸方十三首》治疗黄疸,"当灸脐上下两边各一寸半一百壮,手鱼际白肉侧各一,灸随年壮"。

王氏还用不同大小的艾炷体现艾灸程度,《外台秘要·灸用火善恶补泻法一首》强调"灸不过三分是谓从穴。此言作艾炷,欲令根下阔三分也。若减此则不覆孔穴,不中经脉,火气不行,不能除病也。若江南岭南寒气既少,当二分为准,燋小不得减一分半也。婴儿以意减之"。由此可见,王氏沿用《小品方》的要求,根据病情、体质、施灸部位的不同,通过艾炷大小、施灸壮数控制艾灸程度。

三、艾灸禁忌

1. 灸材禁忌　王氏沿用《小品方》忌用松、柏、桑、枣、竹、柿、枫、榆木之说,古人取材于艾叶作为灸治品料,艾叶易燃烧,性温而辛香,有温通经脉,调和气血,逐寒湿,止冷痛的作用。《外台秘要·论邪入皮毛经络风冷热灸法》中说:"凡灸,忌用松柏桑枣竹柿枫榆八木以用灸人,害人肌肉筋脉骨髓,可用阳燧火珠映日取火,若阴无火,钻槐木以菊茎延火,亦可瑿石以艾蒸之取火用灸,大良,又无此,宜以香油布缠及艾茎别引取火,则去疾不伤人。"

2. 禁灸穴　王氏依《针灸甲乙经》列有 31 个禁灸穴,包括:头维、下关、承光、脑户、气冲、脊中、伏兔、乳中、地五会、风府、泉腋、瘖门、天府、经渠、白环俞、鸠尾、迎香、石门(女子)、丝竹空、承泣、耳门、人迎、瘈脉、少商、尺泽、阴市、阳关、少海、小海、睛明、关冲。

3. 天气禁忌　大风、大雨、大阴、大寒之日禁灸。《外台秘要·不宜灸禁穴及老少加减法》指出:"大风灸者,阴阳交错;大雨灸者,诸经络脉不行;大阴灸者,令人气逆;大寒灸者,血脉蓄滞。此等日灸乃更动其病,令人短寿。大风者,所谓一复时,不可加火艾。大寒者,所谓盛冬凌辰也。大雨者,但雨日即不得,虽然有卒得又逢大雨,此止可灸之。大阴者,谓诸云雾契合"。

四、穴位归经的整理

《外台秘要·十二身流注五脏六腑明堂》专论腧穴。该篇内容主要源自《针灸甲乙经》，但对于腧穴的辑录，王氏又未完全照搬《针灸甲乙经》头身分部、四肢分经的方式，而是以经统穴，将 357 个腧穴归入十二经脉分经论述。

十二经脉的腧穴基本上归属于本经，但个别腧穴是归属于就近的体表循行经脉。例如手太阴肺经的中府与云门穴，归经属肺，统属于脾，这主要与肺脾二经的循行有关。根据《灵枢·经脉》记载，肺经"起于中焦，下络大肠，还循胃口，上膈，属肺，从肺系，横出腋下"，此节皆行于体内，自"横出腋下"以后才开始体表循行，因此，肺经所统的腧穴只有少商至天府 9 穴。而"脾之大络，名曰大包，出渊腋下三寸，布胸胁"，脾经这一体表循行线分布于腹部前正中线旁开 4 寸和胸部前正中线旁开 6 寸，至锁骨下周荣穴，而后折向腋下，络于大包穴。这一循行与肺经的中府、云门二穴位置非常接近，故将其统属脾经。王焘对此解释说："中府云门，胸旁四行，脾经周荣穴上，移肺穴入脾经，论行不论经也。"尽管将此二穴统入脾经，但仍然注明中府穴是"手太阴之会"，云门穴为"手太阴脉气所发"，以说明二穴归经属肺，但由脾经统之。同样，肝经的期门穴与胆经的日月穴因为分别位于前正中线旁开 4 寸的第 6、第 7 肋间隙，亦由脾经统之。

王氏将奇经腧穴亦归入十二正经。任脉承浆穴归入胃经，余穴归入足少阴肾经；将督脉水沟、兑端、龈交穴归入手阳明大肠经，余穴归入足太阳膀胱经。《外台秘要》还记载了后腋、转谷、饮郄、应突、胁堂、旁庭、始素等 7 个经外奇穴，王氏将这些奇穴归入胆经。由此以十二经统领全身穴。

在腧穴的排列顺序上，王氏采用在四肢部向心性排列至肩、髋关节，在躯干部由上向下排列至肩、髋关节，从而使四肢腧穴与躯干腧穴相接续。如胃经腧穴先从足趾末端厉兑开始，按内庭、陷谷、冲阳、解溪、丰隆、下巨虚、条口、上巨虚、足三里、犊鼻、梁丘、阴市、伏兔、髀关排列至髋关节，而躯干部腧穴从承泣开始，依次为四白、迎香、巨髎、地仓、承浆、颊车、大迎、上关、下关、耳门、人迎、水突、气舍、气户、库房、屋翳、膺窗、乳中、乳根、不容、承满、梁门、关门、太乙门、滑肉门、天枢、外陵、大巨、水道、归来、气冲，再次止于髋关节。

五、学术传承与影响

由于《黄帝明堂经》的失传，王焘所著《外台秘要》对腧穴理论的传承就凸显出了重要作用，王氏是目前文献可考的最早将全身经穴全部归经的医家，彻底结束了经、穴分离的局面，为后世进一步完善腧穴归经作出了重要贡献。宋初御修大型医书《太平圣惠方》的"针灸卷"就主要取材于该书，宋代天圣年间王惟一《铜人腧穴针灸图经》也将该书列为主要参考文献。

王氏首先记载"四花"灸法。"四花"灸法源于唐代崔知悌《骨蒸病灸方》的"四花"穴，最早载于王焘《外台秘要·灸骨蒸法图四首》，并注明是"崔氏别录灸骨蒸方图并序中书侍郎崔知悌撰"。后来《苏沈良方》《针灸资生经》《针灸聚英》均有收载。据《外台秘要》所载此四穴以绳度量定位，取膈俞（双侧）、胆俞（双侧），以艾炷直接灸之，四穴同时点燃，犹如四朵火花，故名之曰"四花灸"，此外还有"五花灸法"记载。这种灸疗方法具有温经通络，活血化瘀，补益气血，健脾益肾，除痰止咳等功效，后世广泛用于临床，尤其是对多种慢性虚劳性疾病有很好的临床疗效。《外台秘要》原载有图，后已遗佚，今人高文铸据《幼幼新书·卷二十》予以辑存。

王氏"唯取灸法"说虽然过于偏激，但客观上促进了灸法的发展，对后世有深远的影响，如窦材、许叔微、闻人耆年、张介宾、吴亦鼎等重用灸的医家均受到其影响。现代学者周楣声以艾灸大椎为主治疗流行性出血热也有很好的退热效果。

《外台秘要》博采众家之说，不少早已散佚的医药著作及名家医方因而得以传承，唐以后历代医家都很推崇这部著作，将此书与《备急千金要方》相提并论，认为它是继《备急千金要方》之后的又一部综合性医学巨著。

第十章　庄绰用灸特色

庄绰，字季裕，据考生于 1078 年，卒年不详。他经历了北宋神宗、哲宗、徽宗、钦宗和南宋高宗五代。早年随父外迁，居颍川（今河南省许昌市）。北宋末年，历摄襄阳尉、原州通判等。宋室南渡后，任建昌军通判、朝奉郎前南道都总管等职。庄绰长期仕宦于四方，浮沉于郡县，博物洽闻，从政之余以医药自娱，并有亲身体验。

建炎元年（1127 年），庄绰为躲避战乱，由河南许昌至陕西泗滨，患疟疾久治不愈，后得陈了翁家传灸膏肓俞穴法施灸三百壮而愈，他说："余自许昌遭金狄之难，忧劳危难，冲冒寒暑，避地东下。丁未八月，抵泗滨，感痎疟。既至琴川，为医妄治，荣卫衰耗，明年春末，尚苦胕肿腹胀，气促不能食而大便利，身重足痿，杖而后起。得陈了翁家传为灸膏肓俞，自丁亥至癸巳，积三百壮。灸之次日，既胸中气平，肿胀俱损，利止而食进。甲午已能肩舆出谒，后再报之，仍得百壮，自是疾证浸减以至康宁。时亲旧间见此殊功，灸者数人，宿痾皆除。"

庄绰于建炎二年（1128 年）写成《灸膏肓俞穴法》共十篇，主要引证孙思邈《备急千金要方》、王惟一《铜人腧穴针灸图经》、王怀隐《太平圣惠方》的有关论述，并记载了当时名医石藏用、陈了翁以及潘琪等医家的经验及庄绰自身的体会，对膏肓穴的部位、取穴法、主治、灸治方法进行考证，对研究膏肓穴以及针灸治疗痨证有较高参考价值。还著有《明堂灸经》《脉法要略》《庄氏家传》《本草节要》（也作《本草蒙求》，疑即一书），均佚。

一、膏肓俞穴定位法

膏肓源于《左传·成公十年》里的一段传说，因膏肓部位深隐、针灸药难以达到，孙思邈据此创立膏肓俞穴（奇穴），认为"灸后令人阳气康盛"；王惟一《铜人腧穴针灸图经》将其纳入膀胱经，归为经穴；李鼎教授认为"膏肓"一词应为"鬲肓"，《左传》原文将"肓"字写成"膏"。

庄氏在《灸膏肓俞穴法》中详细记载了膏肓俞穴的定位以及不同著作、医家的取穴法，为临床取膏肓俞穴提供了多种可选方法。庄氏根据王惟一《铜人》记载，认为"膏肓俞二穴，在第四椎下两傍相去各三寸……自脊中第四椎下停，分两旁各三寸为膏肓俞，足太阳膀胱经脉气之所发也"。庄氏详细记载了取穴法。

1. 正坐位取穴法　要求患者正坐，两足平踏，屈膝90°，躯干微前倾，双臂前伸，双手置于膝关节，固定双臂，医者从患者肩胛骨上角摸索至肩胛下角，其间有四肋三间，膏肓俞穴位于中间的肋间隙，靠近两肩胛骨内侧缘的筋肉凹陷处。若定位准确，用力按之自觉牵引胸中。该法为庄氏引述《备急千金要方》的记载。

2. 侧卧位取穴法　此法源于《备急千金要方》，适于不能正坐的患者。取穴时患者先左侧卧，以右手从右肩上向后触摸右侧肩背部，中指指头所触部即为右膏肓俞。左侧穴，用右侧卧位，以左手取，方法相同。

正坐位取穴法是临床常用的体表标志取穴法，侧卧位取穴法为简便取穴法。此外，庄氏还记载了石藏用盘膝正坐法、叶余庆覆面卧位法、潘琪仰手曲肘法等多种取穴法。

3. 揣椎骨定穴法　让患者正坐，躯干前倾，双臂前伸，医者以指揣摸脊骨，自第一胸椎至第五胸椎，逐椎以墨点标记。自第四椎至第五椎，以蜡纸或竹篾比量两椎距离，摺为三等份，在两椎间下三分之二处用浓墨标记（图1），该处为左右两侧膏肓俞的正中点。然后，确定正中旁开三寸的膏肓俞穴，先用石藏用的同身寸法定出一寸，用蜡纸或薄篾，量患者手中指（男左女右）中节横纹上下相去长短为一寸。再用此一寸的标准，从确定的椎骨正中点向左右各量取三寸，即为膏肓俞穴。

庄氏认识到多种取穴法之间会有误差，他提出不同方法可相互参验，以确定穴位的准确位置。以正坐位取穴法所确定的部位，若医者按之，患者"自觉牵引胸中及照所圈灸穴在先记患人指所及处之下，或旁侧指不可及处，以验穴之是非。然指有短长，肤有丰瘦，若相合固善。如不合，即不可以此一端遂废余法。亦有人胛骨去脊骨相远，过同身寸三寸以上者，即难用脊椎两旁各三寸之法，但求四肋三间之中，依胛骨下容侧指许为穴可也"。可见在这些取穴法中，庄氏首推正坐位体表标志法。

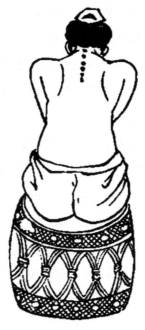

图 1

二、膏肓俞穴灸治法

根据《备急千金要方》《铜人腧穴针灸图经》及多位医家的临床经验，庄氏认为膏肓俞穴有温补阳气、降气除痰之效，善治赢瘦虚损、梦中失精、上气咳逆、发狂、健忘、妇人闭经、足痿不用、疟疾痨瘵等证。治疗要准确定位，并且采用正确的灸法。庄氏采用艾炷直接灸法，施灸时强调以下几点。

1. 取穴体位与施灸体位一致　庄氏根据《备急千金要方》"卧点则卧灸之，坐点则坐灸之，立点则立灸之"的观点，强调点穴体位应与施灸体位相一致，"坐炷下火时，令患人一依点穴时，正坐伸臂，头、项、肩、背、手、足、腕、膝不得少有欹侧伸缩改易，及臂中举按用力轻重亦常令匀。若一事稍异于前，胛骨便辄相近，覆闭灸穴，艾炷即在骨上，或胛骨开而相远，动争寸余，火气不入穴窍，徒受苦楚，无所益也"。

庄氏还列举叶余庆立位点穴而卧位施灸之法的失误，"其取穴法，但并足垂手，正身直立，勿令俯仰，取第四椎下两旁同身寸各三寸。灸时以软物枕头覆面卧，垂手附身，或临时置身，取安便而已……与《千金方》立点则立灸之说不合……盖脊有曲直之殊，不能无少异也"。

2. 施灸艾炷直径三分，壮数宜多　庄氏认为膏肓俞施灸时必须达到一定的灸量，艾炷宜大，壮数宜多。如在确定膏肓俞穴部位时"以墨圈之，令圈大小直径三分"，而中心点为膏肓俞穴的准确部位，艾炷应覆盖整个腧穴的范围，其依据是"《千金方》云黄帝曰灸不三分，是谓徒冤，炷务大也"。在使用大艾炷施灸时其壮数亦多，庄氏记载的多位医家的经验中有"日灸五十壮，累至数百为佳"，"有僧为之灸膏肓穴得百壮"，而庄氏自身更因灸膏肓俞"积三百壮"而"宿疴皆除"。

3. 灸后补养　庄氏根据孙思邈施灸后的调护补养说，详述膏肓俞灸后的调摄方法，"此穴灸讫，令人阳气康盛，当消息以自补养，取身体平复。其补养之道，宜食温软羹饭，毋令太饱及饮啖生冷、油腻、黏滑、鹅、猪、鱼、虾、笋、蕨，其他动气发风之物，并触冒风寒暑湿，勿以阳气乍盛辄犯房室。如觉气壅，可灸脐下气海、丹田、关元、中极四穴中一穴，又当灸足三里引火气以实下。随病深浅，加以岁月将息，则可保平复"。庄氏从饮食、生活、起居以及相关腧穴辅助施灸等方面详述膏肓俞穴施灸后的调护，以加强其温阳益气、消痰降气之效。

三、学术传承与影响

《灸膏肓俞穴法》围绕着膏肓俞穴的取穴、临床运用展开叙述，介绍了多位古代医家的临床经验，对每一种取膏肓俞穴的方法皆有图示。由于庄绰自己得益于灸膏肓俞穴法而病愈，于是推己及人，收集了更多的膏肓俞穴的取法集结成书，对后世产生了较大的影响，如明代《针灸聚英·卷一·足太阳经脉穴》记载："膏肓俞，四椎下近五椎上，两旁相去脊中各三寸……主无所不疗，羸瘦虚损，传尸骨蒸，梦中失精，上气咳逆，发狂，健忘，痰病。"杨继洲也非常重视膏肓俞穴的应用，在他的医案中记载用膏肓俞穴的经验："己卯岁，行人张靖宸公夫人崩不止，身热骨痛，烦躁病笃，召予，诊得六脉数而止，必是外感，误用凉药，与羌活汤热退余疾渐可。但元气难复，后灸膏肓、三里而愈。"

清初医家岳含珍《经穴解·足太阳膀胱经第三十八穴膏肓俞》更强调："虚损之证，莫不以灸此穴而愈。"清代李学川《针灸逢源》记载膏肓俞穴"治上气咳逆、痰火噎膈、梦遗、瘤冷、虚劳诸病"，同时记载了膏肓俞穴在痨瘵传尸、噎病、虚劳、腰疼脚瘦、阴茎自强、黄疸、遗精、梦交、龟背、吐血、五心烦热、产后恶露不已等病中的运用。

近年来的临床报导用膏肓穴点刺放血治疗急性乳腺炎，方法是让病人卧伏坐位，取患侧膏肓穴。如肿块位于乳头以上，就在膏肓穴直上 1 寸处取穴；如在乳头以下，就在膏肓穴下方 1 寸处取穴；在左方或右方者以此类推。穴位常规消毒后，用三棱针点刺放血 3 滴，然后病人上床侧卧，将患侧上肢压在身下，以压麻患侧上肢为度。结果，治疗 1 ～ 3

次后，116 例中痊愈 114 例（《膏肓穴点刺放血治疗性乳腺炎 116 例》）。

《灸膏肓俞穴法》在宋代没有刊行，只有抄本，但已颇有影响。绍兴二十年（1150年）在刘昉《幼幼新书·卷四十·近世方书》中即已著录，同时收入该书的还有《脉法要略》和《庄氏家传》，并称"三书皆知筠州庄公手集，得之其子监潭州都作院念祖泉伯"。《宋史·艺文志》著录有庄绰《膏肓俞穴灸法》二卷。到元代（1311 年），窦桂芳以家世所藏的该书，与《黄帝明堂灸法》《子午流注针经》《针经指南》三书校正，合梓，由活济堂刊行，题名为《针灸四书》，此为该书最早的刊本，称为活济堂本。明代，成化年间亦有刊本，后流入日本。明代以后各针灸名著多有所转载，原书反而流传不广。1983 年人民卫生出版社以天一阁馆藏元刻活济堂残本为底本，又据《太平圣惠方》《普济方》、日本延宝三年（1675 年）仿元刊《黄帝明堂灸经》、日本抄本《针经指南》及明清以来的针灸专书，进行了校补、勘误、印行和发行。

第十一章　窦材的灸法特色

　　窦材（约生于1100年，卒于1146年之后），南宋医家，真定（今河北省正定县）人。窦材生于四世业医之家，曾任开州巡检、武翼郎，50岁前生活于北宋，汴京沦陷后，流寓江南，在衢州（今浙江衢州市）野店行医。早年修习张仲景、王叔和、孙思邈、孙兆、初虞世、朱肱医书，后遇关中老医，习"救人秘法"，窦氏重视脏腑辨证，其五脏辨证思想上承钱乙，下启张元素、李东垣，同时深受道家思想影响，重视阳气的作用，反对妄用寒凉攻下药，是温补学派的早期代表。晚年将先师传授之术及其40余年的临证经验编成《扁鹊心书》，于南宋绍兴十六年（1146年）刊行。

　　《扁鹊心书》共三卷，上卷有论述10篇（当明经络、须识扶阳、住世之法、大病宜灸、三世扁鹊、时医三错、忌用转下、禁戒寒凉、要知缓急、五等虚实），灸法3篇（黄帝灸法、扁鹊图灸法、窦材灸法）；中、下卷分论内、外、妇、儿诸病证治，其中中卷载病64种，下卷载病53种及周身各穴；书后附神方一卷，录其常用方药。窦氏临证针灸药结合，对用灸有独到的见解。

一、灸补扶阳，重在脾肾

　　阳气盛衰与身体健康密切相关，"须识扶阳"是窦氏养生思想的基础。《素问·生气通天论篇》指出："阳气者，若天与日，失其所则折寿而不彰，故天运当以日光明。"窦氏在《内经》阴阳学说和道家"阳精若壮千年寿，阴气如强必毙伤"思想的基础上，认为阳气衰退是导致疾病或死亡的根本原因，人到老年，阳气由盛渐衰，健康状态也开始下降，因此，窦氏提出"扶阳"养生，要重视扶持阳气，顾护阳气是健康长寿的关键。

　　窦氏提出邪气伤人，阳邪易散易治，阴邪易伏，久则变为虚寒，导致脏腑受损。认为"保扶阳气"，"壮阳消阴"，才能治愈疾病，而寒凉之法则为禁忌。若过于强调壮火食气而过用滋阴苦寒之剂，必致元气亏虚，害人性命。故窦氏临证常灸、药结合以"壮阳消阴"，艾灸是助阳之妙法，所用药物也多为助阳之品，《神方》部分所载丹药，多以硫黄、雄黄、附子、草乌等热药为主。如窦氏用关元、命关治疗休息痢："一人病休息痢已半年，元气将脱，六脉将绝，十分危笃。余为灸命关三百壮，关元三百壮，六脉已平痢已止。两胁刺痛，再服草神丹，霹雳汤方愈。一月后大便二日一次矣。"其中草神丹由川附子五两，吴朱萸、肉桂各二两，琥珀、辰砂各五钱，麝香二钱组成。霹雳汤由川附子五两，桂心、当归各二两，甘草一两组成。

窦材扶阳以肾阳、脾阳为主，然后是其他脏腑之阳。他认为"人以脾为母，以肾为根""脾为五脏之母，肾为一身之根""脾为后天生化之源，肾为先天之本""脾肾为人一身之根蒂"，故扶阳治病要温补脾肾之阳，既培先天，又顾后天；不仅调元气，而且理营气。元营气足则正气充，五脏六腑之气皆盛，正盛邪退，疾病自愈。灸补脾肾的具体穴位为关元、命关。

关元为元阴元阳交关之所，乃人生之关要，元气之居所，是调补元气、强身健体要穴。命关即食窦穴，属足太阴经，脾为气血生化之源，可健运中焦，养心益肺，调补宗气。宗气不仅对呼吸和血脉运行有推动作用，而且与视听言动关系密切。命关"能接脾脏真气，治三十六种脾病。凡诸病困重尚有一毫真气，灸此穴二三百壮，能保固不死。一切大病属脾者并皆治之"（《扁鹊心书·卷上·扁鹊灸法》）。因此灸关元以救肾气，灸命关以固脾气，艾灸两穴温补脾肾。

在《扁鹊心书·卷上·窦材灸法》中记载，有48条病症用艾灸关元、命关温补脾肾，灸关元穴治疗的病症有中风半身不遂、语言謇涩、伤寒少阴证、伤寒太阴证、脑疽发背、疔疮恶毒、虚劳、咳嗽潮热、水肿鼓胀、脾泄注下、休息痢、霍乱吐泻、胁痛连心、久嗽不止、中风病、中风失音、小便下血及房劳、砂石淋、上消、中消、腰足不仁、脾病、耳轮焦枯、口干舌燥、腰腿疼、腿胕肿、老人气喘、大便不禁、两眼昏黑、破伤风等，甚至认为救治中风必须艾灸关元，"中风病方书灸百会、肩井、曲池、三里等穴多不效，此非黄帝正法。灸关元五百壮，百发百中"。灸命关治疗的病证包括伤寒太阴证、水肿鼓胀、脾泄注下、休息痢、疟疾、黄疸、反胃、胁痛、胁痛连心、暑月发燥热、脾病、大便不禁共12个病证。在此50条中，仅少数病证涉及其他穴位，而且这些穴位也是中脘、足三里、背俞、神阙、气海等温补脾肾的穴位。如"一人病痫三年余，灸中脘五十壮，即愈"，"一妇人病痫已十年，亦灸中脘五十壮，愈。凡人有此疾，惟灸法取效最速，药不及也"。

窦氏临证既单用关元、命关，亦常将二穴配合使用，如治暴注，"灸命关二百壮可保"，重在温脾；治中风半身不遂、语言謇涩，"灸关元五百壮"，则重在温补肾阳；治疗鼓胀，"先灸命关百壮，固住脾气，灸至五十壮，便觉小便长，气下降。再灸关元三百壮以保肾气，五日内便安"，是先温脾后补肾；而"老人大便不禁，为脾肾气衰，灸左命关、关元各二百壮"，为脾肾双补，共奏补脾固肾、调气回阳之效。

窦氏强调"忌用转下""禁用寒凉"，列举出许多因误用寒、下之法而致人死亡的病案，如疮疽为肾虚导致阴寒阻滞经脉、筋骨受邪，治疗当"大补肾气，壮阳消阴"，脾阳生则元气周流，肌肉骨髓强健，若妄用败毒凉药，则元气虚惫而致病情危重。他认为眼生内障也是由于脾肾两虚，阳气不振所致，治当温补脾肾，壮阳光以消阴翳；若使凉剂则冰损元阳，致脾肾虚衰而死。

二、治重病"灼艾第一"

"灼艾第一"是窦材"扶阳"理论的具体运用。窦氏提出"保命之法，灼艾第一，丹药第二，附子第三"，认为病轻者可用药物治疗，而病重者唯有灸法能保性命，并以曹操头风病为例说明灸法的重要作用。《扁鹊心书》中有大量使用灸法的记载，强调灸法治大病，药物不治之大病，唯灸法可行，"此病药不能治，令灸巨阙百壮、关元二百壮，病减半"，"此由真气大衰，非药能治，惟艾火灸之"，"凡人有此疾，惟灸法取效最速，药不及也"。窦氏还用一个伤寒阴证患者因不接受灸治，在病发九日时泻血而亡的医案说明灸法治大病的作用。

窦氏提出大病宜灸，对伤寒、疽疮、痨瘵、中风、肿胀、泄泻、久痢、喉痹、小儿急慢惊风、痘疹黑陷等危重大病均应用灸，并且要早灸、多灸，只有早灸才能使阳气不绝，救得性命；若灸迟，则真气已脱，虽灸无用。《扁鹊心书·卷上·五等虚实》云："将脱者元气将脱也，尚有丝毫元气未尽，唯六脉尚有些小胃气，命若悬丝，生死立待，此际非寻常药饵所能救，须灸气海、丹田、关元各三百壮固其脾肾。"

《扁鹊心书·卷上·三世扁鹊》灸治妇人浮肿医案："尝因路过衢州野店，见一妇人遍身浮肿露地而坐。余曰：何不在门内坐？妇曰：昨日蒙土地告我，明日有扁鹊过此，可求治病，我故于此候之。余曰汝若听我，我当救汝。妇曰汝非医人，安能治病？余曰我虽非医，然得扁鹊真传，有奇方，故神预告汝。遂与保命延寿丹十粒服之，夜间小便约去二升，五更觉饥。二次又服十五粒，点左命关穴，灸二百壮。五日后，大便下白脓五七块，半月全安。"

《扁鹊心书·卷上·要知缓急》灸治伤寒医案："余治一伤寒，亦昏睡妄语，六脉弦大。余曰脉大而昏睡，定非实热，乃脉随气奔也，强为之治。用烈火灸关元穴，初灸病患觉痛，至七十壮遂昏睡不疼，灸至三鼓，病患开眼，思饮食，令服姜附汤。至三日后，方得元气来复，大汗而解。"

窦氏用艾灸的量比较大，他说"世俗用灸不过三五十壮，殊不知去小疾则愈，驻命根则难"。因此，他用灸治大病动辄三五百壮，如灸治伤寒六脉缓大、昏睡自语、身重如山，或生黑靥、噫气、吐痰、腹胀、足指冷过节，急灸关元三百壮；灸治霍乱四肢厥冷、六脉微细、阳气欲脱，急灸关元三百壮；灸治消渴多食、四肢羸瘦、困倦无力，灸关元五百壮；灸治虚劳、咳嗽潮热、咯血吐血、六脉弦紧、肾气损而欲脱，急灸关元三百壮。而对于小病则灸量较少，如治疗痹证膝痛灸三十壮，瘰疬灸三七壮，顽癣、秃疮灸三壮。在集中反映窦材临床实践的《扁鹊心书·窦材灸法》记载的 48 个病中，灸量少于 50 壮的仅 3 例，可见窦氏临证常用多灸之法。

三、创用睡圣散，提倡保健灸

为减轻艾灸烧灼疼痛，窦氏提出先服睡圣散，使病人在昏睡状态下进行灸治。睡圣散由山茄花（即曼陀罗花）、火麻花（大麻花）等为末制成，成人每次服三钱，小儿只服一钱，以茶酒送服，服后即昏昏如醉，施灸便不知疼痛。对于施灸壮数多、施灸时间长的病证，服用三钱可灸五十壮，醒后再服再灸。窦氏不但将睡圣散用于惧怕疼痛的患者，也用于狂证，使狂躁的患者服用后平静而便于施灸。"一人得风狂已五年百法不效。余为灌睡圣散三钱，先灸巨阙五十壮，醒时再服，又灸心俞五十壮，服镇心丹一料"。睡圣散的使用提高了患者对灸法的接受程度，为消除疑虑，窦氏在《扁鹊心书·卷上·大病宜灸》中现身说法："其睡圣散，余自用灸膝，神效，放心服之，断不误人。"

窦氏提出人在三十岁后，每三年灸脐下三百壮，五十岁后每两年灸脐下三百壮，六十岁后每年灸脐下三百壮，以此可保健养生，延缓衰老。此外，在无病之时，常灸关元、气海、命关、中脘，配合内服保元丹、保命延寿丹，也可延年益寿。《扁鹊心书·卷上·住世之法》记载了窦氏使用艾灸防病保健的自身体验："余五十时常灸关元五百壮，即服保命丹、延寿丹，渐至身体轻健，羡进饮食。六十三时因忧怒，忽见死脉于左手寸部，十九动而一止，乃灸关元、命门各五百壮。五十日后死脉不复见矣。每年常如此灸，遂得老年康健。"

四、学术传承与影响

窦氏的"须识扶阳""灼艾第一""灸补脾肾"思想，丰富了灸法理论，也使他成为重灸温补派的重要医家。受其影响，元代罗天益以中脘、气海、足三里作为灸补脾胃的主方，《卫生宝鉴·胃脘当心而痛治验》记载："两浙江淮都漕运使崔君长男云卿，年二十有五，体本丰肥，奉养膏粱，时有热证，友人劝食寒凉物及服寒凉药，于至元庚辰秋病疟久不除，医以砒霜等药治之，新汲水送下，禁食热物，疟病不除，反添吐泻，脾胃复伤，中气愈虚，腹痛肠鸣，时复胃脘当心而痛……诊得脉弦细而微，手足稍冷，面色青黄而不泽，情思不乐，恶人烦冗，饮食减少，微饱则心下痞闷，呕吐酸水，发作疼痛，冷汗时出，气促闷乱不安，须人额相抵而坐……至秋，先灸中脘三七壮以助胃气，次灸气海百余壮生发元气，滋荣百脉……明年春，灸三里二七壮，乃胃之合穴也，亦助胃气，又引气下行。"虽用穴有所不同，但灸法温补的思想与窦氏一脉相承。

明朝张介宾认为"凡用灸法，必其元阳暴脱及营卫血气不调，欲收速效，惟艾火为良。然用火之法，惟阳虚多寒，经络凝滞者为宜……灸非风卒厥危急等证：神阙，用净盐炒干，纳于脐中令满，上加厚姜一片盖定，灸百壮至五百壮，愈多愈妙"，说明张介宾亦继承了窦氏灸法温补、重症多灸的思想。清代耿文光也推崇窦氏温补思想，他在《万卷精华楼藏书记》中有云："曾用其法，极有救验。"

第十二章　王执中的针灸特色

　　王执中，字叔权，南宋医家，东嘉（今浙江省瑞安市）人，乾道五年己丑（1169年）进士，曾任从政郎、澧州（今属湖南省澧县）教授，撰《针灸资生经》七卷，刊行于嘉定庚辰（1220年）。第一卷论头面躯干腧穴225个，四肢穴141个；第二卷论针灸须药、针忌、取穴、审方书、穴名、针法灸法、针灸受病处；第三至七卷论内、五官、外伤、妇科等200种病症的针灸治法。《针灸资生经》辨疑考证了前代典籍中有关腧穴的数目、名称、定位、取穴、进针深浅、刺灸禁忌等，如睛明穴，《明堂》云针一分半，《铜人》乃云入一寸半，他认为"二者必有一误"，他根据《素问》"气府论""刺入一分"，判断《铜人》"误写一分为一寸也"，纠正了《铜人》的笔误。他认为有些穴针刺过深可能产生不良后果，如"云门刺太深令人逆息""肩井刺深令人闷倒"，似是引起气胸、血胸，甚至高压性气胸的临床表现。他对腧穴针灸宜忌也有论述，如囟会穴"八岁以下不得针，缘囟门未合，刺入不幸令人夭"。因小儿囟门未闭合，针囟会易误入脑中，有引起出血感染以致夭亡之虞。由此可见，《针灸资生经》是一部有较高实用价值的针灸名著。

一、取穴之要，"按之酸痛是穴"

　　王氏对腧穴定位有独特的方法。如取膏肓穴，要以指按四椎下旁开3寸处，以患者感明显酸痛处为定位标准，"以手指摸索第四椎下两旁各三寸……按之酸痛是穴"（《针灸资生经·背俞第三行左右二十八穴》）；又《针灸资生经·背痛》谓："膏肓为要穴，予尝于膏肓之侧，去脊骨四寸半，隐隐微疼，按则之疼甚，漫以小艾灸三壮，即不疼……方知《千金方》之阿是穴犹信云。"他根据孙思邈的阿是取穴法找出按之疼甚处即可定位，此疼反应既是症状，又是体征。

　　王氏以"按之酸痛是穴"（即"受病处"）找出穴位，再依法施灸，"……但按略酸疼，即是受病处，灸之无不效也"（《针灸资生经·足麻痹不仁》）；他记载了"点按酸痛"部位的许多验案，如《针灸资生经·历节风》取曲池、合谷、绝骨、三里穴治疗，"予与人按此等穴皆酸疼故也"。《针灸资生经·足杂病》提到治膝及膝上下、踝上下病宜灸的十余个穴，"然须按其穴酸疼处灸方效"。治疗偏风，"半身不遂……若灸则当先百会、囟会，次风池、肩髃、曲池……环跳、风市……不必拘旧经病左灸右、病右灸左之说，但按酸疼处灸之"。《针灸资生经·便血》称："治下血不止，量脐心与脊平，于脊骨上灸七壮即止，如再发即再灸……予尝用此穴灸人肠风皆除根本……然亦须按骨突处酸疼方灸之，不疼则不灸也。"以上是其经验良法。

王氏找定酸疼处，还让患者自行施灸，"必为之按风池穴，皆应手酸疼，使灸之而愈"（《针灸资生经·癫疾》）；"为一老妪按大肠俞疼甚，令归灸之而愈"（《针灸资生经·肠风》）；治梦遗"为点肾俞穴酸疼，令其灸而愈"（《针灸资生经·肾虚》）；《针灸资生经·赤白带》说："有来觅灸者，每为之按此穴，莫不应手酸疼，予知是正穴也。令归灸之无有不愈，其穴在两胁季肋之下一寸八分。"

王氏按压痛敏感点施灸有良效，用针的效果也很好，如治疗哮喘"为按肺俞，无不酸疼，皆为缪刺肺俞，令灸而愈"，并称其弟患有此病"按其肺俞云其疼如锥刺，以火针微刺之即愈"，他还指出"按肺俞不酸疼者，然后点其他穴"。他认为找压痛穴点不必局限于原有经穴，可广泛探索，在《针灸资生经·产后余疾》中，他对北宋著名针灸家许希提出的"妇人产后浑身疼……遇痛处即针"之说十分赞同。

王氏所说的受病处（现称疾病的反应点）大多为按之酸疼处，《内经》称为"以痛为腧"，孙思邈称"阿是之法"，有不少受病处本身又居于穴位之上，如治足（杂）病宜灸环跳、风市、犊鼻、膝关、阳陵泉、阴陵泉、三里、绝骨、昆仑、照海、申脉等，从众多穴位中寻找到最敏感的穴位（受病处）这无疑可大大提高疗效。王氏善于在多种病症中先寻找"受病处"，如哮喘找肺俞、膻中穴，里急后重找大肠俞，带下找带脉穴，背疼找膏肓俞外侧寸半处，膝痛找膝关、足三里压痛等，在压痛处（受病处）治疗，多数施以灸法而愈。

二、王氏的用灸特点

1. 王氏用灸特色　《针灸资生经》卷三至卷七记载了宋以前大量的灸法经验。如灸瘘法、四花穴灸、灸痔法、灸肠风、膏肓俞灸法、秦承祖灸鬼魅法、孙真人脚气八穴灸、《良方》咳逆灸、痈疽隔蒜灸、隔附子饼灸、小儿雀目灸、神阙防老灸、黄帝疗鬼邪的唇里穴灸、灸阴毒伤寒法、葱熨法及各种隔物灸法。说明他对灸法非常重视，特别对虚损病的治疗尤为推崇灸法，《针灸资生经·虚损》中针对多种虚损病症，列出了17个腧穴，其中单用灸法治疗的占 14 个，如"久冷伤惫脏腑，泄利不止，中风不省人事等疾，宜灸神阙"，"脏气虚惫，真气不定，一切气疾久不瘥者，宜灸气海"。可见他对灸法调养脾胃、养生保健尤为重视。

（1）灸调脾胃：王氏认为脾胃为后天之本，人之虚弱寿夭与脾胃功能强弱有关，《针灸资生经》所载 193 种病症治疗的腧穴中，与脾胃有关的病症约占 60 种，多选脾俞、胃俞、足三里、中脘、神阙、天枢、三阴交、公孙等穴为主；如不思饮食，灸中脘健脾开胃，"中脘居心蔽骨与脐之中……予尝苦脾疼，尝灸此穴，觉冷气从两胁下而上至灸处即散，此灸之功也。自后频灸之，亦每教人灸此。凡脾疼不可忍，饮食全不进者皆宜灸"（《针灸资生经·腹部中行十五穴》）；泄利时，针灸神阙暖脾止泄，"予尝患痹疼。既愈而溏利者久之，因灸脐中，遂不登溷，连三日灸之，三夕不登溷。若灸溏泄，脐中第一，三阴交等穴乃其次也"（《资生经·溏泄》）；呕吐，灸内关温胃止呕；反胃（呃逆），灸水分、气海和胃降逆；水肿，灸水分以分利水谷；气短，灸气海大补元气。

（2）艾灸养生：王氏主张在无病时，灸气海、关元、足三里、中脘、膏肓俞、脾俞、胃俞、百会、神阙等穴培补元气，健身防病，"气海者元气之海也，人以元气为本。元气不伤虽疾不害，一伤元气无疾而死。宜灸此穴以壮元阳，若必待疾作而后灸，恐失之晚也""关元乃丹田也……若要安，丹田三里常不干""人年三十以上，若不灸三里，令气上冲目。"中脘"人须仰胃气为主也，然则欲全生者，宜灸胃脘"。膏肓俞"灸讫后，令人阳气益盛"。脾俞、胃俞"必欲脾胃之壮，灸脾胃俞等穴可也"。百会，"北人始生子，则灸此穴，盖防他日惊风"。神阙，"旧传有人年老颜如童子者，盖每岁以鼠粪灸脐中一壮故也"（《针灸资生经·虚损》）。

（3）灸药并重：《针灸资生经》中有许多灸药并重的案例，如"有一兵患小肠气，依此方灸足第二指下纹五壮，略效而再发，恐壮数未多也。予以镇灵丹十粒与之，令早晚服五粒而愈。灸固捷于药，若灸不得穴，又不如药相当者，见效之速，且灸且药，方为当尔。"（《针灸资生经·肾虚》）；如"有妇人夜多魇，盖因少年侍亲疾用心所致也。后服定志丸，遂不常魇。灸固不可废，药亦不可不服也"（《针灸资生经·梦魇》）；"舍弟行一二里路，膝必酸疼不可行，须坐定，以手抚摩久之而后能行，后因多服附子而愈。予冬月膝亦酸疼，灸犊鼻而愈。以此见药与灸不可偏废也"（《针灸资生经·膝痛》）。

王氏在《针灸资生经》中记载的经验很多，如牙疼，今人多用针，《针灸资生经》则师从《备急千金要方》《外台秘要》等文献而用灸，提出"两手掌交叉中指头尽处，灸七壮，永不疼""灸手外踝穴近前些子，遂永不疼"；灸左右所患肩尖，谓"予亲病齿痛，百方治不验，用此法瘥"；一食青梅后牙疼患者，请某道人为之灸，"屈手大指本节后陷中，灸三壮……疼止……恐阳溪穴也"。《资生经·鼻涕出》中载："执中母氏久病鼻干，有冷气。问诸医者，医者亦不晓，但云病去自愈。既而病去亦不愈也，后因灸绝骨而渐愈。执中亦尝患此，偶绝骨微痛而著艾，鼻干亦失去。初不知是灸绝骨之力，后阅《千金方》有此证，始知鼻干之去因绝骨也。若鼻涕多，宜灸囟会、前顶。大人、小儿之病初，无以异焉耳。"以上说明王氏灸药的经验丰富。

2. 评价艾灸效果　王氏非常重视灸法，用亦良、大良、最良、神良等划分用灸的效果，如《资生经·中风急救》对前人"火艾为良"之说表示赞同。论下巨虚时提出治风证冷痹，"灸亦良"；治水肿用上巨虚，谓"灸大良"；治风眩则称"灸最良"；治疗疮则称"灸曲池神良"等。可见，王氏在肯定灸法的良好效果，同时也认为施灸有安全和易于接受等优点。

王氏特别欣赏用效、验、瘥、愈等词表述用灸效应。其中对效字，有"立效""神效"之分，如风中脏，气塞涎上不得语，极危者，谓"下火立效"；反胃灸水分、气海及脐两侧，"神效"；腹中积，大便秘，用巴豆饼置脐上，灸三壮即通，"神效"。再如"验"字也分"亦验""甚验""神验"的不同。如头风连目痛，灸上星、神聪、后顶等，"予尝自灸验"，"教人灸亦验"；"小肠气……灸足二趾一节曲纹中各十壮，甚验"；瘰疬，"灸两胯患瘰处宛宛中，日一壮，神验"。

瘥，又有"即瘥""立瘥""必瘥""无不瘥""永瘥"等描述。如咳逆，"灸乳下一指许三壮，即瘥"；"手足指掣痛不可忍，灸指端七壮，立瘥"；"伤寒久病，咳逆药不效，灸之，必瘥"；"脚气病初得脚弱，速灸之，无不瘥"；"发狂……皆须备诸火灸之，乃得永瘥"。还有"愈"，分"而愈""亦愈""渐愈""即愈""立愈""皆愈"等。如肩背痛，灸膏肓未效，改灸肩井"而愈"；鼻流脓血，灸囟会"亦愈"；鼻干，灸绝骨"渐愈"；口渴灸承浆七壮"即愈"；腰痛夹脊膂痛，灸中膂穴"立愈"；牙痛灸肩尖五壮，"予亲灸数人，皆愈"。王氏对灸法治疗适应证的选择和疗效的判定，是对灸治规律的总结，对临床有重要的指导意义。

3. 探讨灸法禁忌　对以往书中记载的禁灸、忌灸、慎灸穴，王氏主张可以用灸，如心俞穴，《铜人》称"不可灸"，王氏根据《千金》记载，则认为可不泥此说。天牖穴，《铜人》谓"不宜灸"，王氏则说"许灸"；少海穴，甄权谓"不宜灸"，王氏则提到灸3~5壮；尺泽穴，《明堂·下经》谓"不宜灸"，王氏指出"此必有误，且从《铜人》，灸五壮"。王氏尊古而不泥古的精神是非常可贵的。

王氏根据文献记载及其本人的经验对"阴证可灸"提出质疑，如"《千金》头痛，身寒，热病乃灸巨阙……岂亦是阴证耶"（《资生经·伤寒》）。又《资生经·脑痛》云："有士人患脑热疼……人教灸囟会而愈。热疼且可灸，况冷疼乎！"《资生经·痢》谓："世医以痢为热病……若其急难，亦当灼艾。"说明他的"热证可灸"思想。他在《资生经》中记载脑痛灸囟会、脾疼灸中脘、气短气促灸气海、溏泄灸神阙、肩背疼灸膏肓、膝痛灸犊鼻，以及其母的鼻干、鼻衄，其弟的偏坠等病，用灸均效。

王氏认为灸法并非万能，不主张百病均灸。在《资生经》中多处提到"灸不及针"，如水沟等穴即是；有时指出"灸不宜多"，如百会、神庭等；有时又称"不宜频灸"，如上星等穴。提出某些穴位用灸的壮数、时间、频率等需辨病、辨证，灵活掌握。

《资生经》中对滥灸引发的不良后果也有记述，如渊腋穴，"灸之，不幸令人生肿蚀马疡，溃者死"；乳中穴用灸"不幸生蚀疮……疮中有息肉，若蚀疮者死"。这些似是滥灸而引发化脓感染甚至恶变等严重后果。

三、对火针与温针的应用

《内经》有"燔针""焠刺"记载，《备急千金要方·用针略例》说："火针，亦用锋针，以油火烧之，务在猛热，不热即于人有损也。"《针灸资生经·脚肿》中也有使用火针的记载："执中母氏常久病，夏中脚忽肿……漫以针置火中令热，于三里穴刺之，微见血，凡数次，其肿如失去。执中素患脚肿，见此奇效，亦以火针刺之，翌日肿亦消。"说明王氏的温针有"营刺"出血的作用。

《针灸资生经》中有用温针、火针治疗冷痹、脚疾、心痛、脾胃病、哮喘、腰痛、腹中冷气的医案。"予冬月，当风市处多冷痹……偶缪刺以温针，遂愈。"《针灸资生经·虚损》："予旧有脚疾……以温针微刺，翌日肿消，其神效有如此者。"《针灸资生经·心痛》："荆妇旧侍亲族，得心脾疼……以火针微刺之……须臾痛定。"又《针灸资生经·喘》："舍弟登山为雨所搏，一夕气闷几不救……按其肺俞，云其痛如锥刺，以火针微刺之，即愈。"又《资生经·腰痛》："舍弟腰疼，出入甚艰，予用火针频刺肾俞，则行履如故。"又《资生经·腹寒热气》："若冷气忽作，药灸不及，只用火针微刺诸穴与疼处……神效。"王氏自身与亲属都体验到温针、火针的疗效，书中对他耳闻目睹其他医生治疗的案例也有记述，如"有妇人久病而腰甚疼，腰眼忌灸，医以针置火中令热，缪刺痛处，初不深入，既而痛止"。王氏对不可用灸的病例采用火针治疗，说明火针也有温的作用。

王执中十分重视针药的结合，他根据病情，或药或灸或针药兼施，随证施治，如单用针者，"予旧有脚气疾……依《素问》注所说（足三里）穴之所在，以温针微刺之，翌日肿消，其神效有如此者"（《资生经·虚损》）。单用灸者，"屡有人腰背伛偻来觅点灸，予意其是筋病使然，为点阳陵泉，令归灸即愈"。单用药者，"治伤寒头痛药多矣，惟浓煎五苓散服，必效，不必针灸"。也有兼用者，如"凡身重不得食，食无味，心下虚满，时时欲下，喜卧，皆针胃脘、太仓，服建中汤及平胃丸"，及"有人久反胃，予与镇灵丹服，更令服七气汤，遂之食，若加以灼艾，尤为佳也"，《针灸资生经·小便五色》："小便有五色，惟赤白色者多，赤色多因酒得之，宜服《本事方》清心丸，予教人服，效……白色乃下元冷，宜服补药。"

四、学术传承与影响

王氏的"按之酸痛是穴"说对后世有较大的影响。如明代《普济方》记载牙痛蛀牙于"龈车骨尖"（当指颊车）找压痛点施灸，"蛀牙自落"。由承淡安中国针灸学研究社编写，1954年出版的《针灸医学》第十辑载詹永康的《针灸经穴的压痛诊断与治疗的关系》一文称，治一遗精患者，先用常规穴针刺未效，乃于横骨穴找到压痛点，针1次奏功，但压痛未消失，后复发，再刺压痛处等，待3次后压痛现象消失，遗精也未再发，说明压痛敏感点的消失与否与疗效有关。又据1962年第2期《中医杂志》载《阿是初探》一文，谓上海中医学院针灸治阑尾炎164例，发现67%的患者于阑尾穴有压痛，56%患者于足三里出现压痛，与正常人阑尾穴仅14%、三里穴仅12%有压痛者差异显著，据此压痛点取穴针刺，治愈率达89%。日本幸羽赤兵卫《针灸治疗学》记载："36岁女性患者，因免孕手术后当天半夜起觉右颈部及前面有剧痛，咽唾沫与饮食不能通过咽喉……在右肾俞稍外处有压痛点，用指按压时，患者咽唾沫病减一半，即于此施皮内针及灸三十壮，痛全止。"

再如灸法应用，如元代蒲登辰在重刻《针灸资生经》时，写的序中提到"近年有为狌（猩猩或黄鼠狼）或猘（疯狗）所伤者，亦尝依经（指《资生经》）灸活三人"。又"有为狌猘所伤者，已经八日，斑蝥等药不效，余令补灸八壮，以后依经日灸一壮至百壮止，仍服韭菜自然汁，以渣封灸疮，三人皆安，已经十年不发，其可尚也已，故书诸末"。狂犬伤灸法，《针灸资生经》转引《千金翼方》《铜人》等文献，虽非王氏首创，但蒲氏依照《针灸资生经》用灸获效，也说明了他对后世的影响。明代薛己《外科心法·卷六》记载："一男子，疯犬所伤，牙关紧闭，不省人事，急针患处出毒血，更隔蒜灸，良久而醒。"说明犬伤病的发作期，可以用针灸治疗。再如1982年1月7日《光明日报》刊登河南沈丘葛伯岸老人用祖传针刺技术免费治疗狂犬病受到群众欢迎，称他在当地用针治愈了1500多名患者，说明针灸可以用于治疗狂犬病。

第十三章　闻人耆年的灸治特色

闻人耆年，南宋针灸家，橋李（今浙江省嘉兴市）人。生卒年代不详，据其著作《备急灸法》成书于宋宝庆丙戌年（1226 年），作者又在该书序言中称"居乡几四五十载……仆今齿发衰矣"，推测闻人耆年当生于 12 世纪下半叶。《备急灸法》是闻人耆年收集灸治急症的验方，并经亲身试验证明确其有效性。闻人耆年在该书自序中认为灸法治疗急症具有药物、针刺无法可比的优越性，常可起死回生，提出"仓卒救人者，惟灼艾为第一"，丰富了急症用灸的内容。

一、急症用灸

《备急灸法》记载了痈疽、肠痈、疔疮、附骨疽、皮肤毒风、卒暴心痛、转胞小便不通、霍乱、转筋、风牙疼、精魅鬼神所淫（癫狂）、夜魇不寤（神昏）、卒忤死（尸厥）、溺水、自缢、急喉痹、鼻衄、妇人难生（难产）、小肠气、蛇伤、犬咬等 22 种急症的灸治方法，发在手足、头面的疔疮，他提出要早灸，"疔疮者其种甚多，初起皆一点突如丁盖子故名之。发于手足头面者其死更速，惟宜早灸。凡觉有此患，便灸掌后四寸两筋间十四炷"（《备急灸法·疔疮》）。用隔盐灸治疗小便不通，"治卒转胞小便不通，烦闷气促欲死者，用盐填脐孔，大艾炷灸二十一炷，未通更灸，已通即住"（《备急灸法·转胞小便不通》）。《备急灸法·妇人难生》记载了横产的针灸矫正方法："张文仲治横产手足先出者，诸般符药不效，急灸右脚小指尖三炷，炷如绿豆大。如妇人扎脚，先用盐汤洗脚，令温，气脉通疏，然后灸，立便顺产。"治疗"卒暴小肠疝气，疼痛欲死法，灸两足大指上各七炷，炷如绿豆大"。

闻人耆年在叙述灸治时不言穴名而详述部位。如治疗转胞小便不通，"用盐填脐孔"；治疗妇人难产则"急灸右脚小指尖三炷"，再配以施灸图，浅显易懂，这是其灸法的一个特色。

二、骑竹马灸法

《备急灸法》记载骑竹马灸可治疗"发背脑疽、肠痈牙痛、四肢下部一切痈疽、疔疮、鱼脐、鬼箭、瘭疽等，或胸腹不测、风瘴肿瘤、紧硬赤肿、恶核瘰疬发奶之属"。骑竹马灸法的操作分四步：

1. 患者肘关节屈曲，确定肘关节横纹上的凹陷处。

2. 患者肘关节由屈曲位变伸直位，以第一步确定的肘横纹上的点作为起点，量取至中指尖指腹端的长度。

3. 量取中指同身寸为一寸。

4. 将竹杠两头分置桌上，在竹杠上包裹软棉，患者除去上衣，松开裤带骑坐在竹杠上，双足悬空，上身正直，为保持平衡由两助手扶持患者。然后从尾骨尖端处作为起点，以肘横纹至中指指腹距离的长度，沿脊柱向上量取，确定终点，再以此点向两旁各量一寸定取两点，以两点作为施灸部位，各灸五壮或七壮。此穴在筋缩穴旁开 1 寸处（图 2）。

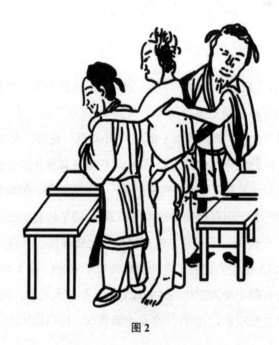

图 2

《备急灸法》强调施灸时，艾炷要三分大，壮数不宜多，"不问痈生何处、已破未破，并用此法灸之，无不安愈"，并提出"灸罢谨口味，戒房事"等注意事项，对施灸壮数、艾炷大小、灸后调养、适应证都有论述。根据《素问》"诸疮痛痒，皆属于心，荣血不调，逆于肉理而生痈肿"的观点，认为骑竹马灸法的原理是"此二穴心脉所起，凡痈疽只缘心火流滞而生，灸此二穴，心火即时流通"，可使"心火调畅，血脉自然流通，胜于服药多矣"，用此"起死救疮有非常之功，屡施屡验"。

三、对隔蒜灸的应用

《备急灸法·诸发等证》记载的治发背用的隔蒜灸颇有特色，发背"起于背胛间，初如粟米大，或痛或痒，色赤或黄，初不以为事，日渐加长，肿突满背，疼痛彻心……凡觉有患，便用大蒜切片如钱厚（如无蒜，用净水和泥，捻如钱样用之），贴在疮头上（如疮初生便有孔，不可覆其孔），先以绿豆大艾炷灸之，勿令伤肌肉，如蒜焦，更换，待痛稍可忍，即渐放炷大，又可忍，便除蒜灸之，数不拘多少，但灸至不痛即住。若住灸后又肿又痛，即仍前灸之，直候不肿不痛即住。每患一个疮，或灸三百壮、五百壮，至一二千壮方得愈者，亦有灸少而便愈者。若患三五个疮，并须各依法灸之，灸后不肿不痛则愈矣。男女同法"。隔蒜灸治疗"发背"的灸量，要"先绿豆大艾炷"灸之，"待痛稍可忍，即渐放炷大""如蒜焦，更换""又可忍，便除蒜灸之"，艾炷由小到大，先施隔蒜灸再用直接灸，不计壮数直到灸至不痛。"数不拘多少，但灸至不痛即住"，随着对灸量的适应逐渐加大艾炷，说明隔蒜的作用是"勿令伤肌肉"。

四、学术传承与影响

《备急灸法》选入的22则灸法处方中，孙思邈9首，葛洪7首，张文仲2首，仓公、华佗、徐文伯、甄权各1首。如《备急灸法·诸发等证·风牙疼》记载："葛仙翁、陶隐居治风牙疼不可忍不能食者，灸足外踝尖三炷，炷如绿豆大，患左灸右，患右灸左。男女同法。"正是通过《备急灸法》使其经验得以流传。《备急灸法》载录的骑竹马灸也被后世采用，如《普济方·卷二百八十二·痈疽门》载："但头上疮及项以上见疮，不可就疮项上轻易灸之，反生大祸，但可以骑竹马取穴法，及足三里穴灸之，多获其效。"《外科理例·卷五·背疽》记载："一人年逾四十发背，心脉洪数，势危剧……骑竹马灸灸其穴，是心脉所游之地，急用隔蒜灸以泻心火，拔其毒，再用托里消毒而愈。"

第十四章 刘完素的针灸特色

刘完素（1110—1200年），字守真，自号通玄处士，金元四大家之一，河北省河间县人，后人又称他为"刘河间"。刘氏生活于宋朝南迁、战争极为频繁的时期。他所处北方为战争重地，饥荒连绵，热性疾病流行，当时《太平惠民和剂局方》盛行用药多偏温燥。刘完素以五运六气学说为指导，通过对火热病证深入研究，提出"六气皆从火化""五志过极皆能化火"等学术观点。刘完素遵《内经》"火郁发之"之意，将火郁证分为在表在里，治疗为解其郁热、健其脾胃、养其阴血。解其郁热是治标，而健脾和胃、养阴补血则是治本。治方处药具有祛邪而不伤正、扶正而不助邪之特点，其传世名方防风通圣散充分体现了刘完素治疗热性病的学术思想。

刘氏的著作有《素问玄机原病式》《素问病机气宜保命集》《宣明方论》《三消论》《伤寒医鉴》《伤寒标本心法类萃》《伤寒直格》《伤寒心镜》等，其中《素问病机气宜保命集》载述了他的针灸理论与临床经验。

一、提出灸刺分经施治

刘氏通过30多年对《内经》的研究，对经络学说"大有开悟"（《素问病机气宜保命集·自序》），对经络辨证颇有发挥。对中风、疟疾、疮疡、瘰疬等十余种病证都强调用经络理论进行辨经施治。刘氏受张仲景辨证论治学说的影响，结合《内经》经络理论，在《素问病机气宜保命集·中风论第十》中论述了六经主证和鉴别，提出"必先审六经之候"，根据六经证候对中风病进行辨证论治，"中风无汗，恶寒……宜针太阳、至阴出血。昆仑、阳跷。中风有汗恶风……宜针风府。以上二证，皆太阳经中风也。中风有汗，身热，不恶风……宜针陷谷，刺厉兑……阳明经中风也。中风无汗身凉……宜刺隐白穴，去太阴之贼也，此一证太阴经中风也。中风有汗，无热……宜针太溪，此证少阴经中风也。中风六证混淆，系之于少阳、厥阴，或肢节挛痛，或麻木不仁……今各分经疗治，又分经针刺法。厥阴之井大敦，刺以通其经，少阳之经绝骨，灸以引其热"，否则，"不审六经之加减，虽治之不能去其邪也"。刘氏的六经分证法，是继《内经》《伤寒论》之后，比较有特点的分证方法。

他还提出了疮疡的分经治疗，《素问病机气宜保命集·疮疡论第二十六》曰："凡疮疡可灸刺者，须分经络部分，血气多少，腧穴远近。"并根据病变部位确定属何经，用何穴，"若从背而出，当从太阳五穴随证选用，或刺或灸，泄其邪气。凡太阳多血少气，至阴、通谷、束骨、昆仑、委中"。即疮疡生于背部者是太阳经虚，当取太阳经五输穴治疗；生于口面部者是阳明经虚，当取阳明经五输穴治疗；生于鬓发处者是少阳经虚，当取少阳经五输穴治疗；生于后脑者是督脉经虚，当取髓会绝骨穴治疗。他明确指出根据疮疡的不同部位，分属不同经脉及经脉气血之多少，来辨经论治和循经取穴。

刘氏对瘰疬也强调辨经施治。《素问病机气宜保命集·瘰疬论第二十七》曰："夫瘰疬者，经所谓结核是也……手足少阳主之，此经多气少血……如瘰疬生去别经，临时于铜人内，随其经络部分对证之穴灸之。"《素问病机气宜保命集·肿胀论第二十四》曰："各随其经络，分其内外，审其脉证而别之。"又《素问病机气宜保命集·大头论第三十》说："夫大头病者，是阳明邪热太甚，资实少阳相火而为之也。多在少阳，或在阳明，或传太阳。视其肿势在何部分，随经取之。"其中"灸刺须分经络""对证之穴灸之""审其脉证而别之""随经取之"的含义都是强调按经络进行辨证施治。

刘氏重用五输穴，更注重井穴与原穴的分经应用。如《素问病机气宜保命集·药略第三十二》云："眼大眦痛，刺手太阳井穴少泽；小眦痛，刺足少阳井穴关冲；阴头中痛不可忍者卒疝也，妇人阴中痛，皆刺足厥阴井大敦穴。"又如"血不止，鼻衄，大小便皆血，血崩，当刺足太阴井隐白""喉闭，刺少阳手足井，并刺少商及足太阴井"，这都是刘氏根据《素问·缪刺论》所作的发挥。

二、"热宜砭射""八关大刺"

"八关"即手背指缝上八个穴位，与《奇效良方》载八邪穴位于各指本节之间者有异。刘氏倡导火热论，凡火热之证，除用寒凉药物外，多用泻血法治之。他根据《内经》"刺十指间出血"的方法，提出了"八关大刺""热宜砭射"，《素问病机气宜保命集·药略第三十二》曰："大烦热，昼夜不息，刺十指间出血，谓之八关大刺。目疾晴痛，欲出赤，大刺八关。""热无度不可止，刺陷谷穴出血"。《素问病机气宜保命集·疮疡论第二十六》曰："邪气内蓄，则肿热，宜砭射之也……气胜血聚者，宜石而泄之也。"可见八关大刺、砭射放血具有泻热祛邪的作用。

刘氏还较多地运用放血法，如《素问病机气宜保命集·中风论第十》说："中风无汗，恶寒……宜针太阳至阴出血。"《素问病机气宜保命集·药略第三十二》有"腰痛不可忍，针昆仑及刺委中出血""百节疼痛，实无所知，三棱针刺绝骨出血"。《素问病机气宜保命集·疮疡论第二十六》曰："金丝疮……经所谓丹毒是也……法当于疮头截经而刺之以出血。"

刘氏放血治疗的适应证有五种：一是高热不退，以八关大刺（刺十宣出血），退热效果明显。二是目疾口唇痛，此证多为风热上攻、玄府闭塞所致，通过大刺八关，达到祛风清热、开达玄府的目的。三是疮疡、红丝疔一类皮肤病，表现为皮肤红肿热痛，针刺以泻血除热。四是太阳伤寒证，表现为身热无汗恶寒，针太阳至阴出血。《内经》有"血汗同源"之说，至阴穴又是足太阳膀胱经井穴，中风无汗，刺之出血，以泻太阳之邪郁，达到发汗的目的。五是对邪阻血脉、经气不通引起的腰痛及百节疼痛等病证，用砭射放血法疗效显著。

三、"灸引其热"说

刘氏认为灸有引邪外出、引热下行的作用，提出"灸引其热"说，主张热证用灸，实热证用灸可"引热外出"，《素问病机气宜保命集·疮疡论第二十六》曰："凡疮疡已觉微漫肿硬，皮血不变色，脉沉不痛者，当灸之引邪气出而方止。"刘氏认为"疮疡者火之属"，可用灸"引邪气出"。

寒热格拒证，刘氏认为灸可"引热下行"，《素问病机气宜保命集·心痛论第二十》说："有热厥心痛者，身热足寒，痛甚则烦躁而吐，额自汗出知为热也，其脉洪大，当灸太溪及昆仑……引热下行。"此为上有阳热、下有阴寒的阳热上扰证，灸足部穴位可引阳热下移以去阴寒，使阴阳交通，格拒解除。

四、学术传承与影响

刘完素重视经络辨证，在火热论思想指导下，用八关大刺、灸用引泄热邪的方法，达到引火下行的目的，其学说对后世影响较大，如张景岳治疗目痛，"八关大刺治眼痛欲出不可忍者，须刺食指缝中出血，愈"。在选取穴位时，他较多选用五输穴，尤其重视井荥输原穴。阴经五输穴，井属木，荥属火，输属土，原穴与三焦原气密切相关（阴经以输代原），而木土与火为母子相生的关系，有较好的清热泻火作用，这种使用穴位的方法与刘氏的学术思想是一致的。

在原穴应用上，《素问病机气宜保命集·药略第三十二》载："腰痛身之前，足阳明原穴冲阳，身之后，足太阳原穴京骨，身之侧，足少阳原穴丘墟。"又曰："心痛，脉沉，肾经原穴；弦，肝经原穴；涩，肺经原穴；浮，心经原穴；缓，脾经原穴。"根据病证的不同表现，判断其所属经脉，应用该经原穴治疗，是刘氏对《灵枢》《难经》有关论述的发展，元代王海藏沿用此法，称之为"拔原法"。

现代临床证明热证可以用灸，1986 年砀山县人民医院传染科分组治疗流行性出血热 106 例，观察结果如下：①各组发热期疗效比较（以入院病人体温在 38℃以上者作为观察对象）：西医组、中西医结合组、灸法组病例分别为 33、19、21 例；发热总天数分别为 117、65、51 天；平均退热天数分别为 3.55、3.42、2.43 天。西医组与中西医结合组退热疗效相近（$P > 0.05$），灸法组与西医组退热天数比较 $P < 0.05$，表明灸法退热疗效优于前两组。②各组升压抗休克疗效比较（择血压在 70～90mmHg/40～60mmHg 者观察）：西医组、中西医结合组、灸法组病例分别为 11、16、16 例；升压平均天数分别为 3.18、2.44、2.06 天。统计分析表明，灸法组升压至正常血压天数最少，与西医组比较 $P < 0.05$；中西医结合组也比单纯西医组时间短。③各组对少尿期疗效比较：西医组、中西医结合组、灸法组病例分别为 27、28、23 例，平均天数分别为 3.22、2.04、1.99 天。统计处理表明，灸法组和中西医结合组对少尿的疗效，明显优于西医组（$P < 0.01$）；而灸法组与中西医结合组之间比较 $P > 0.05$，表明这两组疗效相近。④各组尿蛋白转阴时间比较：西医组、中西医结合组、灸法组病例分别为 38、32、32 例，平均天数分别为 8.05、6.56、6.34 天。统计处理表明，灸法组和中西医结合组尿蛋白转阴天数均少于西医组（$P < 0.05$），而这两组之间差异不显著（$P > 0.05$）。综合各组对本病退热，抗休克和防治肾功能损害等多方面比较结果，证明灸法和中西医结合治疗优于西医治疗。流行性出血热属于中医温病的范畴，其性质为温热，上述灸法治疗取得较好的疗效，证明"灸引其热"说有一定的临床价值。

第十五章　张从正的刺络特色

张从正（1156—1228 年），字子和，号戴人，睢州考城（今河南省兰考县）人，金代著名医学家。他从小就苦读经史，酷爱医学，曾得刘从益传授，后又随姜仲安学针灸。于兴定（1217—1221 年）年间被召补为太医，不久辞去。《归潜志》云："后召入太医院，旋告去。"时与麻知几、常仲明等人切磋医理，集素日临床治验及所著医论，辑成《儒门事亲》15 卷，其内容广泛，论述精辟，见解独特，除记载药物治病外，尚有针灸、砭射、熏洗、熨烙、按摩、导引、气功等治疗方法，尤娴于刺络泻血法，突出体现了他"攻破""祛邪"思想的运用。

一、倡导刺络泻血祛邪扶正

宋元时期的学术思想十分活跃，当时医界习尚温补，张从正补偏救弊，提出"夫病之一物非人身素有之也，或自外而入，或由内而生，皆邪气也。邪气加诸身，速攻之可也，速去之可也，揽而留之何也？"力主祛邪扶正，倡导"邪去正安"，他在临床上擅长用汗、吐、下三法，善用针刺泻血。

张氏认为汗、吐、下法的内容很广泛，"引涎、漉涎、嚏气、追泪，凡上行者皆吐法也；灸、蒸、熏、泄、洗、熨、烙、针刺、砭射、导引、按摩，凡解表者皆汗法也；催生下乳、磨积逐水、破经泄气，凡下行者皆下法也"。他十分重视针灸在祛邪中的作用，《儒门事亲》所载医案中有 28 例与针灸有关。他指出"岂知针之理，即所谓药之理"。张氏常用刺络泻血治疗疑难危症取效，他说"出血之与发汗，名虽异而实同"，认为泻血除热，攻邪最捷。

《素问·针解篇》："菀陈则除之者，去恶血也。"张从正继承了《灵枢·九针十二原》"菀陈则除之"的思想，吸取了历代医家泻血祛邪的经验，如唐代秦鸣鹤为高宗刺百会、脑户出血治风毒上攻、头目昏眩，刘河间主张寒凉清火，创"八关大刺"放血泄热等，大胆使用刺络泻血治疗疾病。张从正曾患目赤病，"或肿或翳，作无止时……羞明隐涩，肿痛不已。眼科姜仲安云宜上星至百会，速以𬬭针刺四五十刺，攒竹穴、丝竹空穴上兼眉际一十刺，及鼻两孔内，以草茎弹之出血……来日愈大半，三日平复如故"，这是他的亲身体验，张氏对刺血深有体会，用刺血治疗实热目疾每每取效，他说："学医半世，尚缺此法，不学可乎？"

二、张氏刺络放血特色

张氏重视经络理论，尤其是用十二经气血的多少来指导刺络放血法，指出"治病当先识其经络"。他认为："血出者宜太阳、阳明，盖此二经血多故也。少阳一经不宜出血，血少故也。"血多之经刺之能祛邪而不伤血，血少之经刺之，则使血受伤而正气不足，有助长邪气之虞。如他治疗一小儿面赤肿，两目不开，"以𬬭针刺轻砭之，除两目尖外，乱刺数十针，出血三次乃愈"，两目尖为少阳经所过，血少故不宜刺。又如："背疮初发……以针于肿焮处乱刺血出。""一省掾背项常有痤疖，愈而复生。戴人曰太阳血有余也。先令涌泄之，次于委中以𬬭针出紫血，病更不复作也。"项背乃太阳经循行所过之处，太阳经有热，故疮痈痤疖在背项，张氏在临床实践中用泻血法祛除热邪，运用𬬭针多、放血部位多、出血量多，形成了他独特的泻络风格。

《儒门事亲》中记载刺络放血的医案有19案，用针者有10案，其余9案，虽未说明用何种针具放血，但看来仍和𬬭针有关。𬬭针即《内经》九针中的铍针，末端如剑锋而针体较宽，适用于祛除恶血瘀阻。刺络放血的操作方法很多，有直接用针刺出血的，如《儒门事亲·卷六》的吕君玉之妻风搐反张案，即用针刺百会穴；也有将𬬭针磨尖刺局部的，如《儒门事亲·卷三》的舌胀案、《儒门事亲·卷六》的湿癣案；还有用𬬭针作刀使用，将病变部位的皮肤十字划破以治病的，如《儒门事亲·卷八》胶瘤案；尚有先烧𬬭针，然后趁热刺患处的，如《儒门事亲·卷七》背疽案等。针刺的力量或轻或重，刺血的范围或宽或窄，用针间隔的天数或多或少，应根据临床情况灵活掌握。

张氏放血多达百针以上，如治背疽，"以𬬭针烧疽晕，刺数百针"；治湿癣，"于癣上各刺百余针"；治背疮初发，"以𬬭针于肿焮处，循红晕周匝内密刺三层"等。除了在病变部位上点刺放血外，还用多穴位放血，如对目疾实热、红肿赤痛者，必刺神庭、上星、囟会、前顶、百会五穴放血，这种方法有"血之翳者可使立退；痛者可使立已；昧者可使立明；肿者可使立消"的作用。此外，还有不定位的出血，如《儒门事亲·卷六》目赤案，"刺其手中出血及头上鼻中皆出血，上下中外皆夺"。

《儒门事亲》记载出血量用"盏""盂""升""斗"计量，亦有"大出血""其血出尽""血出如泉"等描述。如治疗一妇抽搐目眩、角弓反张，"以锋针刺百会穴，出血两盂，愈"。治一妇人木舌胀，"连刺三日，计所出血几至盈斗"。治一女孩背疽，"刺数百针去血一斗，如此三次"。在刺出血时，一般不用止血法，而是让血尽量外流，尤其是黑紫色的血要让流尽，或血色变为正常为止。张氏认为体内恶血本为致病之邪，出血即泻邪，必使其出尽，方能邪去正安。

三、对火热血实刺络的创新

张氏遵经旨不泥其法，大胆创新，如《内经》治疟疾要求"先其发时如食顷而刺之"，张氏据此加以创新，《儒门事亲·疟非脾寒及鬼神辨》记载："会陈下有病疟二年不愈者……正当发时，余刺其十指出血，血止而寒热立止。"因为此时的病情是由于前医拘于疟疾即脾寒的观点，施用大剂温热药的结果，张氏认为内热猖盛，不去内热则不能制疟，故选在发作时施术，足见其学而不泥、创新有据。

另外，用井穴通经泻邪也是张氏攻邪论的一大特点。《内经》病机十九条原无具体治法，张氏根据临床实际予以补充，如"诸风掉眩，皆属于肝……可刺大敦""诸痛痒疮疡，皆属于心……可刺少冲""诸湿肿满，皆属于脾……可刺隐白""诸气膹郁，皆属于肺……可刺少商""诸寒收引，皆属于肾……可刺涌泉"。

张氏认为刺络放血主要用于实热火证，而虚寒证则不宜使用，如："如人因闪肭，膝、髁、肘、腕大痛，医者不察，便用锋针出血，如未愈者，再三刺血，出血既多，遂成跛躄。《内经》曰：足得血而能步，血尽安得步哉？"又如："雀目不能夜视及内障，暴怒大忧之所致也，皆肝主目，血少，禁出血。"除此之外，张氏还举出了在出血之后，应忌"兔、鸡、猪、狗、酒、醋、湿面、动风生冷等物及忧忿劳力等事"的禁忌，这些都是遵循了《内经》有关"刺禁"的原则。

四、张氏的用针特点

张氏根据疾病的虚实采用针刺治疗，如《儒门事亲·风形》记载，治抽搐"针其两手大指后中注穴，或刺手太阳后溪穴，病瘥"。又《儒门事亲·内积形》治疗沉积疑胎，"俟晴明，当未食时，以针泻三阴交，不再旬，块已没矣"。《儒门事亲·燥形》治疗臂麻不便案，"郾城梁贾人，年六十余……觉左手指麻，斯须半臂麻，又一臂麻，斯须头一半麻……从胁至足皆麻，大便二三日不通"，张氏"乃命一涌、一泄、一汗，其麻立已，后以辛凉之剂调之、润燥之剂濡之，唯小指次指尚麻"，子和用《灵枢》中鸡足法，"针溪谷，向上卧针，三进三补，针毕，再将针向上提起，向下卧针，送入指间皆然，手热如火，其麻全去。"张氏治疗此病用三进三引讫，针内接之针刺手法，得"手热如火"之感，颇似明代的"烧山火""进火补"等热补手法。

张子和常针药兼施，刺灸并重，如治疗洞泄寒中证，"先灸水分穴一百壮，次服桂苓甘露散"。治疗风搐反张，"先涌风痰二三升，次以寒剂下十余行，又以铍针刺百会穴，出血二杯"。《儒门事亲·卷五》治冻疮案，"蒜泥作饼，按疮而大小贴之，艾条不计壮数，饼干再换再灸，直至疮痂作痒"。一般认为头部诸穴忌灸，而张氏在治疗口眼㖞斜时，能另辟蹊径，屡起沉疴。"目之斜，灸以承泣；口之歪，灸以地仓，俱效。苟不效者当灸人迎"，体现了张氏所倡导的"为医拘常禁不能变通，非医者非学者"的观点。

五、学术传承与影响

针刺放血在古代就已形成了流派，张从正是其代表人物之一，他的临床突出贡献是刺络放血，他偏于攻邪，认为泻血祛邪可扶正。他还阐述了经脉所过器官病、经脉气血多少之虚实病、经脉络属脏腑病，为经脉辨证论治提出了依据。

张从正刺络泻血学说对后世影响颇大，明代医家薛立斋根据张氏放血治喉痹的经验，治愈了不少喉痛证；杨继洲在《针灸大成》中专论刺络泻血的急救作用，认为"一切暴死恶候，不省人事"，须急以三棱针"刺手指十二井穴，当去恶血"，并称其法"乃起死回生妙诀"。清代傅山刺眉心出血治妇人产后血晕，叶天士刺委中出血治咽喉肿痛，郭志邃治痧症等都是对张氏刺络泻血思想的发展。

第十六章　李杲的针灸特色

李杲（1180—1251 年），字明之，晚年自号东垣老人，金代真定（今河北省正定县）人，金元四大家之一，创立脾胃学说。李杲自幼酷爱医学，曾拜张元素为师，深得张氏学说的影响，对《内经》《难经》等医籍进行了认真的学习，师古而不泥古，著有《脾胃论》（成书于 1249 年）《内外伤辨惑论》《兰室秘藏》《脉决指掌病式图说》《活法机要》《医学发明》《伤寒治法举要》《伤寒会要》《万愈方》等。

由于当时连年战乱，人民饥饱失常，寒温不适，劳役过度，忧思恐惧，脾胃病居多，李杲在诊治大量脾胃病的基础上，提出"人以脾胃中元气为本"的观点，指出脾胃病的病机是"阳气下陷，阴火上乘"，创立了"补脾胃、升阳气、泻阴火"及"甘温除大热"的治疗方法，成为补土派的鼻祖。李氏对针灸也颇有研究，《针灸聚英》《针灸大成》将其针灸经验称之为"东垣针法"。

一、"补脾胃升阳气、泻阴火"说

李氏认为饮食不节、劳役过度、七情过极等损伤脾胃元气，会引起元气衰惫，元气虚衰是阴火妄动的根源。《脾胃论·三焦元气衰旺》云："此三元真气衰惫皆由脾胃先虚，而气不上行之所致也，加之以喜、怒、悲、忧、恐，危亡速矣。""火与元气不两立，一胜则一负"，补脾胃升阳气泻阴火，是李氏脾胃学说的立论要点，他提出的治疗穴位主要有昆仑、足三里、中脘、血海等。

在治疗方法上，他提出"补外踝下，留之"。外踝下即足太阳膀胱经昆仑穴，昆仑为五输穴中的经穴，属火，火生土，虚则补其母，以达到充实脾胃之气的目的，从而使元气旺阳气升，阴火自降。

对于脾胃损伤，阴火上乘于脾胃之证，直接补土以伸元气。选胃的合穴、下合穴足三里，是土经的本穴，属土，有补脾胃元气以制阴火的作用，"饮食失节及劳役形质，阴火乘于坤土之中，致谷气、荣气、清气、胃气、元气不得上升滋于六腑之阳气，是五阳之气先绝于外，外者天也，下流伏于坤土阴火之中……当从胃合三里穴中推而扬之以伸元气"（《脾胃论·阴病治阳阳病治阴》）。

元气损伤较重者，则用募穴补脏腑之元气，引阳气上行，"阴火乘于坤土之中……若元气愈不足，治在腹上诸腑之募穴；若传在五脏为九窍不通，随各窍之病治其各脏之募穴于腹"（《脾胃论·阴病治阳阳病治阴》）。又《医学发明》载范天马来夫人病心腹胀满，脉弦而细，"大抵阳主运化，饮食劳倦损伤脾胃，阳气不能运化精微，聚而不散故为胀满。先灸中脘，乃胃之募穴，引胃中生发之气上行阳道……使浊阴之气自此而降矣"。此例虽未明确提到阴火，但灸胃募中脘升阳气是不容置疑的。

二、"泻其血络"说

李氏在《内经》刺络放血思想的基础上，提出"泻其血络"说，运用于临床有所突破。《兰室秘藏·满腹胀论》中曰："经云中满者泻之于内者是也……是先泻其血络，后调其真经，气血平阳布神清，此治之正也。"李氏的"先泻其血络"有助于泄除中满，令气血平和。《医学发明·膈咽不通并四时换气用药法》曰："针经云清浊相干乱于胸中，是为大悗……圣人治此有要法，阳气不足，阴气有余，先补其阳，后泻其阴。是先令阳气升发在阳分，而后泻阴也。春夏之月阳气在经，当益其经脉，去其血络。"说明"去其血络"有泻浊阴之作用。

"泻其血络""去其血络"以及后文提到的"去血络之凝""刺其郄中""砭其处""以三棱针出血"等其含义是一致的，均是指刺络放血而言。

李氏刺络放血不仅用于治疗实证、热证，还可应用于某些虚证。他说："泻其经络之壅者，为血凝而不流，故先去之而治他病。"实证，主要用于经络壅滞、大热证、湿热证。《兰室秘藏·腰痛门》记载："露宿寒湿之地，腰痛不能转侧，两胁搐急作痛……皆为足太阳、足少阴血络中有凝血作痛，间有一二证属少阳胆经外络脉病，皆去血络之凝乃愈。"这是用"去血络之凝"治足太阳、足少阴血络中凝血引起的腰痛。《东垣试效方·腰痛论》记载，李氏对足太阳腰痛的治疗明确提出"刺其郄中，太阳正经出血"；《东垣试效方·杂方门》记载："偏枯二指著足底不能伸"之证，治以"长针刺委中……出血一二升。"对于湿热证，《兰室秘藏·眼耳鼻门》记载："治目眦岁久赤烂……当以三棱针刺目眦外，以泄湿热。"此外，刺血治疗实证，还见于《兰室秘藏·泻荣汤》治疠风，"先砭其处，令恶气消尽"，以及《医学发明·五邪相干》中太阳少阳合病致"妄听妄闻、耳箫声"，"刺关冲出血，泻支沟"。

某些虚证，李氏也用刺络放血治之，《脾胃论》"脾胃虚弱随时为病随病制方"记载治"脾胃虚弱，感湿成痿"，选足三里、气冲穴处用三棱针点刺出血，若不愈可继续在胃经的上廉穴点刺出血。另外，《兰室秘藏·衄血吐血门》记载"治吐血久不愈，以三棱针于气街上出血，立愈"，"更服麦门冬饮子"。从其所用药物来看，均具有益气补血养阴之功，显然此处吐血也属虚证。

又如《名医类案》中记载的上热下寒证案："东垣治参政年近七十，春间病面颜郁赤若饮酒状，痰稠黏，时眩晕如在风云中，又加目视不明，李诊两寸洪大，尺弦细无力，此上热下寒明矣。欲药之寒凉，为年高气弱不任，记先师所论，凡治上焦譬犹鸟集高巅射而取之，即以三棱针于巅前眉际疾刺二十余，出紫黑血约二合许，时觉头目清利，诸苦皆去，自后不复作。"对因下焦虚寒而致阴火上浮之证，大胆点刺出血是李氏的一个特色，这也扩大了刺血的治疗范围。

三、"从阳引阴，从阴引阳"用俞募穴

李氏主张用背俞治外感、用腹募治内伤。《脾胃论·阴病治阳阳病治阴》提出："治风寒之邪，治其各脏之腧。""六淫客邪有余之病，皆泻在背之腑俞。"外感取背俞为"从阳引阴"法，而"风寒之邪""六淫客邪"所致的病证是"阴病在阳证"，并解释说"夫阴病在阳者，是天外风寒之邪乘中而外入，在人之背上腑俞、脏俞"，治疗的用穴是"六淫湿、暑、燥、火，皆五脏所受，乃筋骨、血脉受邪，各有背上五脏俞以除之……中暑者治在背上小肠俞；中湿者治在胃俞；中燥者治在大肠俞。"腹募治内伤为"从阴引阳"法，因"五脏不平乃六腑元气闭塞之所生也……五脏不和，九窍不通，皆阳气不足，阴气有余，故曰阳不胜其阴。凡治腹之募，皆为元气不足，从阴引阳勿误也"。在治疗用穴上，《脾胃论·胃气下溜五脏气皆乱其为病互相出见论》说："因足太阴虚者，于募穴中导引之于血中……胃虚而致太阴无所禀者，于足阳明胃之募穴中引导之。"李氏把《素问·阴阳应象大论》"阴病治阳，阳病治阴"的治疗原则与俞募穴的治疗作用相结合是为他用俞募的依据。

四、李氏的针灸经验特色

1. 中风针法　《医学发明·中风有三》记载："古之续命（汤），混淆无经，今分经治

疗，又分各经针刺无不愈也。治法：厥阴之井大敦，刺以通其经；少阳之经绝骨，灸以引其热。此通经引热，是针灸同象，治法之大体也。"中风的具体治疗，"中风有汗恶风……宜针风府"，"中风身热有汗，不恶风……宜针陷谷，刺厉兑。针陷谷者去阳明之贼也；刺厉兑者泻阳明之实也"，"中风无汗身凉……宜针隐白穴，去太阴之贼也"，"中风有汗无热……宜针太溪"。同样是中风，证型不同，治法亦当有异。针对不同的症状、证型，选取不同的腧穴针刺，开辨经选穴治疗中风的先河。

2. 阴臭针法　《东垣试效方·小便淋闭门·阴痿阴汗及臊臭论》记载："一富者前阴臊臭，又因连日饮酒，腹中不和，求先师（即东垣）治之。曰前阴者足厥阴肝之脉络，阴器出其挺末。夫臭者心之所主，散入五方为五臭，入肝为臊臭，此其一也。当于肝经中泻行间，是治其本。后于心经中泻少冲，乃治其标。"前阴臊臭是一种少见的病证，当时一般医生往往束手无策，而东垣则根据《内经》理论加以发挥，诊为"风湿热合于下焦为邪"，"入肝为臊臭"，遵用"在下者引而竭之"之法，先泻肝经湿热，次泻心火，穴取荥穴行间、井穴少冲以达泻肝之效，使邪去臭消。

3. 灸血海、气海法　脾为气血生化之源，又司统血，脾气亏耗，气不摄血，血不能循经，而致漏下不止，灸脾经血海穴，可益气摄血。《兰室秘藏·妇人门》说："女子漏下恶血，月事不调。或暴崩不止，多下水浆之物，皆由饮食不节，或劳伤形体，或素有心气不足，因饮食劳倦，致令心火乘脾。"其治疗除服药外，"如灸足太阴脾经中血海穴二七壮，亦已"。又说："妇人血崩，是肾水阴虚，不能镇守包络相火，故血走而崩也。"其治法除服药外，可灸血海三壮，灸肾经阴谷两壮，血海为脾经要穴，有益气补血活血之效。

对"病人形气不足，病潮作之时，病气亦不足"的阴阳皆虚证，东垣主张灸气海。《内外伤辨惑论·形气有余不足当补当泻之理》说："阴阳俱不足……禁用针……不灸弗已，脐下一寸五分气海穴是也。"指出阴阳俱虚之证必灸气海。气海为一身元气之海，施灸此穴以补元气，元气充则气血旺，气血旺则正气盛，阴阳自然复归正常。

4. 灸治疠风　疠风即麻风，东垣提出治疗疠风宜针刺、药物合用，长期用针刺激肌肤，内服桦皮散，再反复重灸承浆，最后服用二圣散收功的治疗方案。《活法机要·疠风证》："疠风者，荣气热附，其气不清，鼻柱坏而色败，皮肤疡溃。风寒客于脉而不去，故名疠风，又曰脉风，俗曰癞。治法刺肌肉百日，汗出百日，凡二百日须眉生而止。先桦皮散从少至多，服五七日，灸承浆穴七壮。灸疮愈，再灸，再愈，三灸之后服二圣散，泄热祛血中之风邪。"

5. 灸治项疽　东垣用灸法治项疽独到巧妙，《东垣试效方·疮疡门》记载一疡医用"五香连翘"治项疽不效，已"有束手待毙之悔，忧恐间转求东垣"，东垣曰"膏粱之变不当投五香，五香已无及，且疽已八日，当先用火攻之策，然后用药"，"午后，以大艾炷如两核许者攻之，至百壮，乃痛觉，次为处方"，六七日后，"疮痛全失去，灸瘢脓出，寻作痂"。这种"用火攻之策"，并且取用大艾炷多达上百壮的灸法能治恶疮顽重之疾，使"疮痛全失去"。

五、学术传承与影响

李东垣的理论体现了他对《内经》研读的成果，其学说来源于实践，具有重要的临床意义，后世传其学者不仅有门人王好古、罗天益，明代以后私淑者更多，如薛立斋、张景岳、李中梓、叶天士等人都宗其说，说明李杲的学术思想影响深远。

李氏弟子罗天益秉承其学，以针灸调治脾胃，升阳气抑阴火，且多用灸，是对"东垣针法"的发展。《卫生宝鉴》记载其治一中焦元气不足、阴火自盛的患者，"病发热，肌肉消瘦，四肢困倦，嗜卧盗汗，大便溏多，肠鸣不思饮食，舌不知味，懒言语，时来时去"，诊得脉浮数，按之无力，"先灸中脘，乃胃之经也，使引清气上行，肥腠理；又灸气海，乃生发元气，滋荣百脉，长养肌肉；又灸三里，为胃之合穴，亦助胃气，撤上热，使下于阴分。以甘寒之剂泄热，其佐以甘温，养其中气，又食粳米、羊肉之类，固其胃气……病气日减，数月气得平复"。说明了李氏的"补脾胃、升阳气、泻阴火"说有较大的临床价值和指导意义。

第十七章　窦默的针灸特色

　　窦默（1196—1280 年），字子声，初名杰，字汉卿，河北省肥乡人，金元时期针灸学家。窦氏早年备受金元战乱之苦，后依归河南母舅，其间得到"山人"宋子华《流注八穴》的抄本，又有医者王翁以女嫁之，遂学医。1232 年，蒙古军攻河南，窦氏避乱至蔡州（今河南汝南），遇到山东名医李浩，李浩授其以《铜人》针法。后再逃难至德安府（今湖北安陆），从孝感县令谢宪子学习理学。战乱稍平，窦氏返回河北，改名隐晦，教授儒学经术，并与名士姚枢、许衡等交往，由是知名。他在被元世祖忽必烈召见后受到器重，成为元室近臣，受命教皇太子，拟授太子太傅，因坚辞不受改授翰林侍讲学士，后加授昭文馆大学士。死后追赠太师，封魏国公，谥文正公。《元史》有传。

　　《针经指南》载有《针经标幽赋》《流注通玄指要赋》《针经直说》《气血问答》《流注八穴》《真言补泻手法》等内容，此书于 1311 年由元代窦桂芳收入《针灸四书》中刊行。窦氏的有关针灸论述尚散见于元代罗天益的《卫生宝鉴》、元代杜思敬的《洁古云岐针法》、元代王国瑞的《扁鹊神应针灸玉龙经》、明代刘纯的《医经小学》等医著中。后世亦颇多托名窦太师的著作，但均非窦氏亲撰。

一、必欲治病，莫如用针

　　窦默极为推崇针法，强调用针治病是他突出的学术观点。他说"拯救之法，妙用者针"（《标幽赋》），"必欲治病，莫如用针。巧运神机之妙，工开圣理之深。外取砭针，能蠲邪而扶正；中含水火，善回阳而倒阴"（《通玄指要赋》）。

　　《黄帝内经》中的治病方法甚多，全面阐述了毫针刺法的理论、原则和具体方法，论述的主要内容是毫针刺法。元代医家滑寿《十四经发挥》序中说："观《内经》所载服饵之法才一二，为灸者四三，其他则明针刺，无虑十八九。"窦默在继承《内经》理论的基础上，阐述了毫针的作用，《标幽赋》："观夫九针之法，毫针最微；七星上应，众穴主持。

本形金也，有蠲邪扶正之道；短长水也，有决凝开滞之机。定刺象木，或斜或正；口藏比火，进阳补羸。循机扪而可塞以象土，实应五行而可知。然是一寸六分，包含妙理；虽细拟于毫发，同贯多歧。可平五脏之寒热，能调六腑之虚实。"毫针兼具五行之性，可以运行经络气血、祛邪扶正，调整脏腑阴阳，这是窦氏对毫针作用的独到阐释。

二、重视"治神"

窦默根据《灵枢·本神》"凡刺之法，先必本于神"的论述，提出了"本神"的概念，"凡刺者，使本神朝而后入；既刺也，使本神定而气随。神不朝而勿刺，神已定而可施"（《标幽赋》），"本神"，实指神，亦即医生和病人的精神状态。"本神朝"和"本神定"是指针刺时医生和病人都必须精神集中和神志安定。调理医生和患者的神气活动是针刺施术时的必备条件。

"治神"是《内经》刺法的基本原则，《灵枢·官能》说："用针之要，无忘其神。"《灵枢·九针十二原》说："持针之道，坚者为宝。正指直刺，无针左右。神在秋毫，属意病者。审视血脉者，刺之无殆。方刺之时，必在悬阳及与两卫。神属勿去，知病存亡。"《灵枢·终始》说："深居静处，占神往来。闭户塞牖，魂魄不散。专意一神，精气之分。毋闻人声，以收其精。必一其神，令志在针。浅而留之，微而浮之；以移其神，气至乃休。"《素问·宝命全形论》说："凡刺之真，必先治神。五脏已定，九候已备，后乃存针。众脉不见，众凶弗闻；外内相得，无以形先。可玩往来，乃施于人。"《素问·宝命全形论》中又说："深浅在志，远近若一。如临深渊，手如握虎，神无营于众物。"这些论述都指出了治理神气的重要性。医生在针刺时必须聚精会神、专心致志，患者在针刺时必须思想集中、神志安定，针刺"治神"的理念充分反映了《内经》刺法以气为核心的疾病治疗观。窦氏对"治神"的重视，突出体现了他对《内经》刺法内涵的深刻把握。

三、倡导得气

得气是针刺时在患者穴位中出现的气机变化现象。《灵枢·九针十二原》说："刺之而气不至，无问其数。刺之而气至，乃去之，勿复针。针各有所宜，各不同形，各任其所为。刺之要，气至而有效。效之信，若风之吹云，明乎若见苍天。刺之道毕矣。"这也明确指出了得气与针刺疗效有密切的联系，这个调理过程在《内经》中称为气至。

经气在穴位中的变化是十分微妙的，《灵枢·九针十二原》说："粗守关，上守机。机之动，不离其空。空中之机，清静而微。其来不可逢，其往不可追。"因此，只有高明的医生才能感应到得气或气至的时机，以便进行补虚泻实。

窦氏根据经脉中气血的多少判断气至的情况，"先详多少之宜，次察应至之气"（《标幽赋》），针刺气血盛的经脉，往往易于得气；针刺气血少的经脉，得气往往较慢。《标幽赋》云："气速至而效速，气迟至而不治。"说明得气与针刺疗效密切相关。

窦氏对得气后医生针下的感应作了形象的描述："轻滑慢而未来，沉涩紧而已至。既至也，量寒热而留疾。未至也，据虚实而候气。气之至也，若鱼吞钩饵之浮沉；气未至也，似闲处幽堂之深邃。"是否得气，得气后如何施行针刺补泻手法，这些针刺操作技术取决于医生对患者穴位中气机变化的体察。

四、归纳手指补泻十四法

1. 进针技术　窦默重视针刺时左手和右手的配合，在《标幽赋》中提出了"左手重而多按，欲令气散，右手轻而徐入，不痛之因"的无痛进针术。用左手指甲重切穴位，然后右手持针，沿左手指甲徐徐刺入。实践证明这种方法行之有效，进针时病人很少感觉疼痛，尤其适合于初学者使用。爪切手法具有宣散气血的作用，《针经指南·真言补泻手法》中说："爪者，凡下针用手指作力置针有准也……切者，凡欲下针，必先用大指甲左右于穴切之，令气血宣散，然后下针，是不伤荣卫故也。"左、右手并用，是毫针手法操作的一个要点，窦氏叙述的左、右手并用无痛进针术，有临床指导意义。

2. 补泻操作　窦默强调补泻手法，他在《针经指南·真言补泻手法》中论述了"补法""泻法""呼吸补泻""寒热补泻""生成数法""手指补泻""迎随补泻"等补泻手法的操作。"补法左手掐穴，右手置针于穴上，令病人咳嗽一声，针入透于腠理，复令病人吹气一口，随吹针至分寸，待针沉紧时，转针头向病所，以手循扪，觉气至，却回针头向下，觉针沉紧，令病人吸气一口，随吸出针。急闭其穴。泻法，左手掐穴，右手置针于穴上，令病人咳嗽一声，针入于腠理，复令病人吸气一口，随吸气入针至分寸，觉针沉紧，转针头向病所，觉气至，便转针头向下，以手循扪，觉针沉紧，令病人吹气一口，随吹气徐出其针，不闭其穴，命之曰泻。"

窦氏对补泻手法的论述既本于《内经》《难经》，又有他的经验和发挥，因而多为后世所效法，例如明代徐凤《针灸大全》所载《金针赋》中的复式补泻手法"烧山火"和"透天凉"，便是在窦氏"寒热补泻""生成数法"的基础上演变而成。

3. 手指十四法　窦默认为施行针刺补泻，不但要配合呼吸，更在于手法的灵活应用

"原夫补泻之法，非呼吸而在手指"(《标幽赋》)。他在《素问·离合真邪论篇》中"必先扪而循之，切而散之，推而按之，弹而怒之，抓而下之，通而取之，外引其门，以闭其神"的基础上，结合《难经·七十八难》"知为针者，信其左，不知为针者，信其右。当刺之时，先以左手压所针荥俞之处，弹而努之，爪而下之，其气之来如动脉之状，顺针而刺之。得气，因推而内之，是谓补；动而伸之，是谓泻"的论述，对左右手配合的作用进行阐发，提出了"手指补泻十四法"(即针刺单式手法)，有动、退、搓、进、盘、摇、弹、捻、循、扪、摄、按、爪、切十四种(《针经指南·真言补泻手法》)。在《标幽赋》中窦氏概括称："循扪弹怒，留吸母以坚长；爪下伸提，疾呼子而嘘短。动退空歇，迎夺右而泻凉；推内进搓，随济左而补暖。"

明代徐凤《针灸大全》所载的《金针赋》沿用"针刺十四法"："爪而切之，下针之法；摇而退之，出针之法；动而进之，催针之法；循而摄之，行气之法；搓则去病，弹则补虚，肝腹盘旋，扪为穴闭。重沉豆许曰按，轻浮豆许曰提。一十四法，针要所备。"明代高武的《针灸聚英》评议说："按此十四法，所谓进、退、动、摇、弹、扪、摄、循、切、按、爪，皆《素问》针法；搓、捻，非《素问》法也。"明代杨继洲的《针灸大成》概括成"下手八法"，即揣、爪、搓、弹、摇、扪、循、捻。

窦默以针法著名，当时的名医罗天益也曾向他学习针法。窦氏关于毫针刺法中治神、得气、补泻、施治原则、操作手法、临症取穴等内容的阐述，对后世产生了深远影响。

当代医家陆瘦燕对单式手法分类，包括：①进针前的爪、切法，进针后的循、按法，出针时的摄、扪法。②施加于针柄的弹、刮法。③持针操作的动、摇、搓、盘、飞、弩等法。张缙进一步发展为24种手法，并形成操作标准，由国家标准委员会发布试行。用在穴位、经脉上的有揣、爪、循、摄法；左右转动的有摇、盘、搓、捻法；上下动作的有进、退、提、插法；施加于针柄的有刮、弹、飞、摩法；施加于针身的有动、推、颤、弩法；进、出针后，在穴位上操作的有按、扪、搜、拔法。而朱琏则将手法简化为进、退、捻、留、捣5种。

五、倡用"流注八穴"

流注八穴(又称交经八穴，现称八脉交会穴)是指十二经脉上有八个穴位与奇经八脉脉气相通，即小肠经后溪通于督脉，肺经列缺通于任脉，脾经公孙通于冲脉，胆经足临泣通于带脉，心包经内关通于阴维，三焦经外关通于阳维，肾经照海通于阴跷，膀胱经申脉通于阳跷。十二经脉通过此八穴联系了奇经八脉，可以治全身的病症。

窦默对流注八穴推崇备至，他在《流注八穴》序中说："予少时尝得其本于山人宋子华。子华以此术行于河淮间四十一年，起危笃患，随手应者岂胜数哉！予嗜此术，亦何啻伯伦之嗜酒也。"明代刘纯的《医经小学》以《八脉交会八穴歌》的形式传承八穴主治："公孙冲脉胃心胸，内关阴维下总同；临泣胆经连带脉，阳维目锐外关逢；后溪督脉内眦颈，申脉阳跷络亦通；列缺任脉行肺系，阴跷照海膈喉咙。"应用时，以此八穴两两配合，公孙、内关用于心、胸、胃部病症的治疗，足临泣、外关用于目锐眦、耳后、颊、颈、肩部病症的治疗，后溪、申脉用于目内眦、颈项、耳、肩胛部病症的治疗，列缺、照海用于肺系、咽喉、胸膈部病症的治疗，八穴上下相应，配合应用。窦默指出："先刺主证之穴，随病左右上下所在取之，仍循扪导引，按法祛除。如病未已，必求合穴；未已，则求之，须要停针待气使上下相接，快然失其所苦而后出针。"《标幽赋》中说："阳跷阳维并督带，主肩背腰腿在表之病；阴跷阴维任冲脉，去心腹胁肋在里之疑""八脉始终连八会，本是纪纲。"均是对八脉交会穴的临床应用的概括。

窦氏的"流注八穴"丰富了特定穴理论，《针经指南》列出了流注八穴的主治病症213种，明代徐凤的《针灸大全》增为234症，明代杨继洲的《针灸大成》则扩充为244症。八脉交会穴的上下配穴被后人称为"担截取穴"，取上下相配双穴为担，只取上下一穴为截。元代王国瑞、明代徐凤将八脉交会穴配以日时干支，演变为按时选穴的灵龟八法和飞腾八法。

此外，窦默对穴位定位亦有论述。"足见取穴之法，必有分寸，先审自意，次观肉分；或伸屈而得之，或平直而安定"（《标幽赋》），说明医者要熟悉穴位的位置，心中有数，然后再确定病人的取穴体位。《标幽赋》中又说："取五穴用一穴而必端，取三经用一经而可正。"指出要根据相邻经脉、穴位之间的位置关系来正确定穴。《标幽赋》中还说："在阳部筋骨之侧，陷下为真；在阴分郄腘之间，动脉相应。"阐述了穴位各自有不同的解剖位置，因此要按照穴位的所在部位灵活取穴。窦默有关穴位定位的论述体现了窦氏的丰富临床经验。

六、学术传承与影响

窦默是针灸大家，他强调用针治病，重视治神、得气和针刺补泻，归纳手指补泻十四法，推崇八脉交会穴的应用，对后世针灸学术的发展产生了很大影响。元明以后的针灸医家如王国瑞、徐凤、高武、杨继洲等人无不以窦氏针法为宗，而窦默撰写的《标幽赋》和《通玄指要赋》至今仍是针灸学的经典文献。窦默的针灸学术思想在针灸发展史上占有重要地位。

窦默认为针刺的作用是运行气血、平衡阴阳、调整脏腑虚实，他在《针经指南·气血问答》中说："脉者，陌也。魂魄之生，气血之府也。天地之祖，万物之宗。"对经络气血的把握是针灸临床的关键。他说"不穷经络阴阳，多逢刺禁；既论脏腑虚实，须向经寻"（《标幽赋》），"原夫络别支殊，经交错综。或沟、池、溪、谷以歧异，或山、海、丘、陵而隙共。斯流派以难揆，在条纲而有统。理繁而昧，纵补泻以何功？法捷而明，曰迎随而得用"（《通玄指要赋》）。十二经脉中的气血浅深多少的不同，要全面领会，自然会在补泻之中产生功用。《标幽赋》中举例说："明标与本，论刺深刺浅之经；住痛移疼，取相交相贯之径。"对照《灵枢·经脉》中"经脉者所以能决死生，处百病，调虚实，不可不通"的有关论述，窦氏重视经络气血的理念与《内经》一脉相承，为后世充分认识针刺疏通经络、调理气血的作用提供了思路。

宋代名臣范仲淹曾云："不为良相，便为良医。"窦默则是中医史上少有的既是良相又是良医的人物，后人多尊称其为"窦太师"或"窦文正公"。

第十八章　罗天益的针灸特色

　　罗天益（1220—1290年），字谦甫，元代著名医学家。真定（今河北省正定县）人，曾任太医、太医院判。罗天益学医于李东垣，居东垣门下十余年，尽得其传，他继承了东垣的脾胃学说，善用灸法温补脾胃。罗天益长期担任太医，与当时的针灸大师窦汉卿、忽吉甫交往密切。1253年初（癸丑年），罗、窦二人随驾出征，罗天益虚心向窦汉卿讨教针灸，窦汉卿谈了凡用针者气不至而不效，灸之亦不发（灸疮），因本气空虚不能化脓。后来罗天益与忽吉甫交流时，忽吉甫也赞同这一观点。

　　罗天益在《内经》理论的基础上，继承东垣学说，旁采诸家经验，尤其汲取了易水学派鼻祖张洁古、云岐子父子的中医学术思想，结合其个人临证心得编成《卫生宝鉴》24卷，内容包括中医医论、临床各科疾病的治疗、常用药物的性味功用、验方验案等。其中有大量针灸内容，如灸法补脾俞穴的阐述及验案、针灸放血的阐述及验案、云岐子中风大接经针法及验案、小儿惊痫灸法治验等。

一、灸补脾胃说

　　李东垣认为脾胃为元气之本，元气为健康之本，脾胃虚则元气衰，元气衰则百病由生。东垣治疗脾胃病，除采用补中益气汤等甘温药物之外，也重视针灸补脾，多用针灸单方独穴。罗天益在此基础上，大倡灸法补脾，《卫生宝鉴》中记载的16则灸法医案中，有12例是补脾的，而且补脾灸方严谨而灵活，丰富和发展了东垣的脾胃学说。

　　1. 温补脾胃选穴　罗氏在《卫生宝鉴》记载了中脘、气海、足三里三穴合用，温养脾胃，强壮补虚，升提中气，调和阴阳。他认为中脘穴能"引清气上行，肥腠理"，"温脾胃之气，进美饮食"。中脘为胃之募穴，且腑会中脘，灸中脘能温补脾胃，升提清气，开胃进食。脾胃学说强调"升"的一面，中脘位置在上，主升清阳之气；气海位置在中主和，气海穴为元气之海，"灸气海百壮，生化元气，滋养百脉，充实肌肉"，有大补元气、化生气血、固表抗邪的作用；足三里在下主降，足三里为胃之合穴、下合穴，"合治内府"，有补益脾胃、引阳交阴、引热下行的作用。

该方的适应证是脾胃内伤。对于脾胃虚寒，罗天益灸中脘、气海、足三里，配扶阳助胃汤治疗可愈。对脾虚发热，罗天益亦灸上述三穴，配甘温之剂而愈。《卫生宝鉴·卷五·虚中有热治验》云："建康道按察副使奥屯周卿子，年二十有三，至元戊寅三月间病发热，肌肉消瘦，四肢困倦，嗜卧盗汗，大便溏多，肠鸣不思饮食，舌不知味，懒言语，时来时去，约半载余，请予治之。诊其脉浮数，按之无力，正应王叔和浮脉歌云：脏中积冷荣中热，欲得生精要补虚。先灸中脘乃胃之经也，使引清气上行，肥腠理。又灸气海乃生发元气，滋荣百脉，长养肌肉。又灸三里为胃之合穴，亦助胃气，撤上热，使下于阴分。以甘寒之剂泻热，其佐以甘温，养其中气，又食粳米、羊肉之类，固其胃气。戒于慎言语，节饮食，惩忿窒欲，病气日减，数月，气得平复。"

此证乃脾气虚而发热，虽盗汗、消瘦而又不思饮食、四肢倦怠、嗜卧便溏，脉虽数而浮且无力，属气虚而发热，故以甘温除大热而愈。

2. 温补方加减变化

（1）轻证取中脘：如膜胀，《卫生宝鉴·胀治验》载，范郎中夫人因劳逸饮食失节，加之忧思气结，病心腹胀满，且食则呕，暮不能食，脉弦而细。罗天益仅灸中脘一穴，并以木香顺气汤助之而愈。根据《内经》"浊气在上，则生膜胀"的理论，灸中脘能升提清气以降浊气而收效。

（2）阴阳两虚，三穴合用加阳辅：《卫生宝鉴·阴阳两虚灸之所宜》载，王千户因劳役过度，饮食失节，疟痢并作，月余不愈，饮食全减，形容羸瘦，心腹痞满，吐逆不止，身体沉重，手足厥逆，时发麻痹，脉弦细而微如蛛丝。罗天益认为本证即《内经》所谓"阴阳皆不足"。患者真气衰弱，形气不足，病气亦不足，阴阳皆不足也。根据《内经》"阴阳俱虚，针所不为，灸之所宜"的理论，灸中脘等三穴大补脾胃元气，加灸阳辅穴"接续阳气"，散足胫寒湿，配以甘温药物（附子理中汤），月余治愈。

（3）脐寒证，去中脘加三阴交、阳辅：《卫生宝鉴·脐寒治验》载，一将军六十有八，病自利，完谷不化，脐腹冷痛，足脐寒，不知痛痒，脉细微。罗天益认为此属脾阳不足、寒湿内盛证，"法当急退寒湿之邪，峻补其阳，非灸不能病已"。因以足脐寒痹为主症，故去中脘，加三阴交、阳辅引阳气下行，散足脐之寒湿，配以加减白通汤而治愈。

二、针刺放血泄邪

罗天益根据《内经》"血实者宜决之"的理论，对阳热病变采用三棱针、燔针、锐针在病处砭刺施术，放血排脓，开泄邪气。

1. 高颠之上，射而取之　《卫生宝鉴·风痰治验》载："参政杨公七旬有二，宿有风疾，于元戊辰春，忽病头旋眼黑，目不见物，心神烦乱，兀兀欲吐，复不吐，心中如懊恼之状，头偏痛，微肿而赤色，腮颊亦赤色，足胻冷。"罗天益诊其为"风痰内作，上热下寒"。由于杨公年高，不宜用寒凉药以防损脾，罗天益根据《内经》"高颠之上，射而取之"，"以三棱针（于头部）约二十余刺之，其血紫黑，如露珠之状，少顷，头目便觉清利，诸证悉减"，然后服天麻半夏汤治风痰，数剂而安。

2. 血实者宜决之　《卫生宝鉴·北方脚气治验》载，"中书粘合公，年四旬有余，躯干魁梧……脚气忽作，遍身肢体渐肿，其痛手不能近，足胫尤甚，履不任穿"。罗氏根据《内经》"诸痛为实，血实者宜决之"的观点，"以三棱针数刺其肿上，血突出高二尺余，渐渐如线流于地，约半升许，其色紫黑，顷时肿消痛减"，继之以当归拈痛汤，服两日而愈。

除采用三棱针外，罗天益还采用砭刺治疗咽喉肿痛，如《卫生宝鉴·病有远近治有缓急》载，一患者七旬，饮酒过量，咽嗌肿痛，耳前后赤肿，脉浮数，按之沉细而弦。罗氏"遂砭刺肿上，紫黑血出，顷时肿势大消"。对于脓已成之疮疽，则以燔针开泻脓液，如《卫生宝鉴·凡治病必察其下》载，一年逾六旬者冬至后数日，疽发于背，肿痛难忍，疡医谓脓已成，可开发，"遂以燔针开之，脓泄痛减"。《卫生宝鉴·疠风刺法并治验》中还提到用锐针开泄邪气的方法，一患者患疠风，罗氏认为"治之当刺其肿上，以锐针针其处，按出其恶气，肿尽乃止"。总之，无论是用三棱针，还是砭刺、锐针、燔针，都体现了罗天益阳热病宜用针刺放血泻邪的学术观点。

三、针灸药兼施

罗天益根据针刺、灸法、药物的专长，结合疾病的特点，配合并用，提高临床疗效。在《卫生宝鉴》所载针灸医案中，大多数是灸药并用的，也有一部分是针药并用或针灸药并用的。

1.灸药并用　《卫生宝鉴》所载的16则灸法医案，有12例是补脾的，而这12例补脾医案绝大多数是灸法与补脾药物合用的，如崔云卿之"胃脘当心而痛"，灸中脘三穴，服扶阳助胃汤而愈；又如周卿子之"虚中有热"，灸中脘三穴，服甘温之剂而愈。

2.针药并用　《卫生宝鉴》记载的医案中，多数是针刺与药物配合运用。如《卫生宝鉴·风痰治验》之参政杨公头旋眼黑，心烦欲呕，头偏痛微肿而赤，足胻冷，罗氏认为属风痰内作、上热下寒，以三棱针头面肿处放血以泻上热（又可避免年高不胜寒凉之剂），服天麻半夏汤治疗风痰，数日而安。又如《卫生宝鉴·北方脚气治验》，以三棱针数刺其肿上，配合当归拈痛汤饮服，数日而愈。

3.针灸药并用　罗天益针灸药合用，治"上热下寒"证，用针刺头面肿处放血以泻在上之热；灸气海、足三里补下焦之阳，引导热气下行，以祛在下之寒；服既济解毒汤助针刺泻上部之热。《卫生宝鉴·卷二十三·上热下寒治验》云："中书右丞姚公茂，六旬有七，宿有时毒。至元戊辰春，因酒病发，头面赤肿而痛，耳前后肿尤甚，胸中烦闷，咽嗌不利，身半以下皆寒，足胫尤甚，由是以床相接作炕，身半以上卧于床，身半以下卧于炕，饮食减少，精神困倦而体弱。命予治之。诊得脉浮数，按之弦细，上热下寒明矣。《内经》云：热胜则肿。又曰：春气者病在头。《难经》云：蓄则肿热，砭射之也，盖取其易散故也。遂于肿上约五十余刺，其血紫黑如露珠之状，顷时肿痛消散；又于气海中火艾炷灸百壮，乃助下焦阳虚，退其阴寒；次于三里二穴，各灸三七壮，治足胻冷，亦引导热气下行故也。遂处一方，名曰既济解毒汤，以热者寒之，然病有高下，治有远近，无越其制度。以黄芩、黄连苦寒酒制炒，亦为因用，以泻其上热，以为君；桔梗、甘草辛甘温上升，佐诸苦药以治其热，柴胡、升麻苦平，味之薄者阳中之阳，散发上热以为臣；连翘苦辛平以散结消肿，当归辛温和血止痛，酒煨大黄苦寒，引苦性上行至巅，驱热而下以为使。投剂之后，肿消痛减，大便利，再服减大黄。慎言语，节饮食，不旬日良愈。"

四、临床治验

1.灸法治中风　罗氏在《卫生宝鉴·中风灸法》中记载治疗中风用艾灸，"风中脉则口眼㖞斜，中腑则肢体废，中脏则性命危。凡治风莫如续命汤之类，然此可扶持疾病，要收全功，必须火艾为良"。主张治疗"风中脉"口眼㖞斜，灸听会、颊车、地仓等穴；治"风中腑"手足不遂等疾，灸百会、发际（耳前）、肩髃、曲池、风市、足三里、绝骨，"凡觉手足麻痹或疼痛，良久乃已，此将中腑之候，宜灸此七穴，病在左则灸右，病在右则灸左。""风中脏,气塞涎上,不语,昏危者",罗天益提出灸百会、大椎、风池、肩井、曲池、足三里、间使七穴"下火立效",并认为"此法能灸卒死"。

罗氏记载灸百会等七穴有预防"风中脏"的作用,"凡觉心中溃乱,神思不怡,或手足麻痹,此将中脏之候也。不问是风与气,可连灸此七穴,但依次第自急灸之,可灸各五七壮;日后别灸之,至随年壮止"。这些记载来源于《备急千金要方》。

2. 灸天柱、申脉、照海治惊痫　《卫生宝鉴·惊痫治验》载:"魏敬甫之子四岁,一长老摩顶授记,众僧念咒,因而大恐,遂发惊搐,痰涎壅盛,目多白睛,项背强急,喉中有声,一时许方醒,之后每见僧人则发……诊其脉沉弦而急。"罗天益为之灸天柱、申脉、照海穴各二七壮,服沉香天麻汤而愈。依《灵枢·寒热病》"暴挛痫眩,足不任身,取天柱",故取天柱。取阳跷申脉、阴跷照海乃洁古老人之经验。

3. 疝气治验　《卫生宝鉴·疝气治验》载:"赵运使夫人,年五十八岁……病脐腹冷痛,相引胁下痛不可忍,反复闷乱,不得安卧。"罗天益诊为寒疝,灸中庭穴二七壮至三七壮,予当归四逆汤,良愈。中庭穴为任脉气所发,灸之能于阴中求阳,壮阳散寒,温经止痛,故配以助阳退阴的当归四逆汤,治寒疝捷效。

4. 葱熨法治验　《卫生宝鉴·葱熨法治验》载,真定一秀士,年三十一,肌体本弱,左胁下有积气,不敢食冷物,得寒则痛,或呕吐清水,眩晕欲倒,服辛热之剂则病退。后因劳役及食冷物,其病大作,腹痛不止,冷汗自出,四肢厥冷。罗天益欲予药之,药不得入,见药则呕,"遂以熟艾约半斤,白纸一张,铺于腹上,纸上摊艾令匀。又以憨葱数支,批作两半,铺于熟艾上数重,再用白纸一张覆之,以慢火熨斗熨之,冷则易之……初熨时得暖则痛减,大暖则痛止。至夜得睡,翌日再予对证药服之,良愈"。葱熨法温阳散寒,暖脾止痛,温胃止呕,故对脾胃阳虚、中焦虚寒之腹痛、呕吐、肢冷诸症效如桴鼓。

5. 代灸涂脐膏　罗天益精心研制成代灸涂脐膏对后世有很大的影响。方用附子、马蔺子、蛇床子、木香、肉桂、吴茱萸各等分研为细末,配以面粉,其比例为1∶1,加入生姜汁和煨成膏,摊于三寸方圆的纸上,敷贴于脐下关元、气海,自晓至晚,其火力可代灸百壮,用治烦满囊缩、脐痛等病症(《卫生宝鉴·补遗》)。

五、学术传承与影响

罗天益有扎实的中医经典功底,深得《内经》《难经》针法之精华,他继承了东垣先生的针法以及张洁古、云岐子父子的针灸医术;他经常与当时的针灸大师窦汉卿、忽吉甫切磋医术，交流心得，深得针灸名家之真传，在针灸学术上的造诣颇为深厚。

罗天益的灸法温补脾胃说，完善了脾胃病的治疗方法，发展了东垣的脾胃论。罗氏的针刺放血泻邪说，突出了针法善治阳热病证的主治特点。他根据针灸药各自的专长兼施并用，大大提高了临床疗效。他的针灸临床实践，从中医内科方药大家的角度展示了针灸的无穷魅力，对后世学术发展产生了深远的影响。

第十九章　王国瑞的针灸特色

王国瑞，约生活于公元 13 世纪末到 14 世纪初，婺源兰溪（今浙江省兰溪市）人，元代针灸医家，王国瑞幼从父学，得父术并传其子廷玉、其孙宗泽，世受其业，成为元明之际的针灸世家。著有《扁鹊神应针灸玉龙经》（又称《针灸玉龙经》），据其弟子周仲良《后序》称"其所以托名扁鹊者，重其道而神其书也。名曰玉龙者，盖以玉为天地之精，龙之神变极灵，此书之妙用，亦犹是也"。其中"神应"之义，据《宋史·许希传》记载，仁宗听从许希的建议筑扁鹊庙，封扁鹊为"神应候"，许希著《神应针灸要诀》行于世，可见"神应"之名仍指扁鹊。

《扁鹊神应针灸玉龙经》专论针灸之法，多以歌赋形式总结理论与实践经验，通俗易懂，是一本理论与临床、普及与提高相结合的针灸专著。该书首载《玉龙歌》，总结了大量的临床经验，明代高武将其收辑于《针灸聚英》，并改写成《玉龙赋》；杨继洲在《针灸大成》中改为《胜玉歌》；注解《标幽赋》，为现存该赋的最早注本；《天星十一穴歌》总结了四肢部位要穴的临床应用，明代徐凤《针灸大全》将其增补为《马丹阳天星十二穴并治杂病歌》，《六十六穴治证》及《流注序》，是以《河图》"五门十变"之说为基础的子午流注思想的载述；其后为《十二经原穴》与《夫妻配合原穴》《六脉次第》《盘石金直刺秘传》《窦汉卿针灸歌》《灸法杂抄切要》《飞腾八法》等。

《四库全书总目提要·扁鹊神应针灸玉龙经》称："非精于其技者亦不能言之切当若是也。"认为其内容来源于实践经验，必须是精通于针灸技能的人才能有这些切身的体会，其中治疗方法的应用尤为精细。周仲良在后序中称："愚自早岁蒙亲授以来，游艺于七闽、两浙之间者几四十年。遇病辄医，医必见效。"可见其师承王国瑞获得了很多宝贵的临床技能。

一、提出"穴法相应三十七穴"

王氏从有类似治疗作用的腧穴中提炼出 37 组配穴（即"穴法相应三十七穴"）两两相配，用于临床，称为穴法相应。如前后相应，"承浆应风府"用于治疗头项强痛；"哑门应人中"用于治疗音哑、失语、癫狂。再如远近相应，"肾俞应委中"用于治疗腰腿痛；"足三里应膏肓"用于治疗虚弱羸瘦之证。近部组合"攒竹应太阳"可治头项强痛；"尺泽应曲池"用于上肢不遂、肘臂挛痛。应穴的提出，是王国瑞对窦汉卿用穴经验的发展，体现了腧穴的近治、远治及远近配穴的治疗作用。

王氏对窦氏学术极为推崇，其《玉龙经·针灸歌》的"又歌"全是对窦氏赋文的改写，即选择窦氏的一二句赋文，阐发为一首歌，如《通玄指要赋》"头项强承浆可保""风伤项急始求于风府"，合成一歌为："项强兼头四顾难，牙痛并作不能宽；先向承浆明补泻，后针风府即时安。"再如《通玄指要赋》"人中除脊膂之强痛""腰脚疼，在委中而已矣"，合成一歌为："脊膂强痛泻人中，挫闪腰疼亦可针；委中亦是腰疼穴，任君取用两相通。"王氏从窦氏赋中用穴编成的歌诀有 32 首之多，这不是简单的改编，而是有所发展，将穴位组合应用，或加入新的主治等。特别是《通玄指要赋》的 43 穴大部被采用，未载于其中的仅有手三里、太白、然谷、阴谷、头临泣、行间六穴。

"穴法相应三十七穴"的治疗范围十分广泛，对临床常见的病症均有论及，反映了当时常用穴位的临床应用。王国瑞以单独的章节列出，足见其对应穴的重视，这是王氏学术经验的特色。王氏认为在用主穴后，必用其应穴，主应配穴包括局部与远道、阴经穴与阳经穴、经穴与奇穴相配。

（1）局部与远道相配：可激发经气，使经脉之气上下疏通，调整虚实，达到"泻其有余，补其不足"（《灵枢·刺节真邪》）的目的，"穴法相应三十七穴"中此类配穴最为多见。以患病局部穴为主穴，如咳嗽，风门应列缺；耳聋，听会应合谷；脚疾，足三里应膏肓；或远道穴为主穴，如上焦热，心虚胆寒，少冲应上星；虚烦，通里应心俞；三焦邪气壅上焦，关冲应支沟。局部与远道配合还有昆仑应命门，翳风应合谷，鸠尾应神门，中渚应人中（水沟），肩井应足三里，肩井应支沟，风池应合谷，膏肓应足三里，迎香应上星，肾俞应委中，阳陵泉应支沟。也有两组应穴均为远道穴，即人中（水沟）应委中，申脉应合谷。

（2）阴阳经穴相配：在同一部位，选阴经穴和阳经穴相应以调节阴阳气机，增强治疗效果，如照海应昆仑，昆仑应行间，尺泽应曲池，神门应后溪，太冲应昆仑，中极应白环俞，承浆应风府。也可选阴阳部位的穴位相应，如天枢应脾俞，治疗脾虚泻泄；哑门应人中（水沟），治疗音哑、失语。

（3）经穴奇穴相配：王国瑞善于用奇穴治病，"穴法相应"中载有9组经穴和奇穴相应的配方。如盗汗，百劳应肺俞；眉目间痛，攒竹应太阳；肩肿痛，肩髃应髋骨；目热，内迎香应合谷；时疫疟疾，后溪应百劳；疟疾，间使应百劳；目病隐涩，太阳应合谷、睛明；腿痛，髋骨应风市，髋骨应曲池。奇穴对某些病症有特殊的疗效，在临床上不可忽视。

《玉龙歌》中所用的奇穴，除了窦氏《通玄指要赋》中提到的髋骨、吕细二穴外，还有印堂、中魁、太阳、内迎香、大小骨空、二白、胛缝、阑（阑）门及不定穴，"奇穴"这一名称也是首见于此，"翻呕不禁兼吐食，中魁奇穴试看看"。目前很多奇穴已被列为经穴，《玉龙歌》中的百劳，实际即大椎，顶门即囟会，鱼尾即瞳子髎，现均归属经穴。

"穴法相应三十七穴"，多是一穴应一穴，也有一穴应二穴。在《玉龙歌》中，将有类似作用的腧穴编在同一首歌里，如地仓与颊车同用治疗口眼㖞斜；神庭与印堂同用治疗头风眼花等，均含有应合的意义。也有歌里是单穴主治，在注中注明是应穴，如痴呆症取神门，注中提出应穴是后溪；眼痛取太阳，注中的应穴是睛明等。从总体看，所说应穴实际已不止37组。

二、倡用透刺法

《玉龙歌》里的透穴刺法是王国瑞的又一特色，在针刺时，受穴位局部解剖的限制，有的需要沿皮下浅刺，有的要筋骨间横透。如治头痛丝竹空透率谷，"头风头痛最难医，丝竹金针亦可施，更要沿皮透率谷，一针两穴世间稀"（《玉龙歌》）；眉目间痛刺攒竹穴，"沿皮向鱼腰"，这是沿皮下浅透。治小儿惊风，刺印堂"沿皮先透左攒竹，补泻后转归原穴，透右攒竹"，属多向刺。治头风痰饮，针刺风池穴，"横针一寸，入风府"说的是横透。横透还有内关透外关、间使透支沟、阳陵透阴陵，多用在四肢部腧穴。

与现代临床上地仓透颊车的说法不同，王氏提出颊车"沿皮向下透地仓一寸半"。头维"沿皮向下透至悬厘"，也与今人向上方透刺不同。四肢末端穴，王氏多用"针一分，沿皮向后三分"的透刺法，如二间、少商、少冲、大敦等均如此。有的穴透得较深，如复溜"沿皮向骨下一寸半"，指沿胫骨后方浅透；中都"沿皮向上一寸"，指沿胫骨面浅透。但对有些穴的深透须慎重，如液门"沿皮向后透入阳池"，中渚"沿皮向后透腕骨"，其间隔较远，容易损伤筋脉。

透穴的应用，既要注意安全，又要取得适当的感应，从不同的角度进针扩大其针刺范围。对于直刺可取得良好感应的穴位，则不用沿皮透刺。透刺以不同的角度、方向，由本经透向他经，引导经气，直接刺向要透之穴，加强了针刺效应，至今仍在针灸临床中应用。《玉龙歌》注中还记载了能深刺穴位的针刺深度，如环跳深达三寸半、肩髃深达两寸半、关元深达两寸等。这些深度在以往的著作中都是没有的，这些记载值得后人参考。

三、提出按时取穴法

1. 按时取原法 王国瑞继承了窦汉卿《针经指南》的"夫妇配合"中"大言阴与阳，小言夫与妇"的思想，认为"阳主变化，阴主专静而莫自制，是以阳腑示原，阴脏隐秘"。按照阴经原穴为妇，阳经原穴为夫的原则，依据干支属性将十二经原络穴相配而成"十二经夫妇原穴相合逐日按时取原"法。（十二经原穴见《备急千金要方·卷二十九·三阴三阳穴流注》，其中阴经原穴实为络穴）具体内容为如下。

足少阳胆经（夫）的丘墟配足太阴脾经（妻）的公孙，为甲（木）己（土）相合；

手阳明大肠经（夫）的合谷配足厥阴肝经（妻）的中都，为乙（金）庚（木）相合；

手太阳小肠经（夫）的腕骨配手太阴肺经（妻）的列缺，为丙（火）辛（金）相合；

足太阳膀胱经（夫）的京骨配手少阴心经（妻）的通里，为丁（水）壬（火）相合；

足阳明胃经（夫）的冲阳配足少阴肾经（妻）的水泉，为戊（土）癸（水）相合；

手少阳三焦经（兄）的阳池配手厥阴心包经（妹）的内关，为戊（土）己（土）相合。

王氏将三焦配属戊土，心包配属己土，是因三焦主气，包络主血，脾胃为后天生化气血之根本，故前者寄于戊土，后者寄于己土，并将这种关系结合逐日临时干支运用如下（表 7）。

表 7　十二经夫妇相合逐日按时取原穴表

时日	子	丑	寅	卯	辰	巳	午	未	申	酉	戌	亥
甲	阳池内关	腕骨列缺	丘墟公孙	冲阳水泉	腕骨列缺	阳池内关	冲阳水泉	合谷中都	合谷中都	京骨通里	京骨通里	丘墟公孙
乙	丘墟公孙	中都合谷	腕骨列缺	通里京骨	冲阳水泉	公孙丘墟	合谷中都	列缺腕骨	京骨通里	水泉冲阳	阳池内关	内关阳池
丙	腕骨列缺	中都合谷	冲阳水泉	内关阳池	合谷中都	通里京骨	京骨通里	公孙丘墟	丘墟公孙	列缺腕骨	阳池内关	水泉冲阳

续表

时日	子	丑	寅	卯	辰	巳	午	未	申	酉	戌	亥
丁	冲阳 水泉	公孙 丘墟	合谷 中都	列缺 腕骨	京骨 通里	水泉 冲阳	丘墟 公孙	中都 合谷	阳池 内关	内关 阳池	腕骨 列缺	通里 京骨
戊	合谷 中都	内关 阳池	京骨 通里	公孙 丘墟	丘墟 公孙	列缺 腕骨	腕骨 列缺	水泉 冲阳	阳池 内关	中都 合谷	冲阳 水泉	通里 京骨
己	京骨 通里	水泉 冲阳	丘墟 公孙	中都 合谷	腕骨 列缺	通里 京骨	阳池 内关	内关 阳池	冲阳 水泉	公孙 丘墟	合谷 中都	列缺 腕骨
庚	丘墟 公孙	列缺 腕骨	腕骨 列缺	水泉 冲阳	冲阳 水泉	中都 合谷	阳池 内关	通里 京骨	合谷 中都	公孙 丘墟	京骨 通里	内关 阳池
辛	腕骨 列缺	通里 京骨	冲阳 水泉	公孙 丘墟	阳池 内关	内关 阳池	合谷 中都	列缺 腕骨	京骨 通里	水泉 冲阳	丘墟 公孙	中都 合谷
壬	冲阳 水泉	中都 合谷	合谷 中都	通里 京骨	阳池 内关	公孙 丘墟	京骨 通里	列缺 腕骨	丘墟 公孙	内关 阳池	腕骨 列缺	水泉 冲阳
癸	合谷 中都	列缺 腕骨	阳池 内关	内关 阳池	京骨 通里	水泉 冲阳	丘墟 公孙	中都 合谷	腕骨 列缺	通里 京骨	冲阳 水泉	公孙 丘墟
壬子	京骨 通里	列缺 腕骨	丘墟 公孙	内关 阳池	腕骨 列缺	水泉 冲阳	冲阳 水泉	中都 合谷	合谷 中都	通里 京骨	阳池 内关	公孙 丘墟
癸丑	京骨 通里	水泉 冲阳	丘墟 公孙	中都 合谷	腕骨 列缺	通里 京骨	冲阳 水泉	公孙 丘墟	合谷 中都	列缺 腕骨	阳池 内关	内关 阳池

表中壬子、癸丑二日是六十甲子"终始之地",这两日的取穴有别于一般的壬日、癸日。因为天干终于壬癸,地支始于子丑,是阴阳进退、终始变化的枢纽,故取穴不同于其他天干日。

施用时,可根据各天干日临时查阅所开夫妇经穴相配针刺。但阳日阳时以阴经(妇)穴为主,阳经(夫)穴为配;阳日阴时以阳经(夫)穴为主,阴经(妇)穴为配;阴日阴时以阳经(夫)穴为主,阴经(妇)穴为配;阴日阳时以阴经(妇)穴为主,阳经(夫)穴为配。先针主穴,后针配穴。

2. 创飞腾八法 飞腾八法是王氏把古代哲学的九宫八卦学说与奇经八脉的理论相结合,按时针刺八脉交会穴的方法,其中日时干支与数字的关系是"甲己、子午九,乙庚、丑未八,丙辛、寅申七,丁壬、卯酉六,戊癸、辰戌五,巳亥属之四"(《扁鹊神应针灸玉龙经》)。

又把八脉交会穴分别配属九宫、八卦数,即公孙配乾、数6,内关配艮、数8,后溪配巽、数4,外关配震、数3,列缺配离、数9,申脉配坤、数2,照海配兑、数7,临泣配坎、数 1。另有 5 数居八卦之中，男寄于坤卦、配申脉，女寄于艮卦、配内关。

开穴时把临时日、时干支数相加后除以九，取余数合卦定穴。如甲子日、丙寅时，按歌诀数列成算式为（9+9+7+7）÷9=32÷9=3 余 5。以 5 数合卦，为中央，男寄于坤卦，取申脉；女寄于艮卦，取内关。

"飞腾八法"的名称首见于《扁鹊神应针灸玉龙经》（简称《玉龙经》），后见于明代徐凤的《针灸大全》，但开穴方法与王氏不同。而《针灸大全》中的"灵龟八法"却与此"飞腾八法"相近。看来徐凤的"灵龟八法"是在王氏的"飞腾八法"基础上演变而成的。

四、针刺临床特色

王国瑞在临床中重视辨证论治，或补泻兼施，或先补后泻，或先泻后补，或多泻少补，或多补少泻，皆法随病施，灵活多变。如《玉龙歌》中，治疗"偏正头风"，取穴丝竹，"痛则泻，眩晕则补"；治疗"不闻香臭"，取迎香穴"泻多补少"；又如治疗白带，取中极，"有子，先泻后补，血气攻心，先补后泻"。亦有处方由相同的腧穴组成，因症状不同而补泻有别。如《盘石金直刺秘传》中云："伤寒有阴有阳，用意参详，不问阴阳，七日过经不汗：合谷（补）复溜（泻）。""伤寒……虚汗不止……复溜（补）合谷（泻）。"通过对合谷、复溜补泻的不同，治疗无汗证和汗出，此法亦为后世所习用。某些穴位，须因病施用补泻，如上星，鼻渊则补，不闻香臭则泻；行间，疼痛泻之，痒麻补；后溪，热多泻，寒多则补，体现了王国瑞的辨证施术思想。

病证的虚实是针刺补泻的依据，王氏同穴补泻和异穴补泻灵活运用。同穴补泻即对某一腧穴施用先补后泻、先泻后补的手法，如风池先补后泻、迎香泻多补少、风市多补少泻等；异穴补泻即在一组配穴中施用不同的补泻手法，如腰脊强痛，人中（水沟）少泻无补，委中见血即愈（大泻）；头风痰饮，风池先补后泻，合谷看虚实补泻。

王氏对某些病症采用针加灸的方法，有同穴针灸兼施，有异穴分别灸刺。如《扁鹊神应针灸玉龙经·盘石金直刺秘传》中有："眼目暴赤肿痛，眼巢红：太阳（出血），大小骨空（灸）……耳聋气闭，肾家虚败，邪气攻上：肾俞（灸），听会（泻）……尸厥，中极（补），关元（灸）……黄疸四肢无力，中脘（灸），三里（泻）"，这是在一组针灸处方中，视穴位的不同而分别针灸。又如《盘石金直刺秘传》中："风毒瘾疹，遍身瘙痒，抓破成疮：曲池（灸，针泻），绝骨（灸，针泻），委中（出血）……中风后头痛如破：百会（灸，次用三棱针四旁刺之血出），合谷（泻）……伤寒，寒战不已：曲池（补），关元（灸，针补）。"这些是在同一穴位针灸兼施的治法，在古代针灸文献中比较少见，是王氏独特的特点,《针灸大成》杨氏医案中也常用此法。

五、学术传承与影响

王国瑞传承了何若愚、窦汉卿一派重视腧穴与气血流注盛衰时间的学术思想,并有新的发展。《玉龙经》是王国瑞在总结前人经验基础上(特别是金元针灸大家窦汉卿的针灸理论),结合个人临证心得编撰而成。由于其保存了宝贵的金元医家的针方及针法文献,具有很高的学术价值。同时该书也反映出王氏本人重视穴法、刺法的总结和应用,为腧穴的配伍、针灸配穴处方的发展奠定了基础。其中按时取穴在金元子午流注针法的基础上结合窦汉卿的"流注八穴",发展为"飞腾八法",在时间医学中独树一帜,对后世医家产生了深远的影响,明代徐凤的"灵龟八法",就是在王氏"飞腾八法"基础上形成的。

王氏大力倡导窦汉卿的针灸学术,注重四肢穴应用,飞腾八法、补泻手法、配穴施治各呈特色。在明代影响颇广,《针灸聚英》《针灸大成》及《针方六集》等多有引述。至清代,为《四库全书》所收载,《四库全书总目提要·扁鹊神应针灸玉龙经》评价说:"其中名目颇涉鄙俚,文义亦多浅近,而剖析简要,循览易明。"可见其具有很高的史实性、学术性和可读性。

第二十章　朱震亨的针灸特色

　　朱震亨（1281—1358 年），字彦修，婺州义乌（今浙江省义乌市）人。元代著名医学家，金元四大家之一。世居丹溪，故又称"丹溪翁""朱丹溪"。他 30 岁始读《素问》，从学于罗知悌，并受到刘完素、张从正和李杲等人的学术影响，根据江南土地卑湿的条件，反对滥用《局方》辛燥之剂，进一步发展刘完素的火热论，提出"阳常有余，阴常不足"，主张保存阴精，勿动相火，善用滋阴降火法，后人称为"滋阴派"，他的学说对杂病证治和温病学派的发展有一定的影响。

　　朱丹溪著有《格致余论》《局方发挥》《本草衍义补遗》等，其弟子门人及其私淑者整理编撰的著作有《丹溪心法》《丹溪手镜》《丹溪治法心要》《金匮钩玄》《脉因证治》等。他在针灸理论与临床上有颇深的造诣，《丹溪心法》《丹溪手镜》中均载有针灸学的内容，如《丹溪手镜·周身经穴》将经穴按分部排列，对人体腧穴的位置、所属经脉等用脚注、图示等方法予以表达，简明扼要，在《丹溪心法》中，朱氏补充了十二经脉病候，提出"合生见证"说，主张辨证分经治疗，认为针刺泻而无补，热证可灸。

一、"手足阴阳经合生见证"说

　　"合生见证"是指多条经脉的病证出现的同一症状，或者说同一症状可能与几条经脉有关。在《丹溪心法》中立专篇论述"手足阴阳经合生见证"，朱氏认为十二经脉均有自己独特的证候表现，而同一证候又往往可以由几条经脉同时受病而出现，说明经脉之间有相互影响的关系。

　　朱氏以《灵枢·经脉》十二经脉病候为基础，根据前人的理论及其临床经验，对十二经脉的病症作了大量的增补。如足太阳膀胱经见证，增入"便脓血""小腹胀痛、按之欲小便不得""肌肉痿"等；足厥阴肝经见证，增入"暴痒""头痛""耳无闻""颊肿""目赤肿痛""眩冒""转筋""善恐""骂詈"等，丰富了经络的临床运用。

在丰富十二经病证的基础上，朱氏提出了"合生见证"，共计33条（表8）。其中多数合生见证出现在关系密切的经脉上，由数条经脉循行通过某一部位所致。如"鼻鼽衄，手足阳明、太阳"，手阳明大肠经、足阳明胃经、足太阳膀胱经都通过鼻窍周围，三经受病后都可以出现"鼻鼽衄"，故"鼻鼽衄"为其合生见证。治疗时不仅可取阳明经在鼻部的局部穴，而且可在远端取昆仑穴，如《针灸大成》中昆仑可主治"鼽衄"。

表8　手足阴阳经合生见证表

症状	所属经脉	症状	所属经脉
头顶痛	足太阳、手少阳	胁痛	手少阴、足少阳
黄疸	足太阴、少阴	胸中痛	手少阴，足少阳
面赤	手少阴、厥阴，手足阳明	善呕苦汁	足少阳、足阳明
目黄	手阳明、少阴、太阳、厥阴，足太阳	逆，少气咳嗽，喘渴上气	手太阴、足少阴
耳聋	手太阳、阳明、少阳、太阴，足少阴	喘	手阳明、足少阴，手太阴
喉痹	手、足阳明，手少阳	臂外痛	手太阳、少阳
鼻鼽衄	手足阳明、太阳	掌中热	手太阴、阳明、厥阴
目眱眱无所见	足少阴、厥阴	肘挛急	手厥阴、太阴
目瞳仁痛	足厥阴	肠满胀	足阳明、太阴
面尘	足厥阴、少阳	心痛	手少阴、厥阴，足少阴
咽肿	足少阴、厥阴	痔	足太阳，手、足太阴
嗌干	手太阴，足少阴、厥阴，手少阴、太阳	热，凄然振寒	足阳明、少阳
哕	手少阳，足太阴	如人将捕	足少阴、厥阴
膈咽不通，不食	足阳明、太阴	疟	足太阴，足三阳
胸满	手太阴，足厥阴，手厥阴	汗出	手太阳、少阴，足阳明、少阳
胸支满	手厥阴、少阴	身体重	手太阴、少阴
腋肿	手厥阴、足少阳		

有些合生见证与相应脏腑的功能失调有关，如"少气、咳嗽、喘渴上气，手太阴、足少阴"，肺主气，肾主纳气，肺肾功能失调，皆可出现少气、咳喘，故咳喘诸症为肺肾的合生见证。还有一些合生见证与经脉循行、脏腑功能都有关系，如"心痛，手少阴、厥

阴，足少阴"，手少阴心经起于心中，手厥阴心包经起于胸中，足少阴肾经络心，从经脉循行而论，心痛可为三经的合生见证；从脏腑功能而论，心、心包受邪后可出现心痛，肾脏受邪，水气凌心，也可导致心痛、心悸，故心痛又为心、心包、肾的合生见证。合生见证的提出，把同一症状分属于相应的经脉、脏腑，于同中求异，是中医学较早的鉴别诊断方法，进一步完善了经络诊断学内容，为指导临床分经辨证治疗提供了依据。

二、热证用灸

朱丹溪的针灸医案在江瓘《名医类案》、魏之琇《续名医类案》以及《局方发挥》《格致余论》《丹溪心法》等文献中均有记载，其用灸取效的案例占十之八九，灸法可以治疗许多病症，如《丹溪心法》记载中风灸风池、百会，咳嗽灸天突、肺俞，泄泻灸百会，腰痛灸肾俞、昆仑，疝痛灸大敦，痈疽、乳痈、乳房肿硬灸其患部等；《脉因证治》载衄血灸大椎、哑门；《续名医类案》称丹溪灸肺俞、大椎、合谷、水分治愈一例水肿；《丹溪手镜》记载隔甘遂、大头蒜等灸治小便淋闭等。

朱氏继承《灵枢·背腧》艾灸补泻思想，提出"灸法有补泻火。若补火，艾烬至肉；若泻火，不要至肉便扫除之，用口吹风主散"。他倡导热证施灸，"热者灸之，引郁热之气外发，火就燥意也"，"火以畅达，拔引热毒，此从治之意"。除了实热证，他认为虚热也可用灸，"大病虚脱，本是阴虚，用艾灸丹田者所以补阳，阳生则阴长故也"。朱氏认为灸有补泻作用，既可以治疗虚热证，也可治疗实热证。

艾灸有泻引热下、散火祛痰、拔引热毒的作用，朱氏应用其治疗实热证，如《丹溪心法》载："有脚气冲心者，宜四物汤加炒黄柏，再宜涌泉穴用附子末津唾调敷上以艾灸，泄引热下。"又如《脉因证治》载"两手大热为骨厥如在火中，可灸涌泉五壮，立愈"。《续名医类案》载丹溪治一鼻流臭涕、脉弦小、右寸滑、左寸涩的"痰郁火热"证，灸上星、三里、合谷等，加服清热祛痰之剂而愈；另一例鼻流黄水脑痛，灸囟会、通天各七壮，去臭肉一块而安。

艾灸有补阳生阴、助元气的作用。朱氏认为艾灸可以"补阳，阳生阴长"，治疗阴虚有热证，如《名医类案》载一壮年咳嗽咯血、发热肌瘦，丹溪为灸肺俞五次而愈；认为"虚者灸之使火气以助元气也"，灸丹田可治虚脱证。

三、针刺有泻无补

朱氏在《丹溪心法·拾遗杂论九十九》中说："针法浑是泻而无补，妙在押死其血气则不痛，故下针随处皆可。"从这一学说出发，朱氏重视针刺泻实的作用，精于刺络放血以泻实。如《丹溪心法》中用三棱针刺委中出血治疬风、瘀血腰痛。《脉因证治》中用三棱针刺气冲出血治吐血，刺少商出血治喉痹。《格致余论·痛风论》载一痛风病案，"刺委中出黑血近三合而安"。除三棱针放血泻实外，毫针与火针的用法也多与攻邪有关。如《脉因证治》载五种心痛的针刺取穴，均以攻邪行滞为主。《丹溪手镜》中还提到治瘰疬用火针刺其核上，以起到攻破去瘀的目的。

朱氏强调针刺泻实的观点在汪机《针灸问对》、徐春甫《古今医统》、杨继洲《针灸大成》等著作中都有引述。汪机在《针灸问对》中不仅引述朱氏的这一观点，并在其用针的医案中，大多用攻破、开泄之法以泻实。如治咽喉肿用三棱针，《外科理例》载："一人咽喉肿秘，牙关紧急，针不能入。先刺少商二穴出黑血，口即开，更针患处，饮清咽利膈散一剂而愈。"

四、学术传承与影响

"滋阴派"创始人朱丹溪提出"阳有余阴不足"，阳有余指人之相火易于妄动，而非指人之真阳有余；所谓阴不足，是指阴精难成而易亏。主张滋阴降火，强调泻火以救阴，如治疗相火妄动所致的喉痹急症，刺少商出血以泻火；治疗血虚有火上行导致的脚气冲心，隔附子灸足少阴肾经涌泉穴，滋肾阴泄引热下；治疗大病虚脱阴虚证，艾灸丹田补阳生阴，阳生阴长。同时，朱氏注重阴阳之间的平衡制约、互根互用，临证亦不排除使用温阳补气的方法，用艾灸回阳救逆，苏厥醒神，治疗阳气虚脱。

朱丹溪倡导热证可灸，明代虞抟"私淑丹溪之遗风"，其学以朱丹溪为宗，在《医学正传·卷一》中总结灸法应用，对热证可灸进行发挥，云："虚者灸之，使火气以助元阳也；实者灸之，使实邪随火气而发散也；寒者灸之，使其气之复温也；热者灸之，引郁热之气外发，火就燥之义也。"明代汪机《针灸问对·卷下》记载："丹溪曰用火以畅达，拔引郁毒，此从治之意。"龚居中《红炉点雪·卷四·痰火灸法》也提出："以其针有劫夺之功……而灸法去病之功，难以枚举，凡寒热虚实，轻重远近，无往不宜……热病得火而解者，犹暑极反凉，犹火郁发之之义也……痰病得火而解者，以热则气行，津液流通故也。"

　　丹溪所提出的灸法"拔引郁毒"在后世医家的外科治疗中得到传承和应用，明代汪机《针灸问对·痈疽》、李时珍《本草纲目·第六卷·桑柴火》等均有记载。明代陈实功在《外科正宗·卷一·痈疽门》谓："盖艾火拔引郁毒，透通疮窍，使内毒有路而外发，诚为疮科首节第一法也。"《类经图翼·卷十一·针灸要览·诸毒伤》中指出："凡蛇蝎蜈蚣咬伤，痛势极危者，急用艾火于伤处灸之，拔散毒气则安。"说明艾灸能祛风拔毒，引邪外出，是灸治疮疡肿毒的要法。戴良在《丹溪翁传》中称"四方以病来迎者，遂辐辏于道，翁咸往赴之。其所治病凡几，病之状何如，施何良方，饮何药而愈，自前至今，验者何人，何县里主名，得诸见闻，斑斑可纪"，可见其医术之精湛，临证验案之丰富，其独特见解为后世医家提供了宝贵的治疗思路。

第二十一章 刘纯的针刺特色

刘纯（1358—1418 年），字宗厚，吴陵（今江苏省泰县、如皋市一带）人，明代著名医学家。其父淑渊为朱丹溪之高足。刘纯早年居淮南，继承家学，从其父及冯庭干等人学医，其学术思想多承丹溪。刘纯于明洪武初（1368 年）迁关中，在长安居住约 20 年，以医为业。后随军医疗迁至凉州，于洪武二十八年定居甘州，著有《医经小学》《伤寒治例》《玉机微义》《杂病治例》等，刘纯在陕西、甘肃行医约 40 年，医术精深，被誉之为"神方妙术"，是丹溪学派在西北地区具有代表性的医家。

《医经小学》为综合性医书，广辑明以前，特别是金元医书之精粹，以韵语形式编纂而成以便记诵。全书分脉诀、经络、病机、治法、运气等六个部分。卷三为经络，主要论述经络及经穴；卷五为治法，其中有针法与禁忌。此外，《玉机微义》载有灸法，《杂病治例》《伤寒治例》各证下都载有针灸法。

一、提出"平针法"

刘纯在《医经小学·卷五·针法》中提出的"平针法"，即分三部进退针、无明显补泻形式、以得气为度的手法。歌曰："先说平针法，含针口内温。按揉令气散，陷穴故教深。持针安穴上，令他嗽一声。随嗽归天部，停针再至人。再停归地部，待气候针沉。气若不来至，指甲切其经。次提针向病，针退天地人。"

1. 扪穴 在针刺之前，首先在施针部位进行按揉，"先以揉按，令其气散。次揩穴定，力重些最好"。其目的一方面减少进针时患者的疼痛，"以手指加力，按所针之穴，使邪气泄而易散，病人不知其针……病人亦不知其痛"；另一方面能够准确定穴，"其穴端正，使针易入不差"。

2. 进针 分天、人、地三部进针，首先捻转进入天部，"右手持针，安于穴上，随令患者嗽一声，左右用针，转入天部，皮肤之间也"；接下来捻转进入人部，"少时左右进至人部，肌肉之间也"；最后进入地部，"再少时，进至地部，筋骨之间也"。

3. 得气　本法关键的步骤是在针入地部之时进行候气以得气，"待气候针沉"。刘氏在按语中特别引用《内经》所说"针法手如握虎，如待贵人"，强调候气为先，得气为要。如果不得气，需用循切等方法催气，"气若不来至，指甲切其经"。得气之后，还要"提针向病"，运用行气的方法使气至病所。

4. 退针　分地、人、天三部依次退针，即"针退天地人"。

从刘氏平针法的操作步骤来看，进退针虽分三部，但无徐疾快慢之别；有捻转法的运用，并无左右轻重不同，是一种非补非泻，重在得气、行气的平和针法，与《灵枢》"导气法"相似。《灵枢·五乱》说："徐入徐出，谓之导气，补泻无形，谓之同精，是非有余不足也。"刘氏平针法中可见《灵枢》导气法"补泻无形"的精神，并结合了实践经验，以简洁明了的操作步骤将其具体化，大大增加了临床实用性和可操作性。刘氏还同时指出平针法三部进退针所适宜的腧穴为："凡穴当一寸许，如此作三次进之。"适应证为"大抵疼痛实泻，麻痹虚补"，治疗疼痛、麻痹等虚实不太显著或虚实兼有病证。《杂病治例》记载治疗风证、发热证时，均提出"针以导气"。

二、天地人分部补泻法

刘氏参考前人针刺补泻手法，分天、地、人三部操作，融合迎随、呼吸、捻转、开阖等单式补泻，以歌诀的形式总结出简明实用的复式补泻手法，《医经小学·卷五·针法》："补必随经刺，令他吹气频。随吹随左转，逐归天地人。待气停针久，三弹更熨温。出针口吸气，急急闭其门。泻欲迎经取，吸则内其针。吸时须右转，依次进天人。转针仍复吸，依法要停针。出针吹出气，摇动大其门。"

刘纯对出针的操作强调，出针宜缓，避免猛出针而引起出血和不适。《医经小学·卷五·针法》，"凡出针不可猛出，必须作两三次，徐徐转而出之则无血，若猛出者必见血也。"治疗发热证，他则主张泻血以清热，《杂病治例》载："如热无度不可止，陷谷出血。"此说仍传承丹溪"针泻"之意，对于实证、热证多用泻法。

三、夺命穴治晕针

刘如果出现晕针，刘氏用"夺命"穴救治，穴位在肩髃与尺泽穴连线的中点，"有晕针者，夺命穴救之，男左女右，取左不回，却再取右，女亦然。此穴正在手膊上侧筋骨陷中，即是虾蟆儿上边也，从肩至肘，正在当中。"夺命，乃夺回生命、起死回生之意，此穴为治疗晕针的经验穴。

在穴法上，传承窦氏八脉交会穴，并以歌诀形式保留相传，"公孙冲脉胃心胸，内关阴维下总同；临泣胆经连带脉，阳维目锐外关逢；后溪督脉内眦颈，申脉阳跷络亦通；列缺任脉行肺系，阴跷照海膈喉咙。"

四、学术传承与影响

刘纯在对针灸文献的整理上，一方面对前人所集文献每以按语形式，或发挥其理，或考正辨误；另一方面编以歌赋，简明实用，便于记诵。杨士奇在《医经小学序》中评价："撮其切要，缀为韵语、类粹，以便初学……医学之指南而端本之书也……此书非刘氏莫之为，非陈公亦莫之传，学医之幸，生民之幸也。"徐凤《针灸大全》中也收录了《医经小学》的针灸内容；高武将《杂病治例》《伤寒治例》《玉机微义》中的大量针灸处方，整理后辑入《针灸聚英》。

经徐凤、高武的引录，刘纯整理的针灸文献对明代及明以后的针灸学产生了较大的影响。其中刘氏"平针法"可见于《针灸聚英·卷三·下针法》和杨继洲《针灸大成·卷三·针法歌》。现代临床最为常用的平补平泻法，尽管名称见于《神应经》《针灸大成》，但实际意义并不相同。李鼎教授在《针灸学释难》中指出，近人所称"平补平泻"是一种不分补泻的以得气为度的刺法，有人认为相当于古代所称"平针法"，皆注重手法的平和，并以得气为度。可见，"平针法"对现代"平补平泻法"的产生有一定影响。

第二十二章　徐凤的针灸特色

　　徐凤，字延瑞，江右弋阳古塘（今江西省弋阳县石塘）人，撰有《针灸大全》，生平不详。据《针灸大全·卷三》记载有泉石老人的《金针赋》，《金针赋》序文中称，该赋撰于明代正统己未（1439年），而成书于明代正德八年（1529年）的《针灸聚英》中已大量引录了《针灸大全》的文字，则《针灸大全》的成书年代当在明代正统至正德年间（1439—1529年）。据此推论，徐凤约生活于14世纪下半叶至15世纪上半叶，是明代针灸医家。

　　《针灸大全》（又名《针灸捷要》《徐氏针灸》）共6卷。卷一为针灸歌赋，载有《周身经穴赋》《十二经脉歌》《孙思邈先生针十三鬼穴歌》《长桑君天星秘诀歌》《马丹阳天星十二穴并治杂病歌》《四总穴歌》《流注指微赋》《通玄指要赋》《灵光赋》《席弘赋》等内容。卷二载录了窦默的《标幽赋》，并加注释。卷三载录了《梓岐凤谷飞经走气撮要金针赋》，其后论述了子午流注纳甲法的开穴方法。卷四载录了《窦文真公八法流注》，列出了八法治证234种，并载有按时取穴的灵龟八法和飞腾八法。卷五论述全身腧穴的定位。卷六主要载录灸法，包括取四花穴、膏肓穴，骑马灸以及《论艾炷大小》《论壮数多少》等内容，并对一穴多名作了详细介绍。《针灸大全》的内容多被其后的《针灸聚英》《针灸大成》等针灸著作所转载。

一、传承窦默的学术

　　徐凤对窦默的学术极为尊崇，以窦默针法为宗是徐凤针灸思想的特色。《针灸大全》全文载录了窦默的《标幽赋》，并详加注释；《针灸大全·卷四》又专论窦默的"流注八穴"。

　　窦默的《标幽赋》是一篇针灸名赋，历代注家颇多，如元代的王国瑞、明代的杨继洲和吴崑、清代的李学川等，徐凤所注比较切合窦氏原意。例如《标幽赋》"春夏瘦而刺浅，秋冬肥而刺深"，徐凤注解说："经云病有沉浮，刺有浅深；各至其理，无过其道。过之则内伤，不及则外壅，外壅则邪从之。浅深不得反为大贼，内伤五脏后生大病。故曰春病在毫毛腠理，夏病在皮肤。故春夏之人，阳气轻浮，肌肉瘦薄，血气未盛，宜刺之浅。秋病在肌肉血脉，冬病在筋骨。秋冬则阳气收藏，肌肉肥厚，血气充满，刺之宜深。"徐凤引用《素问·刺要论》和《灵枢·终始》的原文，为赋文所述提供了理论根据。杨继洲则将徐凤此注全文抄录。而吴崑注云："春夏气浮于表故云瘦，秋冬气沉于里故云肥。"按春夏阳气浮浅，故宜浅刺；秋冬阳气深沉，故宜深刺。而瘦人肉薄，自宜浅刺；肥人肉厚，自宜深刺。吴崑则称春夏气浮于表为"瘦"，称秋冬气沉于里为"肥"，释义无据。

又如《标幽赋》说："凡刺者，使本神朝而后入；既刺也，使本神定而气随。神不朝而勿刺，神已定而可施。"王国瑞注云："神者脉也。脉息见于穴下，气至可刺之；脉息不至则不均，不全则不定，穴下气分不可刺也。至慎！至慎！"王氏释"神"为脉，明显不准确。吴崑注云："本神主宰本经元神也。前云气至，此云神朝，旨哉言矣！《难经》所谓知为针者信其左，乃本神朝穴也，自非神良，恶能道此？"吴氏望文生义，释"本神"为主管本经的本原之神，又以穴位处出现的搏动感释"本神"，亦与赋文原意不合。徐凤注解说："凡用针者必使患者精神已朝，而后方可入针。既刺之，必使患者精神才定，而后施针行气。若气不朝，其针为轻滑，不知疼痛如插豆腐者，莫与进之，必死之候。如神气既至，针自紧涩，可与依法察虚实而施之。"徐凤以"患者精神"释"神"，切合临床实际，杨继洲亦将徐凤此注全文抄录。

徐凤善用八脉交会穴，拓展了窦默倡导的流注八穴的临床应用范围。窦默《针经指南》中的"流注八穴"列出了213个主治病症，而徐凤《针灸大全·卷四·八法主治病证》中则增为234症。窦默将八脉交会穴分为四组，两两相配，每穴有20～30个主治病症。若为该穴的主治病症，则该穴为主，相配另一穴为合，每症只取八脉交会穴中的两穴，此即为"主合相配"。而徐凤则将八穴分别论述，每穴分别主治20～30个病症，不同的主穴配合不同的应穴，此应穴可以是八脉交会穴，但更多的是分布于全身的其他穴位。例如公孙穴主治"九种心疼，一切冷气"，配以大陵二穴、中脘一穴、隐白二穴；又如公孙穴主治"痰膈涎闷，胸中隐痛"，配以劳宫二穴、膻中一穴、间使二穴。此即为"主应相配"。徐凤说："以上八脉主治诸证，用之无不捷效，但临时看证，先取主治之穴，次取随证各穴而应之。或行针，或着艾，在乎用之者之能以临时机变，活法施之，不可独拘于针也。"强调辨证取穴灵活施治，徐凤提出的主应相配的取穴思路，比窦默所述更为全面，而或针或灸的治疗方法也更具有指导意义。

二、阐发子午流注取穴法

徐凤推崇按时取穴，对子午流注作了阐述，云："夫子午流注者，刚柔相配，阴阳相合，气血循环，时穴开阖也。何以子午言之？曰：子时一刻乃一阳之生；至午时一刻乃一阴之生。故以子午分之而得乎中也。流者往也；注者住也。"所谓"得乎中"，即易学中所反复强调的"尚中"思想。徐凤认为子午流注之法，"虽《针灸四书》所载，尤且不全。还原化本之理，气血所纳之穴，俱隐而不具"，因此他对《子午流注针经》中所载的子午流注纳甲法进行了修改。

他以《难经•六十四难》所述，统一了何若愚纳甲法中五输穴配属五行的不同；扩大了何若愚纳甲法中返本还原的阴经开穴；把何若愚纳甲法中三焦经、心包经五输穴在癸日的开穴作为纳穴，按照原来所开时辰的天干，分别配属于其他十经之后，并用五行生克关系进行解释，使原来何若愚纳甲法在阳干合处或阴干合处时分别注于三焦经或心包经的全部五输穴减少为一个纳穴。这些修改体现了徐凤"子午相生，阴阳相济"的指导思想，更加突出了阴阳五行学说在子午流注纳甲法的核心作用，使得徐凤纳甲法的理论体系在从易学象数派的角度看来更为完整。徐凤并撰有十首《子午流注逐日按时定穴歌》，以歌诀的形式叙述了徐凤纳甲法的逐日按时开穴，由于其颇便记诵流传甚广。现在临床上所常用的纳甲法，即是徐凤所述的内容。

在徐凤的修改之下，子午流注纳甲法的内容得到了丰富发展。人与天地相参、阴阳五行、脏腑经络、气血流注、候气逢时等理论学说的有机结合，循环往复、周而复始的流注开穴特点，十二经脉66个五输穴的均衡排列方式，子午流注纳甲法因此具有了系统的理想配置和近乎完美的外在表现形式，充分显示了传统中医理论中的系统观念和强调事物间相互联系的整体思维特点，从而被认为是传统时间针法的缩影。

三、倡用灵龟、飞腾针法

飞腾八法是以八脉交会八穴与九宫八卦相配，结合日时干支来推算开穴。为元代医家王国瑞所创（见《扁鹊神应针灸玉龙经》中）。该法先将所求日时的干支代数加在一起，得出四个数字的和数，然后用九除，得出其余数（如正好除尽则是九），再根据这个余数去推算它所代表的穴位。即：一属坎卦为足临泣，二属坤卦为申脉，三属震卦为外关，四属巽卦为后溪，五为中宫（男寄于坤，为申脉；女寄于艮，为内关），六属乾卦为公孙，七属兑卦为照海，八属艮卦为内关，九属离卦为列缺。

徐凤所倡用的灵龟八法与王国瑞的飞腾八法十分相似，亦是着重于按九宫数纳卦开穴，但具体推算方法以及八穴与九宫八卦的配合又有所差异。灵龟八法采用了阳日用九除、阴日用六除的公式，以此求出日时干支代数和数的余数（如正好除尽则分别是九或者是六），然后再根据这个余数去查找它所对应的穴位。即：一属坎卦为申脉，二和五属坤卦为照海，三属震卦为外关，四属巽卦为足临泣，六属乾卦为公孙，七属兑卦为后溪，八属艮卦为内关，九属离卦为列缺。

至于徐凤所称的飞腾八法，则与王国瑞的飞腾八法完全不同。开穴方法十分简单，只是按时干纳卦取穴。即：甲时、壬时属乾卦为公孙，乙时、癸时属坤卦为申脉，丙时属艮卦为内关，丁时属兑卦为照海，戊时属坎卦为足临泣，己时属离卦为列缺，庚时属震卦为外关，辛时属巽卦为后溪。

徐凤在《针灸大全·卷四》中说："愚谓奇经八脉之法各不相同。前灵龟八法，有阳九阴六、十干十变开阖之理，用之得时无不捷效。后飞腾八法亦明师所授，故不敢弃，亦载于此以示后之学人。"徐凤所倡用的灵龟八法和飞腾八法，现在仍在临床上广泛应用。

四、重视用灸

徐凤重视灸法，《针灸大全·卷六》即专论灸法，载有《点穴论》《论艾炷大小》《论壮数多少》《论点艾火》《论避忌》《论治灸疮》《定取四花六穴之穴》《〈千金方〉论取膏肓穴法》《取肾俞穴法》《取骑竹马灸穴法》《灸心气穴法》等内容，详细讨论了取四花穴、膏肓俞穴、肾俞穴、骑马灸、心气穴的具体方法。徐凤认为灸法点穴应该体位端正，"凡点穴法，皆要平正四体，无使歪斜，灸时恐穴不正徒坏好肉耳。若坐点则坐灸，卧点则卧灸，立点则立灸。反此一动则不得真穴矣"（《针灸大全·点穴论》）。施行灸法应先阳后阴，先上后下，先少后多。艾炷欲大，小弱者则小作之，"使火气不能远达，病未能愈，则是炷欲大，惟头与四肢欲小耳，但去风邪而已"（《针灸大全·论艾炷大小》）。至于壮数多少，徐凤指出，前人所谓灸五百壮、千壮，"岂可一日而尽，必待三、五、七日，以至三年、五年，以尽其数乃可得也"（《针灸大全·论壮数多少》）。徐凤有关灸法的论述体现了他丰富的临床经验，也是对《千金要方》中艾灸方法的很好继承，至今仍有着重要参考价值。

五、学术传承与影响

徐凤继承了窦默的学术思想，对《标幽赋》详加注释，增加了窦氏"流注八穴"的主治病症，并提出"主应相配"的取穴方法，拓展了八脉交会穴的临床应用。徐凤学有渊源，号称"医林状元"的明代著名医家龚廷贤在《徐氏针灸》序中称赞他能"得窦太师之真传"。

《针灸大全》载有泉石老人的《梓岐风谷飞经撮要金针赋》。"名其金称其贵也，贵能劫疾于倾刻之间"，因此以"金针"为名。全赋分九段，共1721字，赋前有徐凤按语和泉石老人自序，赋中"首论头病取足，左病取右，男女早晚之气，手足经络顺逆之理；次论补泻下针，调气、出针之法；末论治病驱运气血，通接至微之妙"，并具体介绍了针刺十四法、三才分部法、调气法、烧山火、透天凉、阳中隐阴、阴中隐阳、子午捣臼、进气、留气、抽添、青龙摆尾、白虎摇头、苍龟探穴、赤凤迎源等针法。这是一篇专论针刺手法的针灸歌赋，对后世颇有影响。

徐凤称："此《金针赋》乃先师秘传之要法。得之者每每私藏而不以示人，必待价之金乃可得也。予今以活人为心，更不珍藏，载于卷中，与同志之士共知。学者慎勿轻视！若能熟读详味，久当见之，则用针之法尽于此矣！"可见《金针赋》中所载各种针刺手法均为徐氏师门秘传手法，徐凤对此甚为推崇。徐凤把师门秘传的《金针赋》公诸于世，极大地促进了针刺手法的发展，《金针赋》也因此成为针灸文献的经典名篇。

徐凤对针灸学术的发展有重要贡献，特别是他修改了《子午流注针经》中的子午流注纳甲法，创立了灵龟八法和新的飞腾八法，完善了我国时间针灸学的理论与方法。

第二十三章　方贤的针灸特色

方贤，约生于15世纪，浙江省吴兴人，明代医学家。方贤为明代宫廷御医，曾任太医院院使、院判等职。方贤在前任太医院院使董宿汇集诸家医方而成的《试效神圣保命方》的基础上，与御医杨文翰重加订正，分门别类，删繁补缺，编成《奇效良方》，于成化六年（1470年）刊行问世，并于成化九年重新刊印。

《奇效良方》全名为《太医院经验奇效良方大全》共69卷，分64门，收方7000有余，分门别类甚为实用。因作者董、方、杨都是太医院院使或御医，有条件"翻阅载籍"，故本书收集了自宋至明初医方的精华，综合了中医内外科、儿妇科以及杂病的医疗经验。将太医院方汇编成书出版，使明代太医院方得以在民间流传。卷五十五为针灸门主要论述用针法及针灸注意事项。此外，其他各卷亦有关于针灸治疗的记载。

一、重视针刺手法

《奇效良方·针灸门》中的38篇中，有22篇论述毫针刺法，不仅提出了单式手法，还有很多复式手法。其"指法一十四条"是对窦汉卿"手指补泻"十四法的继承和发展。如单式手法，《奇效良方》将其"循法"易为"掐法"，"掐者，凡下针于所部分经络，用手上下掐抹之使气往来，推之则行，引之则止"，与窦氏"循法"基本相同；所载"努法"是窦氏十四法中没有的；他还将"盘法"另外单独列出，称"盘针法，且如针中脘、关元之穴，先刺入二寸五分，退出一寸，只留一寸五分在内，盘之，且如要取上焦胞中之病，用针头迎向上，刺入二分，补之，使气攻上，若脐下有病，退出二分"。

《奇效良方》更加详尽地论述"赤凤摇头""苍龙摆尾""龙虎交战""龙虎升腾""子午捣臼""阳中隐阴""阴中隐阳""烧山火""透天凉""留气法""进气法""提针法"等复式针刺手法。后人提起复式针刺手法往往以《金针赋》为学术来源，殊不知同时代的《奇效良方》记载的针刺手法比《金针赋》的论述更详尽，更具操作性。

为达到"气至病所",历代医家探索了各种操作方法。方贤主张针刺应"气至病所",并提出了具体的方法,如"指法一十四条"中努法"如气不至,令病患闭气一口,着力努之,外以泻针引之,则气至矣"。"针解法"指出"凡刺手足,欲使气上行,以指下抑之;使气下行,以指上抑之,用针头按住少时,其气自然行也"。此法是将辅助手法的按法和按针法结合起来,是一种独特的行气之法,与《金针赋》所说"按之在前,使气在后;按之在后,使气在前,运气走至疼痛之所"有相通之处。

二、强调治神

针刺过程中的治神是提高针刺疗效的重要因素之一,治神在针刺治疗上有重要的地位。《灵枢·本神》说:"凡刺之法,必先本于神。"方贤在《奇效良方》非常强调治神,认为患者要在气血平定时方可针刺,如遇风、寒、暑、湿、阴、燥等邪气时,需调理后才可针刺,"凡用针刺,遇夏月烦躁,令病人于风凉处,先服宣通气血之药,然后刺之","若病人乘马而来,必血气乱而困于身,候气定,然后刺之"。只有在病人精神安定的情况下,针下的气行现象才容易出现。在针刺时,要"医与病者,各自正己之神"。病者要对治疗有信心,"发其信心,所刺之处","从今针后,再不敢犯也"。而医者须"临病之处,目无邪视,心无邪念",对待病人要"志诚信意,如待宾客"。他还强调在留针候气时"令病人忘忧绝虑,勿暴喜怒动其心"。针刺之后,病人也要注意神定,凡病人针毕数日"切忌暴喜,喜则伤神,神既有伤,旧疾不除,新病又生矣","勿令暴怒,怒则伤肝,其魂无定,血无所归,何疾不生"。由此可见,方氏强调针刺要"气血定""正己之神",治神要贯穿整个针灸治疗过程中,从针刺前的"神定"到针刺后的"调神",对针灸临床都有很大的意义。

三、重视奇穴

奇穴在《灵枢·刺节真邪》中称为"奇输",《素问》记载以折草法取背部的奇穴。春秋战国时期奇穴已广泛应用于临床,但大多未予以命名。隋唐时期,一部分奇穴在原有定位、主治的基础上又被赋予穴名,同时也出现一批有定名、定位、主治的内容完整的新的奇穴。孙思邈的《备急千金要方》《千金翼方》中记载奇穴有 187 个。

元代王国瑞《玉龙歌》中首次出现"奇穴"这一名称,"翻胃不禁兼吐食,中魁奇穴试看看"。方贤《奇效良方·针灸门》设奇穴专篇,收载有内迎香、鼻准、耳尖、聚泉、左金津右玉液、海泉、鱼腰、太阳、大骨空、中魁、八邪、八风、十宣、五虎、肘尖、肩柱骨、二白、独阴、内踝尖、外踝尖、囊底、鬼眼、体骨、四缝、中泉、四开等 26 个奇穴。确立了奇穴的学术地位。杨继洲《针灸大成》专列经外奇穴门，记载奇穴 35 个；张介宾《类经图翼》也列奇俞类集篇，载穴 84 个；清代廖润鸿《针灸集成》汇集奇穴 144穴；清代官修《医宗金鉴》承袭了《类经图翼》的内容，未予增删，使奇穴成为腧穴中的一类。现在的腧穴分类也是有经穴、奇穴和阿是穴三类。

四、学术传承与影响

方氏传承了窦汉卿的学术思想，在《奇效良方·针灸门》的第一篇就引用窦汉卿的论述 "必欲治病，莫如用针。巧运神机之妙，攻开圣理之深。外取砭针，能蠲邪而扶正，中含水火，善回阳以倒阴"（《通玄指要赋》），可以看出他对窦氏针灸学术的推崇。该书对后世有较大影响，如明代《针灸大成》中，许多篇幅可看《奇效良方》的内容，如《奇效良方·行针法》就全文转载在《针灸大成》中，只不过易名为 "行针总要歌；又如在《针灸大成》中的 "运气法"，实为《奇效良方》"进气法" 的内容。此外，《针灸大成》中 "阳中隐阴" "提针法" "苍龙" "赤凤" 诸法，从内容来看亦是取自《奇效良方》，而不是《金针赋》，足见《奇效良方》对后世针刺手法产生的影响之深。

准确的定穴是临床取得疗效的基础，方贤定位取穴以解剖部位为准，"分寸寻来审用之"，"求穴看纹还有理"，"寸寸人身皆是穴，但开筋骨莫胡疑"（《奇效良方·行针法》）。方贤把奇穴列为专类，完善了腧穴的分类，对腧穴学术的发展作出了贡献。

20 世纪 50 年代池清澄《针灸孔穴及其疗法便览》载入奇穴 324 个；《针灸经外奇穴治疗诀》载奇穴 207 个；1963 年出版的《针灸经外奇穴图谱》收载 588 个奇穴，10 年后出版的续集又收集了 1007 个奇穴；1998 年实施的《腧穴国际标准化方案》按照奇穴选入要求，选入了 48 穴，均对补充和完善经络腧穴理论，促进针灸学术发展起到了重要的作用。

第二十四章　汪机的针灸学术特色

　　汪机（1463—1539年），字省之，别号石山，明代医学家，安徽省祁门县人。祖父汪轮、父亲汪渭均为名医。因世居县城内之石山坞（又称南山朴墅），号称"石山居士"，世称汪石山。汪氏早年随其父汪渭（字公旺）行医，他30岁开始私淑于朱丹溪，深受丹溪、东垣学说影响，他以《内经》气血营卫立论，倡导"营卫论"，将丹溪的"阳有余阴不足"比作卫气和营气，根据东垣的《脾胃论》提出调理脾胃、培补元气之说。著有《石山医案》《读素问抄》《针灸问对》《外科理例》《运气易览》《痘治理辨》《推求师意》《脉诀刊误补注》《本草会编》《伤寒选录》《医学原理》等。他在针灸学术上善用砭刺灸法治疗外科病，强调循经取穴，提出治病无定穴的学术观点，并根据《内经》《难经》的观点对刺法补泻、子午流注等问题提出自己的看法，其针灸学术特点主要反映在《针灸问对》和《外科理例》两书中。

一、法宗内难阐发医理

　　为发扬岐黄的针焫之说，汪机刻苦钻研古代医著，编写《针灸问对》，"凡岐黄仓扁之诸遗书，靡不探其旨綮"，"取灵枢、素、难及诸家针灸之书，穷搜博览，遇有论及针灸者日逐笔录，积之盈箧不忍废弃，因复序次其说，设为问难以著明之"（《针灸问对·序》）。《针灸问对》成书于1530年，分上、中、下3卷，采用问答形式，提出84个问题自问自答。有46问完全引自《内经》《难经》。论述针灸理论、经络、穴位、九针、手法和各种病证的针灸治疗、以及不同体质的针刺注意事项与禁忌。上、中卷论述脏腑经络、荣卫气血、针刺原理及方法；下卷专论灸法适应证，内容多取自《素问》《灵枢》及当时的针灸医籍。

　　通过对古籍研究，汪氏指出"此上古之书，传写已久，其中多有缺误"，告诫后学"当知圆机活法，不可守经无权"。《针灸问对》大量引录《内经》《难经》经典原文，对经文中的针灸理论进行阐发，或依据经典对诸家之说进行评议，认为"《灵枢》第一篇针之大经大法，不可不读也"，"素、难所论，刺法之正也"（《针灸问对·卷上》）。

1. 对经典的阐述　如关于《内经》的"迎随"，他解释为"邪之将发也，先迎而亟夺之，无令邪布，故曰卒然逢之，早遏其路。又曰方其来也，必按而止也，皆迎而夺之，不使其传经而走络也。"《难经》则释之为"迎而夺之者泻其子也，随而济之者补其母也"。汪氏认为《素问》《难经》所论迎随之所以不同，是因为《素问》通各经受病言，《难经》主一经受病言，病之合于《素问》者，宜依《素问》各经补泻之法治之。病之合于《难经》者，宜从《难经》子母迎随之法治之，各适其宜庶合经意"。

2. 对诸家学说的评议　汪氏对多种针刺手法持以否定态度，如他评价"三才法"："赋言内针作三次进，出针作三次退，与经文徐而疾、疾而徐之意大不相合，且针出内而分三才，肉厚穴分用之无碍，肉薄去处法将何施？"他还对一些医家"动辄以袖覆手，暗行指法，谓其法之神秘，弗轻示人"的作法予以批评，《针灸问对》云："求法之神秘，吾未之信也。况此等法，证之于经则有悖于经，质之于理则有违于理。彼以为神我以为诡，彼以为秘我以为妄，固可以愚弄世人，实所以见鄙识者，古人有善惟恐不能及人，今彼吝啬至此，法虽神秘，殆必神亦不佑，法亦不灵也。"

汪机在《针灸问对》中评价何若愚子午流注取穴法时，指出："此皆臆说，素难不载。不惟悖其经旨，而所说亦自相矛盾者多矣。彼谓阳日阳时阳经穴开，故甲子日甲戌时，甲胆窍阴井开，此固然也。丙子时，属于乙丑日辰，乃阴日阳时也，而谓丙小肠前谷荥穴开，其与阳日阳时之说合乎？否乎？"他根据《灵枢·五十营》和《灵枢·营卫生会》记载，认为每一个时辰开一个穴的纳甲法与《内经》说法不符，主张删去纳甲法，而存养子法，养子时刻注穴法是一日开取 66 穴的方法。

二、切脉观色，医之大要

汪氏强调针灸治病要重视诊察，在《针灸问对》中提出"素、难所论针灸必须察脉以审其病之在经在络，又须候气以察其邪之已至未来"，认为"切脉观色，医之大要"，这是他对《灵枢·九针十二原》"凡将用针，必先察脉"的发挥。

他认为针刺之前了解病情，"全凭察脉盛衰，以知病在何经，乃可随病以施针刺也。苟不诊视则经脉之虚实，补泻之多寡，病症之死生，懵然皆无所知矣。于此而妄施针灸，宁免粗工之诮哉"。他指出"凡病皆当辨别邪正内外虚实，然后施针补泻，庶不致误"，提出实证要深刺，虚证宜浅刺，"脉实而疾则深刺以泻，脉虚而徐则浅刺以补"（《针灸问对》)，如此才符合"五脏已定，九候已备，后乃存针"的诊治规则以取得较好的疗效。

他批评当时的针灸医生不重视诊脉，"今之针士置而弗论，此刺法所以不古若而，愈疾亦十无一二也"，"世之专针科者既不识脉，又不察形，但问何病，便针何穴，以致误针成痼疾者有矣"。他对外科医生不诊脉也提出批评："今之疡医多不诊脉，惟视疮形以施治法。盖疮有表里虚实之殊，兼有风寒暑湿之变，自非脉以别之，安得而察识乎？"他把疮疡的脉象放在《外科理例·卷一》的第一篇，"因详列其脉之所主，揭之于首"，告诫医生临证要通过切脉观色以减少失误，避免妄行针刺导致"绝气危生"。临证当以诊脉为首务，脉证合参，辨证施治。

三、循经取穴，依经诊治

汪氏继承了刘完素按疮疡部位循经选穴的经验，提出痈疽的治法"痈疽初发，必先当头灸之以开其户，次看所发分野属何经脉，即内用所属经脉之药引经以发其表，外用所属经脉之腧穴针灸以泄其邪，内外交治，邪无容矣"（《外科理例·论灸刺分经络五十》)，刘完素提出了治疗疮疡的选穴，"若从背而出，当从太阳五穴随证选用，或刺或灸泄其邪气，凡太阳多血少气，至阴、通谷、束骨、昆仑、委中。从鬓而出者，当从少阳五穴选用，少阳少血多气，窍阴、侠溪、临泣、阳辅、阳陵泉。从髭而出者，当从阳明五穴选用，阳明多血多气，厉兑、内庭、陷谷、冲阳、解溪。从脑而出者……当刺绝骨以泄邪气"（《素问病机气宜保命集·疮疡论》)。背、鬓、髭分别为足太阳、足少阳、足阳明经脉所联系，故在这些经脉上选穴。

汪氏对病症分析也以经络循行为依据，如肺痛主胠满，其原因是"肺脏气而外，主息。其脉支别者从肺系横出腋下，故喘而两胠满"。肝痛主小便，因"肝主惊。肝脉循股入毛中，环阴器抵少腹，直上贯肝膈，布胁肋，故两胠满。两胠满，卧则惊，不得小便"（《外科理例·肺肝肾痛证十一》)。

他提出募穴出现的隐痛可作为相应的五脏六腑痈疽的诊断依据，《外科理例·辨脏腑内疮十三》记载："中府隐隐痛者肺疽，其上肉微起者肺痈。巨阙隐隐痛者心疽，其上肉微起者心痈。期门隐隐痛者肝疽，其上肉微起者肝痈。章门隐隐痛者脾疽，其上肉微起者脾痈。京门隐隐痛者肾疽，其上肉微起者肾痈。中脘隐隐痛者胃疽，其上肉微起者胃痈。天枢隐隐痛大肠疽，其上肉微起大肠痈。丹田隐隐痛三焦疽，其上肉微起三焦痈。关元隐隐痛小肠疽，其上肉微起小肠痈。"他还提出"背上九处不可病痈"，此九处为玉枕、项节、崇骨、五脏、肺俞、肝俞及膈俞、肾俞、后心鸠尾、鸠尾骨穴，多与经络所过、腧穴所在有关。

四、法随症施，治无定穴

汪氏认为"邪客于人，与正周流上下，或在气分，或在血分，无有定处"，在《针灸问对》中提出"治病无定穴"，要根据病情选穴，反对机械运用"某穴主某病"。他说"审经与络，分血与气，病随经所在，穴随经而取"，"夫病变无穷，灸刺之法亦无穷，或在上下取之，或在下上取之，或正取之，或直取之"，要究病因，察传变，审经络，分气血，灵活运用。不可拘于"某穴主某病之说"。

汪氏指出"气分血分之病，针家亦所当知"，病邪侵袭人体，随正气周流全身，治病时应先判断病在气还是在血，"病在气分游行不定，病在血分沉着不移。以积块言之，腹中或上或下，或有或无者是气分也。或在两胁，或在心下，或在脐上下左右，一定不移，以渐而长者是血分也。以病风言之，或左足移于右足，或右手移于左手，移动不常者气分也，或常在左足，或偏在右手，着而不走者血分也"。他根据病在气分、血分进行取穴，提出了针灸治病的取穴大法，气分病以远取为主，血分病以近取为主。病在气分，要"上有病下取之，下有病上取之"；"在左取右，在右取左"；病在血分，治疗"随其血之所在，应病取之"（《针灸问对·卷之上》）。

"治病无定穴"，就是根据病情选用相应的穴位，并非不要穴位，而是更强调穴位运用的准确性、灵活性。《外科理例》中有大量医案是随病所在而针灸的，如"一儿周岁，患丹毒，延及遍身如血染，用瓷锋击刺，遍身出黑血，以神功散涂之，服大连翘饮而愈"。再如环跳穴处疼痛一证，记载了四种不同治法，一是环跳穴处患附骨疽，用针刺出脓的办法治疗；一是环跳穴处患附骨疽，用豆豉饼灸患处治疗；一是因痫瘛涩，环跳穴作痛，用刺委中出黑血治疗；一是环跳穴痛，但脓未成，则不用针灸而用内托黄芪酒煎汤治疗。可见，"治病无定穴"强调的是辨证选穴，注重整体观念。

对于某穴针几分、留几呼、灸几壮的说法，汪氏认为："古人治法，惟视病之浮沉而为刺之浅深，岂以定穴分寸为拘哉？"应该以气至为主，而不能以呼之多少为候，"若依留呼之说，气至则可，气若不至亦依呼数而去针，徒使破皮损肉，有何益于病哉？"至于灸壮之大小多少，他指出"当视其穴俞肉之厚薄，病之轻重，而为灸之"，不要拘守规定的壮数。汪氏主张根据病人的具体情况决定针灸的方法，提出的"夫病变无穷，灸刺之法亦无穷"是很有见地的。

治病无定穴是学以致用的最高境界。汪氏说："夫圣人之于针，非经络孔穴无以教后学，后学非经络孔穴无以传之师。苟不知通变，徒执孔穴，所谓按图索骥，安能尽其法哉。"

五、针砭艾灸，善治疮疡

汪机的临床经验非常丰富，尤其擅长用针砭、艾灸治疗疮疡。他认为"疮疡一科用针为贵。用之际，须视其溃之浅深，审其肉之厚薄。若皮薄针深，反伤良肉，益增其溃。肉厚针浅，脓毒不出，反益其痛"，提出"附骨疽、气毒、流注及有经久不消，内溃不痛者，宜燔针开之""若治咽喉，当用三棱针""若丹瘤及痈疽，四畔赤，疼痛如灼，宜砭石砭之，去血以泄其毒"。《外科理例·针法总论第五十一》还记载有"一妇患腹痛，脓胀闷瞀，卧针，脓出即苏""一人囊痈脓熟肿胀，小便不利，几殆，急针，脓水大泄，气通而愈"等针刺案例。

对治疗痈疽，他提出"已成脓血，砭石锋针取之"，并举例说明针刺的作用，"一妇乳痈脓成，针刺及时，不月而愈。一人腿痈脓成，畏针几殆，后为针之，大补三月而平。一人腿痈，脉症俱弱，亦危症也，治以托里得脓，不急针刺，后脓水开泄不敛而死。一妇发背，待自破，毒内攻。一人腹痛溃透，秽从疮口出，皆由畏针而毙"（《外科理例·论痈疽脓成十死一生四十一》）。

他擅长用缪刺法，不分隧穴而刺之，"一人年逾五十，患已五日，焮肿大痛，赤晕尺余，重如负石，势炽……遂先砭赤处，出黑血碗许，肿痛、背重皆去，更敷神效散及服仙方活命饮二剂，创口及砭处出黑水而消"。这是先用砭法出血以顿挫病势，然后施以药物治疗而获效的案例。

汪氏擅长灸治疮疡，认为疮疡"若未溃则拔引郁毒，已溃则补接阳气，祛散寒邪疮口自合，其功甚大"。他积累了许多临床经验，如"尝治四肢疮疡气血不足者，只以前法灸之皆愈。疗毒甚者，痛则灸至不痛，不痛则灸至痛，亦无不愈。若中虚者，不灸而服败毒药，则疮毒未除，中气先伤，未有不败者也"。他认为用灸法治疗疮疡的原理是"缘热毒中隔，外内不通，不发泄则不解散。又有处贫居僻，一时无药，用灸尤便。大概蒜用大者，取其散毒有力，用着艾炷多者，取其火力透也。如法灸之，疮发脓溃，继以神异膏贴之，不日而安"。在《外科理例·卷五》中记载："一人年逾四十发背，心脉洪数势危剧……骑竹马灸，灸其穴是心脉所游之地，急用隔蒜灸，以泻心火拔其毒，再用托里消毒而愈。"心脉洪数属心火炽盛，用骑竹马隔蒜灸以拔毒泻火。

《外科理例·卷一》记载了他用灸的医案："一人足患疔已十一日，气短，灸五十余壮。更以托里药而愈。黄君腿痛，脓清脉弱，一妇，臂结一块，溃不收敛，各灸以豆豉饼，更饮托里药而愈。一人胸肿一块，半载不消，明灸百壮方溃，与大补药不敛，复灸以附子饼而愈。一人发背焮痛如灼，隔蒜灸三十余壮，肿痛悉退，更服托里消毒而愈。一人发背疮，头甚多，肿硬色紫，不甚痛，不腐溃，以艾铺患处灸之，更服大补药，数日死肉脱去而愈。一人发背已四五日，疮头虽小，根畔颇大，隔蒜灸三十余壮，其根内消，惟疮头作脓而愈。"这些大量的临床案例都说明了艾灸的作用，"《精要》曰灸法有回生之功，信矣"。他提出用灸的好处是"一则疮不开大，二则内肉不溃，三则疮口易合，见效甚神"。

《外科理例》成书于1531年，共7卷，主要论述痈、疽、疮、疡等外科疾病的治疗，很多病症都使用了针灸治疗，他根据《内经》"膏粱之变，足生大疔"之说，认为外科病虽然多数表现在外而根本在内，并以《外科理例·痈生原于脏腑》的专论，提出在外科病初期以内消法为主，一旦成脓要及时开破，使用针灸之法较多，体现了他用针灸治疗外科疾病的特色。

六、针砭无补，无病不灸

汪机宗丹溪之学，认为针砭有泻无补。主张疾病初起，元气未伤而邪气轻浅，可用针刺除之；若病邪较甚、元气已伤者，则绝非针所能治。汪氏这一思想体现在治疗痈疽、疮疡之脓成作痛者，用针攻破去脓，开泄去滞以祛邪扶正，而对于病邪大甚、元气已伤之虚证，决不用针治疗。他认为九针的作用是在外邪入侵为病时，用针施泻，正中病情，"九针之用，无非泻法"。他指出"针乃砭石所制，既无气又无味，破皮损肉，发窍于身，气皆从窍出矣，何得为补"？他引用《内经》的"气血阴阳俱不足勿取以针，和以甘药是也"之说为佐证，说明针砭无补。对于阴阳俱虚者只能用甘药补之。只有有气有味之物才能起到补益的作用，其根据是《内经》"阳形不足者温之以气；阴精不足者补之以味"。

汪氏认为经典著作中所言之补是祛邪扶正的作用，他说："经中须有补法，即张子和所谓祛邪实所以扶正，去旧实所以生新之意也。""夫泻，固泻其盛也；于补亦云，宣不行之气，移未复之脉，曰宣曰移，非泻而何。"

汪机反对用艾灸防病，由于明代主要用的是艾炷灸，灸后会出现化脓、瘢痕、灸癥等损伤肌肤的问题，他认为"无病而灸，何益于事""人之有病如国之有盗须用兵诛，其兵出于不得已也；针灸治病，亦不得已而用之"。

他还观察到"一医为针临泣，将欲接气过其病所，才至灸癥，止而不行"的现象，认为艾灸造成了经络、肌肤损伤，影响到针感的感传。他以此作出"一穴受灸，则一处肌肉为之坚硬"，"血气到此，则涩滞不能行矣"的解释，并得出"始知灸火之坏人经络也"的结论。他的观点是无病时用了艾灸，到有病时再用针就会受到影响；只有在得病后，不得不用艾灸，主张无病时不用灸，"或有急证，欲通其气则无及矣。邪客经络，为其所苦，灸之不得已也"。就是当时的保健灸他也不赞同，"若要安，膏肓三里不要干，此世俗之通论，予独以为不然"。"无病不灸"观点虽偏，但在当时的历史条件下，观察到瘢痕对经气传导的影响实为可贵，与现代经络研究发现的循经现象的可阻滞性是一致的。

汪机对三伏天灸肺俞、风门治疗咳嗽也有不同的看法，认为咳、嗽有区别，"其痰多者显是脾之湿浊，随火上升为嗽；其痰少者肺火抑郁，不得宣通为咳"，"咳形属火，痰形属湿"。提出治嗽"当看痰与火熟急。无痰者，火旺金衰十死七八，泻火补金间或可生。痰多者湿盛也，降火下痰，其嗽自愈"，指出"灸肺俞、风门，不过三壮五壮，泻其热气而已，固不宜多灸，三伏之中更不宜灸也。"提示在临床中要认真辨证。他总结了艾灸的适应症，"大抵不可刺者宜灸之，一则沉寒痼冷，二则无脉知阳绝也，三则腹皮急而阳陷也。舍此三者，余皆不可灸"。

七、学术传承与影响

汪机研究经典及诸家医学著作，取各家之长融会贯通，医术精湛，精于内、外各科，擅长针灸及痘疹。《明史·方技传》称"吴县张颐、祁门汪机、杞县李可大、常熟缪希雍皆精通医术，治病多奇中"，为当时的四大名医。

他在《问对》中，对《内经》及古代医家有关医著，上溯针灸之源，阐释《素问》《难经》针灸之要，结合他的认识，对元明时期流行的针刺手法、子午流注法等提出不同见解，他敢于置疑，守经而灵活的治学态度非常可贵。

汪机强调治病以调补气血为主，尤重理气，在大量难治疾病的临床中，不断总结大胆创新，融汇李朱之学，提出"营卫一气"理论，倡导"调补气血，固本培元"的观点。他在继承朱丹溪学术思想的同时，发展了朱氏养阴理论，强调阳气的重要作用，提出"补气即是补阴""气虚则诸病由生"的学术观点给后学很多启示。他提出的"新感瘟病"说，使温病的成因有了"伏气""新感"两说，为明清时期温病学术发展奠定了基础。汪氏注重经络辨证取穴，因病施治。在外科治疗方面，汪机反对滥用刀针，主张以补元气为主，"以消为贵，以托为畏"，强调"外科必本于内，知乎内以求外"，至今在临床上仍有指导意义。

第二十五章　万全儿科针灸的特色

　　万全（1499—1582 年），字全仁，号密斋，湖北省罗田县人，明代著名医学家。三世业医，祖、父均为儿科医生。祖父万杏坡，豫章（今江西南昌）人，为万氏家传幼科第一世。父亲万筐（号菊轩），明代成化庚子（1480 年）因兵荒而迁居湖北罗田大河岸。数年后医名大噪，树立了"万氏小儿科"的声望为二世，至万全更以儿科驰名为三世。

　　万全自幼习儒，曾师从同邑大儒胡柳溪、张玉泉攻读经史律历之学。19 岁入邑庠为诸生，28 岁补廪儒生。在此期间边修习举子业，边继承家学攻岐黄之术。常代父出诊，或为学中师友治病，渐有医名。万全曾参加过几次乡试，均未中，30 岁时其父卒世，遂弃举从医。临证之余勤于著述，今所传世的著作大部分是他晚年完成的，著作有《养生四要》《保命歌括》《伤寒摘锦》《广嗣纪要》《万氏女科》《片玉心书》《育婴秘诀》《幼科发挥》《片玉痘疹》《痘疹心法》等。其中已刻版收入《四库全书》的书目有 10 种，共 108卷，辑成《万密斋医学全书》，书中总结了 100 多首家传验方，其中的儿科祖传十三方"屡试屡验"，基础理论与临床经验融会贯通，万全还倡导应用推拿、针灸、熨脐、药物沐浴等外治法。尤其善于配合灸法治疗儿科病。

一、惊风治验

　　小儿惊风分急、慢两种，急惊风由外感六淫、内积痰热，或突然受到惊恐等引起。慢惊风由体质虚弱，或病久正虚、脾阳受伤所致。万氏根据其祖传经验，结合前人论述，对小儿惊风提出了新的见解，如他在《幼科发挥》中提出急惊风的三种病因：有感受风寒湿热发热而失治者，为外因；有内伤饮食发热而失治者，为内因；有由惊恐客忤中恶得之者，为不内外因。在急惊风的分类上，万氏将其分为急惊风证，包括脐风发搐、丹瘤发搐、疟疾发搐等；急惊风变证，指由惊风反复发作可形成痫病；急惊风类证，分别列出天钓似痫、痉病似天痫等 9 种疑似证与急惊风证进行鉴别；急惊风后遗症，有惊风后形成瘫瘈、惊风后失音不能言等。

万全治小儿惊风多选用灸法，如"小儿惊风，目斜视而不转睛者灸风池穴，目左斜灸右穴；右斜，灸左穴"。他记载了一例病案，"一小儿周岁因长老摩顶受记，僧人念咒，恐惧发搐，痰涎有声，目多白睛，强项背，一时许方醒。安后见皂衣人即发，多服犀、珠、脑、镇坠之药，已四年余此症尚在，又添行步动作神思如痴，诊其脉沉弦而急。《针经》云心脉洪大，痫瘛筋柔，病久气弱，多服镇坠寒凉之剂，复损其气，故添动作如痴。先灸两跷各二壮，然后服药。后肝脉小急，盖小儿神气尚弱，因而被惊，神思无依，又动于肝，肝主筋，故痫瘛筋挛。立方名沉香天麻汤"。对艾灸用穴，万全强调："按《针经》云癫痫瘛疭，不知所苦，两跷主之，男阳女阴。洁古云昼发灸阳跷申脉穴，夜发灸阴跷照海穴，各二七壮。"

万全临证考虑小儿的生理病理特点详细入微，对小儿抽搐惊风证，万全反对用推法，认为小儿体质娇弱不耐推力，他指出："经曰无刺大虚人，推掐之法壮实者可用之。如怯弱者其气不行，推则有汗，反伤元气也。"即使采用推法也仅能急则治标，暂缓症状，还需药灸扶补，如"一儿四岁病惊已绝，予用针，刺其涌泉一穴而醒，自此惊已不发。予谓其父曰，此惊虽未发，未服豁痰之药，若不早治恐发痫也。父母不信，未及半年儿似痰迷，饮食便溺皆不知也，时复昏倒，果然成痫病。其父来诉曰，不信先生之言，诚有今日之痫，愿乞医治不敢忘报。予乃问其子，尔病发时能自知乎？子曰欲昏则发，乃作钱氏安神丸加胆草服之。教其父曰，尔子痫将发时，急掐两手合谷穴，如此调理，一月而安。"

魏之琇《续名医类案》中也载有万氏治惊风的医案："一小儿，二岁，发搐已死……面色未脱，手足未冷，乃气结痰壅而闷绝，非真死也，取艾作小炷，灸两中冲穴，火方及肉而醒，大哭，父母皆喜。"又治"一小儿发搐，五日不醒，药石难入，针其三里、合谷、人中而醒"。

二、瘫痪、龟背、诸疮治疗特色

万氏治瘫多用灸法，"更灸曲池、三里、绝骨、肩髃各二七壮。若口眼逆向一边者，灸颊车穴，左灸右，右灸左，即止"。曲池、三里诸穴属阳明经脉，阳明为多气多血之经，灸之能行气活血，疏通经络，促进瘫痪肢体康复。

小儿龟背多由先天发育不良，后天调养失宜，肾精亏虚，气血不足，不能充养督脉，骨骼痿弱所致，以脊柱弯曲隆起，状如龟背故名。万全治小儿龟背以背俞穴为主，他认为"龟背者坐卧伛偻，状如龟背，由客风吹脊入于骨髓，此证多成痼疾。间有灸肺俞二穴，

第三椎骨节下两旁各寸半，膈俞第七椎骨下两旁各寸半，如此而收功，然未尽见愈者，以枳壳丸主之"；并总结出龟背诗："龟背为恶症，肾风入骨髓，内服枳壳丸，灸法宜相继。"

万全认为小儿初生遍身生虫疮及流水疮、风疮、痘风疮等皆胎毒所致，治疗时"切勿搽药，恐逼毒入腹，宜服胡麻丸。俱是风热，宜灸风池、曲池、血海、足三里穴，各灸三壮"。如治"一儿五岁，每至春时则遍身生脓疱疮，此胎毒也"，万全未用搽药，恐砒硫之毒乘虚入腹，"以胡麻服之而愈，更灸风池、血海、曲池、三里，自此再不发矣……胡麻丸方，胡麻仁（炒）、苦参、甘菊花、大力子（炒）、石菖蒲、何首乌、威灵仙、蔓荆子、乌梢蛇（酒浸去皮骨，取肉焙干），各等份，上药研末，酒为丸，麻子大，竹叶汤下。"

万全的治疗验案中也有针刺方面的记载，主要用于治疗外科急症，如治丹毒"俱先服防风升麻汤以解其毒，次用蜞针法以去其毒血，如无蜞针，用砭针法，然后用救急法"。

万全治疗小儿急症分内、外两种治法。在内治法中，万全注重辨证论治，所用方药简便对症，外治法中如见小便闭、脱肛等症用熨脐法；见锁肚（大便三五日不通）用香油或蜜导法；见二便闭、血眼等症用敷（脐）贴（目）法；如见重腭、木舌等症时用针刺放血术；见急惊风、哮喘、疝气、疮毒等证时用灸法；见赤游丹毒时用砭针法；见抽搐或昏迷不醒时用针灸或指掐人中急救。《续名医类案》中记载有万氏针药合用治疝的医案："朱氏子病卵肿，逾年不消，成疝矣……用川楝肉……更灸脐旁穴而肿消矣。"

三、学术传承与影响

万全师承家学，遥承钱乙，荟萃众长，对我国儿科学术发展有重大的影响，较全面地论述了小儿的生理病理特点、五脏辨证及小儿常见疾病的辨治方法。万全总结小儿生理病理特点，提出了"三有余，四不足"之说，即肝常有余、心常有余、阳常有余，脾常不足、肺常不足、肾常虚、阴常不足。他主张急则治标、缓则治本，如治惊风先以雄黄解毒丸去痰热，后用凉惊丸退火，再用保命丹、安神丸调之。其所用方药多为祖传或自创，剂型多为丸散，用量轻而效力专，效验价廉，简便实用，便于小儿服用。万全用药讲究柔润，轻巧灵动，重视调理脾胃功能。万全从小儿生理特点出发，提出小儿"不足有余"论，进一步完善了钱乙的小儿"易虚易实，易寒易热"的病理特征，丰富了中医儿科学的理论，为临床辨证论治提供了指导。

万全在《养生四要》中提出了著名的养生四法，即寡欲、慎动、法时、却疾，并且身体力行，注重日常生活中的养生保健。他在《妇人科》和《广嗣纪要》中详述经、带、胎、产，妇人杂病的辨证施治及优生优育等内容，强调妇科病，重在调理脾胃讲究"对证施治，以平为期"，调经注重情志、体质与痰湿，尤重于理气血、补心脾。万全对妇科、养生均有独特的见解，对我们今天研究妇科疾病及养生有极大的参考价值。

万全在世时其著作已开始流传。前期的儿科及痘疹传抄本曾被人剽窃，带到江西颐州、浙江湖州、河北长芦等地刊刻传播；《痘疹世医心法》二修本经郧阳巡抚、黄州知府一刊再刊，流传甚广；《育婴秘诀》刊出不过数年，便已流传于荆、襄、闽、洛、吴、越之间，可见其影响之大。万全去世后，比他稍晚的万历间名医如王肯堂、张景岳、孙一奎等人的著作中就引用了万氏书中的内容。明清以降，多次刊行万氏著作的单行本及其"全书"，除在国内广为流传外，还传到日本、朝鲜等地。

第二十六章　高武的针灸特色

高武（15～16世纪），号梅孤，四明（今浙江省宁波市鄞州区）人。明代针灸学家，《鄞县志》记载其"好读书，天文、律吕、兵法、骑射，无不闲习"。嘉靖时"考武举，晚乃专精于医，治人立起，曾慨近时针灸多误，手铸铜人三，男、妇、童子各一，以试其穴，推之人身，所验不爽毫发"。著有《针灸聚英》《针灸素难要旨》。

《针灸素难要旨》（又名《针灸节要》），刊行于嘉靖丁酉年（1537年），全书共3卷，节选《素问》《灵枢》《难经》中有关针灸的经文，重加编次而成。因历来节录《内经》成书者往往详于脏腑病机、脉要诊候，而独略于经脉刺灸，故高氏在书中除对经文进行收集注释外，还对十二经脉、奇经八脉、十五络脉等经脉和刺灸法"节要立题分类以便记诵"。此书探源明理，对针灸学术思想进行了系统介绍。

一、对穴位的认识

高武编著的《针灸聚英》（又名《针灸聚英发挥》），成书于嘉靖八年（1529年），共4卷，收集前人针灸精粹以体现聚英之意，对前人叙之不全、未能尽意者，高氏"间或发挥一二"，从《内经》《难经》的源，论述后世的流，以达知源明流的目的。《针灸聚英》广取前人之长，引用各类文献达16部之多，在书中引叙了《伤寒论》《医经小学》《玉机微义》《卫生宝鉴》以及刘河间、李东垣、张从正、朱丹溪等名家的看法和论述，使文出有据，言之有理。

1.取穴以骨骼标志为主　他对前人的观点并不盲从，而是结合其临床经验和学术见解予以评注。如在取肾俞穴时，《备急千金要方》以平脐为标准量取腧穴，但高氏认为："肥人腹垂则脐低，瘦人腹平则脐平，今不论胖瘦均以杖量之，未有准也。"他注重骨骼标志，提出"先将瘦人量取穴，后再依法量肥人"之说。又如前人取四花穴，以口、脚的部位长短为准来取量，高氏认为这种方法是"为粗工告也"，而"今只依揣摸脊骨膈俞、胆俞为正"，强调应以骨骼标志为标准，这对取穴的准确性与规范化起到了很大的作用。再如，悬钟穴在"足外踝上三寸动脉中"，高氏用"前寻摸绝骨间尖如前离三分，高一寸许是阳辅穴，后寻摸绝骨间尖筋骨缝中是悬钟穴"，这里的"绝骨"是指腓骨，强调要根据骨骼标志来定位。

2. 选穴以临床需要为主　他对《素问》之后的著作中提出的禁针禁灸穴，发表了看法："一穴而有宜针、禁针、宜灸、禁灸者，看病势轻重缓急。病轻势缓者当别用一主治穴以代之；若病势重急，倘非此穴不可疗，当用此一穴。若诸书皆禁针灸，则断不可用矣。"说明其用穴严谨，慎重。

3. 刺灸重在灵活权变　对于刺浅刺深，高氏认为当"以《素问》十二经浅深刺法为主，诸书相参互用之，不可偏废也。经曰春夏刺浅，秋冬刺深；肥人刺深，瘦人刺浅。故在春夏与瘦人，当从浅刺；秋冬与肥人，当从深刺。又曰陷下则灸之。陷下不甚者灸当从少；陷下甚者灸当从多。又寒凉之月火气衰，灸当从多；温暑之月火气旺，灸当从少。又肌肉浅薄髎穴，刺浅艾少；肌肉深厚髎穴，刺深艾多。又春与夏不同，秋与冬不同，肥瘦有适中者，有过肥而臃肿者，有太瘦而骨立者，以意消息，不可执一论也"。对艾壮多寡，亦说"皆视其病之轻重而用之，不可泥一说"。可见高氏对经典著作的看法既有原则性，又有灵活性。

对《金针赋》的治病八法，高氏在《针灸聚英》中认为"此八法巧立名色，非素难意也"。对《神应经》人身左右补泻也有不同的看法，他认为"已非《素问》意矣……谬之甚也"。说明他临床务实求真，重视实效。

二、"十二经是动所生病补泻迎随"法

高氏非常重视创立于金元、盛行于明代的子午流注（纳甲法），在《针灸聚英》中将子午流注列为专节介绍，并将阎明广《子午流注针经》中所列两种开穴法、徐凤《针灸大全》中"逐日按时定穴诀"，三说并载。但他认为这些方法机械，深奥难懂，加以师传不同方法各异，使后人难以学习掌握，"妄言今日某日某时其穴开，凡百病皆针灸此开穴；明日某日某时其穴开，凡百病针灸明日开穴，误人多矣"。他指出按时用穴往往延误病情，认为是"皆为旁溪曲径"而非正宗，主张当以废弃。高氏提出"使人知某病宜针灸某经某穴，当用某日某时开方针"，即先知病，后定经穴，最后决定选用该经该穴的开穴时辰进行针灸，就是近人所称"定时用穴"法。

他根据对《灵枢·经脉》的十二经脉"是动病""所生病"及"寸口""人迎"脉诊法

的认识，确认经脉证候、脉象之后，辨别十二经脉的虚实，再结合《难经·六十九难》中"虚者补其母，实者泻其子"的原则，依十二经气血流注顺序（寅时从中焦注手太阴肺经，卯时……丑时至足厥阴肝经，寅时复注于手太阴经的规律）创立"十二经是动所生病补泻迎随"说（或称"十二经病井荥输经合补虚泻实"法）。当流注时辰到达、经气旺盛时取子穴用泻法；流注时辰已过、经气虚衰时取母穴用补法。

如"手太阴肺经属辛金，起中府，终少商，多气少血，寅时注此。是动病，肺胀满，膨膨而喘咳，缺盆中痛，甚则交两手而瞀，是谓臂厥。所生病，咳嗽上气，喘喝烦心，胸满臑臂内前廉痛，掌中热。气盛有余，则肩背痛风寒，汗出中风，小便数而欠，寸口大三倍于人迎。虚则肩背痛寒，少气不足以息，溺色变，卒遗失无度，寸口反小于人迎也。补，用卯时太渊；泻，用寅时尺泽"（《针灸聚英·十二经病井荥输经合补虚泻实》）。这种按时按经选穴补泻法是目前"子午流注纳支法"的前身，纳支法是不受十二经脉是动所生病病候的限制，仅取其流注时辰与子母补泻用穴的方法。

三、学术传承与影响

高氏认为"东垣针法深得素问之旨"，他在《针灸聚英》中多处提到东垣针法，而且倍加称颂："东垣针法悉本素难，近世医者止读玉龙金针标幽等歌赋，而于先生之所以垂教者废而不讲，宜其针之不古若而病之不易瘳也。兹故表而出之，引伸触类应用不穷矣。"高氏继承东垣针法，始终贯穿李氏"胃气为本"的思想，注重补益脾胃升发之气的处方特点，如在胃之合穴足三里的应用上，《东垣针法》中"胃病者胃脘当心而痛，上支两胁，膈咽不通，饮食不下，取三里以补之"，"脾胃虚弱，感湿成痿，汗大泄妨食，三里、气冲以三棱针出血"，若因"饮食失节及劳役形质，阴火乘于坤土之中，致谷气、营气、清气、胃气、元气不得上升……皆先由喜怒悲忧恐为五贼所伤，而后胃气不行，劳役饮食不节，继之则元气乃伤，当从胃俞合三里穴中推而扬之以伸元气"。又曰"气在于肠胃者取足太阴、阳明，不下者取之三里"，"气逆为霍乱者取三里"，这些都体现出了李东垣"胃气为本"的学术观点。

高氏宗《内经》《难经》，旁究诸家，对针灸理论及针灸手法进行深入研究，认为"《素》《难》为医之鼻祖……不溯其源则昧夫古人立法之善，故尝集节要一书矣。不穷其流则不知后世变法之弊"，"素难者垂之万世而无弊"，医者"不学古医不变今俗，而欲收十全之功者未之有也"。前人的论述，除了以他自己的见解分析正误之外，还用《素问》《难经》作为论证的依据，凡是与《素问》《难经》相违背的他认为均不可信。如对《金针赋》中"男子之气，早在上而晚在下""女子之气，早在下而晚在上"的观点就持反对态度。他在《针灸聚英》男女气血中说"针灸当随经络气至十二时候，如寅肺卯大肠经之类，男女所同。男女气血上下之分，固非《素》《难》意，亦不必然也。"

高武注重《内》《难》经旨，更注重理论指导实践，如对乳痈的发生，他认为是肝气抑郁，阳明血沸，毒热化脓；或乳婴口气焮热，热气所吹而致病。在治法上强调乳痈初起要按摩揉运，次令吮净乳汁，再配合艾灸，可消散瘀结肿胀，防止乳痈发生。高氏借鉴前人医理阐发自己的见解，注重临床实践，对临床具有指导意义。

第二十七章　薛己外科针灸的特色

薛己（1488—1558 年），字新甫，号立斋，又名薛铠子，吴郡（江苏省吴县）人，明代著名医家，明代正德年间（1506—1521 年）被征为太医院医士，后为御医、太医院院判、院使。《苏州府志》载薛氏"性颖异，过目辄成诵，尤殚精方书，于医术无所不通"。他对中医内、外、儿、五官、疡疡、针灸诸科均有较高造诣。他精于外科，善于将针砭灸药结合应用。其著作有自著、校释、辑注 24 种，有大量临床验案记录，其中砭灸案例近百，尤以治外科病为多；现存《薛立斋医案全集》中包括《疡疡机要》《外科心法》《外科发挥》等。

此外，薛氏还补校了元代胡光庆的《痈疽神秘灸法》（见《医籍考》），对砭灸治儿科、五官科等疾病积累了较多经验，从其《保婴撮要》一书中可见一斑。

一、多用针砭出血法

薛氏对针砭出血的治疗工具、刺激部位、出血量、血的颜色与性质、作用与适应证等均有较多论述。薛氏书中记载的刺血工具有铍针、碎磁（瓷）片。铍针属《内经》九针的一种，金元时期张子和多用。碎磁片类同远古时代的"砭石"，《保婴撮要·卷十一》提到其制法与操作："砭法……用细磁器击碎，取有锋芒者以箸头劈开夹之，用线缚定。两指轻撮箸头，稍令磁芒对聚血处，再用箸一根频击刺出毒血。"

1. 刺穴部位选择　多在患部（阿是）及其周围施术，如《外科发挥》提到治"咽喉肿痛，急针患处，出毒血"；治痈疽"针疮四畔，去恶血"。砭刺皮色发紫或络脉青筋显露的部位，如《外科心法·卷八》记载："一男子患疗疮下肢居多，焮痛日晡尤甚，腿腕筋紫而胀，就于紫处刺去瘀血……而安。"

其特点是刺血部位广泛，如《外科心法·卷六》载一小儿患丹毒，"延及全身如血染，予用磁锋击刺，遍身出黑血"。有的病变范围太大难以遍刺时，用吮吸法，《保婴撮要》记载一小儿患丹毒，"赤晕儿遍全身难以悉砭，令人吮四肢胸背数处，使毒血各凝聚而砭之"。吮吸法现今少用，多以拔罐刺络代之。薛氏虽极少使用经穴刺血，但《外科心法》记载一喉痹，刺少商出血。

2. 出血量与出血颜色　书中记载根据病情需要确定出血多少，如刺少商，以"手勒去黑血"，显然出血量较少；而《外科心法》记载一例背疽患者，刺出"黑血一盏"，显示出血量较多；还有刺出血三盏者，如《外科枢要》记载一例"头面黯肿如斗，两耳厚寸余"，"急砭两颊，出黑血三盏许"；也有少数病例的出血量用碗计量，与张子和之出血盈升、盈斗者几可配匹。

出血的颜色有紫血、黑血之分，并指出"翌日复砭，不复黑矣"，表明已达治疗的要求，符合《内经》"血变而止"的记载。出血性质，薛氏书中有"毒血""恶血""瘀血"之分，均指对人体有害之血。

薛氏认为针砭有解毒、拔毒、排脓、祛瘀等作用，他引前人"凡疮若不针烙，毒结无从而解，脓瘀无从而泄"之说，提出"紧要之地若一有脓，宜急针之使毒外发，不致内溃"，防毒扩散内陷。

3. 针砭出血的适应证　薛氏依据《灵枢·血气形志》"病生于肉"所说，曾治愈过许多丹毒、喉痹、舌肿痛、头面肿、疔疮、腰疽、病疡、发背、附骨疽等属于"表里俱实""血热""血瘀""脉数实"的患者。对虚寒证提出先补后砭刺的治疗方法，如《疠疡机要·卷上》载一患者，因"心虚"之故，先以药补之，使"元气渐复"，方行砭刺。其次是有些不宜砭刺的病证，则改用他法治疗，如他记载一名患小指疔者，"或用针刺出血"致掌指更肿甚，再遍刺出血则"肿延臂腕如大瓠"，手指肿数倍，认为其"真气虚，邪气盛"，改用药加灸治而"肿热渐消"。

诊断明确之后，薛氏主张要急砭出血，当机立断。如治丹毒，若不急砭则延误时机，可导致"毒气入腹"的严重后果。在《外科心法·卷三》中记载一例背疽患者，因有瘀血，"令砭去，不从"，结果造成"其血复凝"，病情加重，此时只好砭刺出血而愈。在《外科发挥》中记载一例咽喉肿痛患者，"予欲针之以泄其毒，彼畏针，只服药"，但在进药不能下咽的情况下，不得不接受针患处出血而愈。以上案例说明抓紧时机及早治疗是取得速效防止疾病恶化的关键。

二、重视用灸

薛氏从灸材的选用，到艾灸的部位、壮数、大小、时间的确定等均有独到之处，除用艾炷施灸外，有时还用桑枝灸，如《外科心法·卷三》称"……髀患毒已半月，余头甚多，状如粟米，内痛如刺，饮食不思，怯甚，脉歇，至此元气虚，疽蓄于内也，非灸不可，遂灸二十余壮……疮势渐起，内痛顿去，胃脉渐至，但疮色尚紫，瘀肉不溃，此阳气尚虚也。燃桑柴灸之以补接阳气，解散其毒，仍与前药……色赤稠脓，瘀肉渐腐，取去，两月余而愈。"说明桑枝灸有补阳解毒祛瘀之功。

薛氏临床多用隔药灸，必要时用直接灸（即"著肉灸"，又称"明灸"），即直接将艾炷点燃置于体表施灸，多用于施隔物灸而患者仍无感知者。"……患背疽，色黯坚硬，重如负石，神思昏愦可畏……病因元气虚寒，积毒炽盛所致。遂以杵蒜摊患处，用手（指）大艾炷灸二十余壮，尚不知，乃摊蒜铺艾灸，亦不知，乃著肉灸，良久方知，再灸方痛，内服参附大补之剂而愈"（《外科精要·卷上》）。

施灸的部位大多是用阿是穴及患部周围，极少用远距离穴位与十四经穴，仅个别病例用到经外奇穴。薛氏临床采用的隔药灸法主要有：

（1）隔蒜灸：用大蒜头去皮，切成三文钱厚，安疮头上，上置艾炷灸之三炷换蒜片。如疮大头多，则将蒜捣烂摊患处，艾铺其上燃烧，蒜败再换。治一切疮毒，尤以剧痛、焮痛或不痛而麻木者更宜。如"一男子内股患毒，肿硬痛甚不作脓，隔蒜灸五十余壮，势退七八，以仙方活命饮四剂而脓成。用十宣散六剂，脓溃而愈"（《外科发挥·卷一》）。大蒜有拔毒消肿之功，配以灸，"假火势以行药力"（陈自明语），收效尤佳。

（2）隔豉饼灸：以豆豉为末，唾津调作饼如钱大，如疮大则以漱口水作饼，厚三文，置患处，上安艾炷灸之，干则易，治肿硬不溃或溃而不敛之证。如《外科发挥·卷七》载："一男子臂患痈，不作脓，灸以豆豉饼，乃饮托里药三十余剂而溃。"又说："一男子脓溃不敛，内有一核，以十全大补汤……更以豆豉饼灸之，核消而敛。"豆豉甘涩苦寒，能杀毒，内用发散，外用收敛，唾液亦有解毒疗疮作用。

（3）隔附子饼灸：以炮附子末加唾津作饼如三钱厚，安疮上，置艾灸之，干则易。治虚而疮陷证。《外科发挥·卷三》载："一妇人腿痛久而不愈，疮口紫陷，脓水清稀，余以为虚，彼不信。乃服攻里之剂，虚证蜂起。复求治，令灸以附子饼，服十全大补汤而愈。"附子辛温大热，有"补虚散壅"之功，可治虚寒痈。

（4）隔香附饼灸：以香附末酒调作饼，上置艾灸。《外科发挥·卷五》说"一老人伤寒表邪未尽，股内患肿发热，以人参败毒散二剂热止，灸以香附饼，又以小柴胡汤……数剂而消。"

（5）隔木香饼灸：木香为末，制法用法同香附饼，治"乳中结核酸痛"，并举一案例："一妇人久郁，右乳内结三核年余不消，朝寒暮热，饮食不甘，此乳岩也。乃七情所伤肝经，血气枯槁之证，与益气养荣汤……更以木香饼灸之……一年余而消。"宋代《太平惠民和剂局方》也有用木香等为末调敷治疗痈疽的记载，与薛氏用法稍异。

艾炷大小往往用豆大、粟大形容，多者甚至铺艾施灸，有艾叶用至半斤者。至于壮数，则20壮至100余壮。按薛氏经验，凡疮小而疮头少者，艾炷小而壮数也少，反之则大而多。薛氏沿用了《刘涓子鬼遗方》中"痛者灸至不痛，不痛者灸至痛为止"的施灸原则，徐用诚《玉机微义》诠释其道理，"灸而不痛，先及其溃所以不痛，而后及良肉所以痛也……灸而痛者，先及其未溃，所以痛，而次及将溃，所以不痛也"。薛氏认为对肿硬或肿不起、不作脓、疮头如黍头者灸尤宜多，还有"灸至腐肉动为效"之说均是掌握灸量的经验之谈。

薛氏认为灸治有补阳、解毒、拔毒、作脓、散瘀、消肿止痛、扶正祛邪、敛疮去腐生新、防毒内陷等作用。薛氏用灸治疗的外科病有疔、脱疽、多骨疽、髀疽、背疽、腰疽、大疽、囊痈、脑疽、鬓疽、溃疡、臀痈、悬痈、乳痈、流注、漏疮、破伤风、虫蛇咬伤、杨梅疮、瘰疬等，并记载有医案实例。他强调灸能补阳，可治疗阳虚阴盛的虚寒证。薛氏还认为"热证可灸"，对阳盛阴虚的热证也可用灸。如《外科枢要·卷三·脱疽》记载有三例验案，一例为"足三阴虚而火内动"，另一例则是"三阳经热毒壅滞"，还有一例为"三阳经湿热下注"，均用隔蒜灸配以药治而愈。

三、砭灸药合用

薛氏临床注重针砭灸药的结合使用，如《保婴撮要》载治一小儿头面肿用砭法出血后，即用"清热解毒汤"等收功。还有《外科发挥》载治疗疮于患处刺去瘀血后，再配以四物汤加芩连四剂而安。有时则是灸药合用，如薛氏治股毒，用灸加仙方活命饮、十宣散而愈；治腿痈不作脓，用灸加托里药而溃；又治一腿痈脓清稀，用灸加十全大补汤而愈；治发背用骑竹马灸加托里消毒散而愈，发挥了灸药的相辅相成作用。

薛氏用自身对照法论证了灸治外科病的独特功效。如《保婴撮要·卷十二》载治疗一小儿唇疔服药不应，加灸后获得了显效；又《外科发挥·卷三》载治趾疔患者"不从灸，专服药"，终致不救，故指出"专假药力则缓不及事，不若灸之为良"。薛氏治外科病，并非全是针砭、灸药合用，如《外科心法·卷六》就记述了蛇咬、蜈蚣咬、狂犬伤等专用灸法取效的案例。

四、学术传承与影响

薛己在继承《灵枢》《素问》理论的基础上，总结了葛洪、刘涓子、巢元方、胡元庆等人的有关砭刺排脓、灸治痈疽的经验，结合他的医疗实践形成其临床特色。《外科心法·卷三》记载了一个案例："……年逾四十患发背，心脉洪数，势危剧。经云心脉洪数乃心火炽甚，诸痛痒疮皆属于心。心主血，心气滞则血不行，故主痈也。骑竹马灸穴，是心脉所由之地，急火之以泻心火，隔蒜灸以拔其毒，再以托里消毒散，果愈。"传承了《备急灸法》记载的"骑竹马灸"法，此穴约当膀胱经膈俞穴附近，膈俞乃血之会，心主血脉，故用以理血分泻心火。其法是令患者骑竹杠上，杠由二人抬起，使足离地，再用竹篾量取患者肘横纹至中指端长度，置背后，沿着尻部循督脉向上比量，在其尽处两旁各开一寸（以患者中指中节横纹作一寸）是穴，两穴各灸五七壮，治一切疮疡，使心火流通而毒散。

薛氏的经验多来自实践，对后世也产生了深远影响。例如在他之后百余年的著名外科医家陈实功编著的《外科正宗》以及到清代顾世澄的《疡医大全》均受其影响，以其用香附饼灸为例，陈氏则用熨斗熨烫其上以治"瘰疬肿核及风寒流注于经络结成肿痛"，顾氏乃以蒲公英酒煎汁调，敷治痈疽，均与受薛氏理论的启示有关。沈启原在为其《外科枢要》写的序中称："先生神于医而以疡擅名，所为诸疡书甚具。"

薛氏的针灸医案不下百例，突出地表现在灸、砭两个方面。薛氏用灸法治疗的外科疾患（如疔疮、脱疽、多骨疽、背疽、天疽、乳痈、流注、杨梅疮、瘰疬等）均有治验纪实。砭石是石器时代所用医疗工具，薛氏所用则是破碎的瓷片。按《灵枢·血气形态》中"病生于肉"所说，薛氏曾用砭法治愈许多丹毒、喉痹、舌肿痛、疮疥、头面肿、疔疮、腰疽、发背、附骨疽等属于"表里俱实""血热""血瘀""脉数实"等患者。针灸抗炎经反复临床验证确有良效，初步揭示了针灸消炎、抗感染的作用机理，为针灸抗炎研究展现了广阔的发展前景。

第二十八章 李梴的针灸特色

李梴生活于 16 世纪，字健斋，明代儒医，南丰（今江西省南丰县）人。曾行医于江西、福建两省，其医术精湛，医德高尚。明代隆庆五年（1571 年），他开始编撰《医学入门》，此书刊于明万历三年（1575 年）。全书共 8 卷，卷首有正背面孔穴图各一帧，书中对针灸学术有颇多独特见解，特别是其"杂病穴法歌"及专论刺法补泻的"南丰李氏补泻"流传甚广，影响颇大。

李氏博学多思，精于理论，擅长临床，除精通方药以外，对针灸颇有研究，尤其在针灸的选穴、取穴、手法等方面有很深的造诣。他反对"满身针"的现象，提出针刺必明穴法；他重视手法，专论针刺补泻操作手法，还精研针灸的时间特性，发展了子午流注开穴理论。

一、提倡精简用穴

李氏深感取穴的重要，在《医学入门·内集·卷一针灸》中提出"周身三百六十穴，统于手足六十六穴，六十六穴又统于八穴"，主张临床宜重点应用这些穴位。他在《医学入门·内集·卷一针灸》中重点讨论了五输穴与八脉交会穴，并附杂病穴法介绍了他的临床经验。

李氏的穴法理论很重视经络学说的指导作用，所谓"各经之病而取各经之穴者，最为要诀"；但他又认为可"不拘于流注"，用"因其病之所在而针之"的近部选穴法，这在"杂病穴法"中有较多反映。他主张取穴即取经络之气，以未病部位为主，其具体应用为"左取右，右取左，手取足，足取头，头取手足三阳，胸腹取手足三阴，以不病者为主，病者为应"，"先下主针后下应针，主针气已行而针应针"。这些方法本于《灵枢》中标本根结理论的上病下取、下病上取之法；而其"先下主针，后下应针"及"主针气已行而针应针"的刺法，同《内经》的交经缪刺法之仅取健侧、不取患侧有明显不同。究其原因主要在于先针健侧以激发经气，后刺患侧，其气血运行之力最足，正合李氏所谓"通而取之"。

李氏的穴法思想还反映在用穴精简上，他说"百病一针为率，多则四针，满身针者可恶"（《医学入门·内集·卷一针灸》），并列出治病要穴与治病奇穴。前者列举临床常用经穴90多个，后者列举常用经外奇穴10余个，并对这些常用穴位的主要作用及主治病证，一一作了载述，精简扼要，重点突出，体现了"尚精简"的学术思想。

二、阐述"迎随"与"飞经走气"

李氏重视手法，在《医学入门·内集·卷一针灸》中论述了"迎随"与"飞经走气"手法，认为这是"神针"的两大纲要。

李氏认为迎随是针刺手法中的第一纲要，指出"迎随一差，气血错乱"。所谓迎随，李氏认为应泛指逆顺的关系，顺者为随、为补，逆者为迎、为泻，并根据针刺捻转的左右，手足的上下、左右，经脉，呼吸，男女，午前午后，数序的奇偶等阴阳属性，结合经脉循行与针刺方向的顺逆，创立了"多元阴阳迎随补泻法"，这是继何若愚之后对迎随补泻的又一阐发。

李氏将捻针左转、手、左侧、阳经、呼气、男性、午前、奇数归属于阳；捻针右转、足、右侧、阴经、吸气、女性、午后、偶数归属于阴。以病者固有的手、足经脉左右侧的阴阳综合属性，与医者操作时捻针左右、呼气吸气的阴阳属性为依据，凡阳与阳相顺为随为补，阳与阴相逆为迎为泻；阴与阴相顺为随为补，阴与阳相逆为迎为泻。手三阴与足三阳远心而行，针向内下为顺随为补，手三阳、足三阴向心而行，针向外上为顺随、为补；反之为迎逆、为泻，按此原则演绎成一种复式补泻法。此法与《灵枢·终始》"阴盛而阳虚，先补其阳，后泻其阴而和之；阴虚而阳盛，先补其阴后泻其阳而和之"的理论相应。

李氏还认为飞经走气亦不外乎子午迎随。意即飞经走气各法，其总的原则也离不开阴阳（子午）与逆顺（迎随）两大因素。以此为根据，李氏师承庐陵欧阳氏的经验，对窦默手指补泻十四法与烧山火、透天凉、龙虎交战、阳中隐阴、阴中隐阳、进气法、留气法、子午捣臼法、青龙摆尾法、白虎摇头法、赤凤迎源法、苍龟探穴法等作了诠释，别具一格，自称可作"初学开关救危之用"，颇有参考价值。

三、"宁守子午，舍尔灵龟"

李氏认为时间是临床选穴不可忽视的因素，提出"缓病必俟开阖"，对子午流注取穴提出的看法是以子午流注的开穴法为主，"按日起时循经寻穴，时上有穴，穴上有时，分明实落，不必数上衍数"，主张"宁守子午而舍尔灵龟也"。

从这一观点出发，他将子午流注的开穴规律从徐凤"逐日按时定穴诀"中一时一穴的一元开穴说，演绎成一时开六穴的多元开穴说。其法以徐氏歌诀中的逐日按时开穴为基础，加上相合的夫妻经与相生的母经和子经的相应五输穴六穴同用，丰富了子午流注的开穴内容。如甲日甲戌时，徐氏歌诀中应开胆经的井穴窍阴，李氏将其演绎成同时开相合夫妻经脾经（甲己相合）的井穴隐白，我生的阴阳子经——小肠经（丙火，木生火）的井穴少泽、心经（丁火）的井穴少冲，生我的阴阳母经——膀胱经（壬水，水生木）的井穴至阴、肾经（癸水）的井穴涌泉，余此类推，发展了子午流注开穴学说。

四、"炼脐"法

李梴根据当时民间所传，在《医学入门·卷一》中记载了"炼脐"法，用麝香、丁香、青盐、夜明砂、乳香、木香、茴香、没药、虎骨、蛇骨、龙骨、朱砂、雄黄、白附子、人参、附子、胡椒、五灵脂、槐皮、艾叶等为末填脐中，上盖槐皮，置艾绒施灸五六十壮，使遍身出汗。如不汗，三五日后再灸一百二十壮。李氏称此方不但可治劳疾还可延年益寿，"凡一年四季各熏一次，元气坚固百病不生"，"凡用此灸则百病顿除，益气延年"，"人常依法熏蒸，则荣卫调和，安魂定魄，寒暑不侵，身体可健，其中有神妙也"。这是他重温灸保元气思想的体现。

李氏认为灸法有温、清、补、泻之功，"药之不及，针之不到，必须灸之"（《医学入门·内集·卷一针灸》），并转载了《医学正传》记载的"虚者灸之，使火气以助元阳也；实者灸之，使实邪随火气而发散也；寒者灸之，使其气之复温也；热者灸之，引郁热之气外发，火就燥之义也"。李氏在《医学入门·急救诸方》记载了用灯火灸治疗绞肠痧之阴痧，刺井穴放血治疗阳痧的方法，"即腹痛难忍，但阴痧腹痛而手足冷，看其身上红点，以油灯心点火燎之即愈。阳痧腹痛而手足暖，以针刺其食指背近爪甲半分许，即动爪甲，而指背皮肉动处，血出即安。"在《医学入门·痈疽总录》中李氏说："外治初起灸最妙……古法，隔蒜灸法，豆豉饼，惟外伤成疮者不宜。自内发者，痛则灸至不痛，不痛则灸至痛时方住，早觉早灸为佳。一日二日十灸十活；三日四日十灸七活；五日六日十灸四活；过七日则不可灸矣。"这里李氏沿用了刘涓子的痈疽发病初期尽早灸治、七日后不宜用灸的灸治经验。

五、学术传承与影响

明代之前，就有在脐部施治的记载，如"凡中暍死……屈带草，绕暍人脐，使三两人溺其中，令温……"（《金匮要略》），即通过人尿的温热作用于脐部来治疗疾病。晋代葛洪《肘后备急方》有"以盐纳脐中，灸二七壮"治疗霍乱，"救卒中恶死，灸脐中百壮"等记载。唐代孙思邈《备急千金要方》《千金翼方》中有用盐填脐加灸，治疗霍乱、腹鸣、泻痢等病证；用苍耳子烧灰敷脐，治疗脐部流水不止；杏仁捣泥与猪髓混合敷脐，治疗小儿脐部红肿等。宋代的《太平圣惠方》《圣济总录》《严氏济生方》中有药物填脐的方剂。明代李时珍《本草纲目》记载了用五倍子研末敷脐治疗盗汗、自汗；用黑牵牛子末敷脐治疗小儿夜啼等。张景岳在《类经图翼》中记载了用炒盐满脐加姜片盖定，灸治妇人血冷不受胎，多灸脐部延年的方法。李氏记载的"太乙真人熏脐法"，治劳伤、失血、男女科病证，体现了"炼脐"的良好效果；还有济众熏脐法等脐疗方法使"炼脐"治病范围更广，用药剂型更加丰富，操作用法、用量更加规范。

明代"炼脐"法对后世的发展产生了较大影响。清代外治大师吴师机在《理瀹骈文》中提出"中焦之病以药切粗末，炒香布包敷脐上，为第一捷法"，并指出"外治之理，即内治之理；外治之药，亦即内治之药，所异者法耳"，并对脐疗外治理论进行了探讨。

民间医药学家赵学敏在《串雅内编》中载有"炼脐"以"种子"的方法，以绿豆、胡椒、麝香、枣胶敷脐治疗痢疾等经验。楼英《医学纲目·治恶寒》中有"代灸膏"专治老人衰弱、元气虚冷、脏腑虚滑、腰脚冷痛沉重、饭量减少、手足逆冷不能忍受，方用"大附子（炮）一个，吴茱萸、桂皮、木香、蛇床子各半两，马蔺草一两，研为细末，每次取半匙药，加半匙白面，半盏生姜汁，共煎成膏"，摊在纸上，睡前贴在肚脐上，覆上一层油纸，再用绵衣系紧，至天亮时除去，每天晚上贴一次。《针灸大成》记载用生五灵脂、生青盐、乳香、没药、夜明砂、地鼠粪、干葱头、木通、麝香共为末，敷脐施灸的治病方法。

《医学入门》一书是李氏在各家医书的基础上，分类编写而成的，除引录各家之说外，又附以己见，所持之论均有所本，又有所发展。李梴的针灸学术思想源于何若愚及席弘针派，在何若愚的针向迎随补泻之上，创多元阴阳迎随补泻法；并以徐氏歌诀中的逐日按时开穴为基础加以补充，丰富了子午流注的开穴内容。

第二十九章　杨继洲的针灸特色

杨继洲（1522—1620 年），字济时，明代针灸学家，浙江衢州府（今浙江省衢县）人，《卫生针灸玄机秘要·王国光叙》称他"幼业举子，博学绩文，一再厄于有司，遂弃其业，业医"，杨氏在考举失利后，改习医药，嘉靖年间经选试至北京，任职太医院。据他的医案记载，1555 年他到建宁（今福建建甄）为滕柯山之母治病，这是他在家乡行医时的事；1558 年春，他给京官（鸿胪）吕小山治病，鸿胪寺是专司典礼仪式的衙门，证明杨氏曾在太医院供职；1569 年，他为蔡氏女治病，后许配给其子杨桢为妇；1527 年，他给王国光治病，王后来给他写《玄机秘要》序文；1579 年，他前往磁州，经汤阴拜谒扁鹊墓；1580 年，他回南方时经过扬州。40 多年间经嘉靖、隆庆、万历三朝，其间曾任明世宗侍医、楚王府良医、太医院医官等。杨氏擅长针灸治疗内、外、妇、儿科病症，针药兼精，医术高明。

杨氏学医有其家世渊源，祖传医籍甚多，"祖父官太医，授有真秘"（王国光序），他博览群书，"凡针药调摄之法，分图析类"，编成《卫生针灸玄机秘要》3 卷。1601 年，山西监察御史赵文炳患痿痹，经多方治疗未效，"日试丸剂，莫能奏功"之后，他请杨氏到山西为其治病，杨出手不凡，"三针而愈"。杨氏出示《玄机秘要》，赵知他"术之有所本"，又感"诸家未备"，就再"广求群书"，委交靳贤选集校正，出版《针灸大成》10 卷。书中反映了杨氏的针灸特色。

一、杨氏十二字分次第手法

杨氏根据自己的经验，结合《内》《难》有关内容，在窦汉卿《针经指南》十四法的基础上，将针刺的步骤归结为爪切、持针、口温、进针、指循、爪摄、退针、搓针、捻针、留针、摇针及拔针的"十二字分次第手法"（表9），其中，除"口温"法外，其余诸法仍有实用价值。《医宗金鉴·刺灸心法要诀》中的"行针次第手法歌"基本上是参考杨继洲的"十二法"。

表 9　十二字分次第手法

手法	操作
爪切	用左手大指爪甲重切欲针之穴，宣散气血，免伤荣卫。
指持	右手持针于穴上着力旋插直至腠理，持针要有力，如握虎擒龙之势。
口温	用口内温针提高针体温度以便得气，现已废用。
进针	医患均应神气定，息数匀，将针刺入穴位。
指循	下针后如气不至，以示指、中指、无名指头沿经向心叩击，激发经气。
爪摄	如经气不行时，以示指、中指、无名指爪甲沿经向心循按，激发经气。
针退	分天地人三部，向外退针。
指搓	一个方向单向捻针，如搓线之状，勿转太紧以免肌肉缠针。
指捻	得气后，大指向前或向后捻针，使气上下运行。
指留	出针至天部时，在距皮肤豆许处，少许留针，再出针。
针摇	出针时，摇大针孔，泻除邪气。
针拔	在留针之后，待针下气散，针已轻滑，即可拔针

在十二法中，有八法与窦氏十四法的内容大致相同，这八法是：爪切、进针、指循、爪摄、针退、指搓、指捻、针摇。内容也有补充，如爪切法，将爪、切二法合为一法；进针法，补充了须审穴在何部分，在阳部必取筋骨之间，陷下为真；在阴部郄腘之内，有动脉相应，以爪重切经络，少待，方可下手等内容；针退法，增添了分三部，一部一部将针缓缓而退等内容；针摇法，补充了分三部，每部摇二次，如摇人头之状等内容。

窦氏十四法中的动、盘、弹、扪、按五法未收录，增加了指持、口温、指留、针拔四法。"十二字分次第手法"是针刺的基本流程，经过杨继洲的整理具有较强的实用性。

二、杨氏"下手八法"

为了更好、更便于调节经气，杨继洲总结了"下手八法"，即揣、爪、搓、弹、摇、扪、循、捻八种单式手法（现称为"辅助手法"），其中使用左手的手法有四种，体现了"知为针者信其左"（《难经·七十八难》）的学术思想。揣法，为杨氏所增补，是对窦氏手指十四法中切法的深化，其余七法是窦氏十四法中的重点手法。

揣、爪、循、摄结合应用，是连续激发经气的有效方法，用于通经过关效果甚好，"必以循摄爪切无不应矣，此通仙之妙"（《金针赋》）。临床操作时，先用揣法找准欲刺的穴位，然后用爪甲掐穴，宣散气血，标定穴位；再迅速进针，继之在欲使经气传导的经上循（指头）摄（指甲）叩击，激发经气向所引导的方向传导。但要注意每部手法的强度要适宜，间隔的时间要恰当。揣法是激发的关键，一定要把穴定准。

"下手八法"中的揣法要"揣而寻之"，因"其肉厚薄，或伸或屈，或平或直，以法取之，按而正之，以大指爪切掐其穴，于中庶得进退方有准也"。揣穴时还须注意"刺荣无伤卫"，"乃掐按其穴，令气散，以针而刺"；"刺卫无伤荣"，"乃撮起其穴，以针卧而刺之"。

爪法包括了窦氏十四法中爪法和切法的动作。循法增添了"以手指于穴上四傍循之"的操作内容。捻法补充了"治上大指向外捻，治下大指向内捻，外捻者令气向上而治病，内捻者令气向下而治病"，"如出针，内捻者令气行至病所，外捻者令邪气至针下而出"等操作内容。

杨氏认为"用针之法，候气为先"，他进一步把得气理论与手法操作紧密结合，论述激发针感、控制针感传导方向，对提高疗效的重要意义，指出："病远道者，必先使气直到病所。"再如循法是在"凡下针，若气不至"的情况下，"用指于所属部分经络之路上下左右循之"，以促使气至。他说"气之未至，或进或退，或按或提，导之引之，候气至穴而方行补泻"（《标幽赋》注）。"爪摄"的作用是"用大指甲切之，其气自通行也"。又如"转针头向病所，令取真气以至病所"。

此外，《针灸大成》中的"留气法""提气法""中气法""五脏交经""通关交经""膈角交经""关节交经"等莫不涉及激发针感与控制针感问题，对前人的论述均有补充和阐发。

三、杨氏"补针之要法"与"泻针之要法"

《针灸大成·经络迎随设为问答》体现了杨氏补泻手法的要点。其要领可归纳为：①进退针法：无论补泻，均随咳进针；补法按天、人、地三部徐进，泻法按地、人、天三部徐退。②呼吸法：补法呼进吸出，泻法吸进呼出。③捻撅法：左捻为补、右捻为泻；撅为提插，补法紧按慢提，泻法紧提慢按。补法捻九撅九，泻法捻六撅六。④担截法；截乃推进一豆之按法为补；担乃退针一豆之提法为泻。⑤开阖法：补法出针后急扪其穴，泻法不闭其穴。⑥针向法：无论补泻，均在人部转针头向病所。⑦九六数和生成数：补用九阳数或生数，泻用六阴数或成数。⑧冷热感：补者针下热，泻者针下冷。

杨氏将补泻手法分为大补大泻和平补平泻两个层次，《针灸大成·经络迎随设为问答》说："有平补平泻，谓其阴阳不平而后平也。阳下之曰补，阴上之曰泻，但得内外之气调则已……有大补大泻，惟其阴阳俱有盛衰，内针于天、地部内，俱补俱泻，必使经气内外相通，上下相接，盛气乃衰。"补就是要引阳气深入，泻则是引阴外出，以期达到内外之气调和的目的。平补平泻意即小补、小泻。大补大泻则须分天、地两部，或天、人、地三部，对每部分别进行紧按慢提的补法或紧提慢按的泻法，以使内外之气相通。平补平泻与大补大泻的区分主要在于是否分层操作，分层次进行的（如烧山火、透天凉等）属于大补、大泻，不分层进行的补泻法则属于平补、平泻。

这一分法说明补法不单纯是轻刺激，泻法也不单纯是重刺激，而是补法有属于轻的平补，又有属于重的大补；泻法也有轻的平泻，又有重的大泻。此外，还有不补不泻的中间方法，杨氏说："若夫不虚不实，出针入针之法则亦不疾不徐，配乎其中可也。"这一方法近人多把它称作"平补平泻"，与杨氏所称的平补平泻意义有别。

四、审穴用灸

杨氏认为施灸必须要掌握周身腧穴，熟悉所交会贯通的经脉，取穴不在多，贵在精，"不得其要，虽取穴之多亦无以济人；苟得其要，则虽会通之简亦足以成功，惟在善灸者加之意焉耳"（《针灸大成·头不可多灸策》）。他提出井穴、面部穴不宜多灸，腹、背、四肢部穴则宜多灸，"盖人之肌肤有厚薄，有浅深，而火不可以概施，则随时变化而不泥于成数者，固圣人望人之心也。今以灸法言之，有手太阴少商焉，灸不可过多，多则不免有肌肉单薄之忌。有足厥阴之章门焉，灸不可不及，不及则不免有气血壅滞之嫌。至于任之承浆也，督之脊中也，手之少冲，足之涌泉也，是皆犹之少商焉，而灸之过多则致伤矣。脊背之膏肓也，腹中之中脘也，足之三里、手之曲池也，是皆犹之章门焉，而灸之愈多愈善矣"（《针灸大成·头不可多灸策》）。他还总结了不同病证的治疗选穴，如"灸风而取诸风池、百会；灸劳而取诸膏肓、百劳；灸气而取诸气海，灸水而取诸水分。欲去腹中之病则灸三里；欲治头目之疾则灸合谷；欲愈腰腿则取环跳、风市；欲拯手臂则取肩髃、曲池"（《针灸大成·头不可多灸策》）。这种以肌肉厚薄和不同病证定艾灸壮数多少是合理的，是对孙思邈灸之生熟原则的补充发展。

杨氏认为善灸者要勤于思考，这样才能准确把握病情，灵活施治。艾灸虽有常规的量，但也有权变，他记载了一则灵活取穴重灸气海治疗痢疾的案例，"甲戌夏，员外熊可山公，患痢兼吐血不止，身热咳嗽，绕脐一块痛至死，脉气将危绝。众医云不可治矣。工部正郎隗月潭公素善，迎余视其脉虽危绝，而胸尚暖，脐中一块高起如拳大，是日不宜针刺，不得已，急针气海，更灸至五十壮而苏，其块即散，痛即止。后治痢，痢愈，治嗽血，以次调理得痊。次年升职方公问其故，余曰病有标本，治有缓急，若拘于日忌而不针气海，则块何由而散，块既消散，则气得以疏通，而痛止脉复矣，正所谓急则治标之意也。公体虽安，饮食后不可多怒气以保和其本；否则正气乖而肝气盛，致脾土受克，可计日而复矣"（《针灸大成·杨氏医案》）。

五、杨氏用穴特色

1. 重视选用奇穴　杨氏重视使用奇穴配合经穴发挥作用，提出"以奇辅正"。《针灸大成·穴有奇正策》云："奇穴者，则又旁通于正穴之外，以随时疗症者也……奇也者，所以翊夫正以旁通于不测者也。""以奇辅正"是其临床治疗的特色，"至于定穴，则自正穴之外，又益之以奇穴焉。非故为此纷纷也，民之受疾不同，故所施术或异。而要之非得已也，势也"（《针灸大成·穴有奇正策》），选用奇穴是临床的实际需要，并不是随意地为了标新立异而设立奇穴，是适应学术发展规律的。

杨氏在《胜玉歌》中提到膝眼，在他的医案中用到块中（局部穴）、食仓（中脘旁开1.5寸），还有用印堂治惊风，在《治症总要》中用太阳、印堂，其他如大小骨空治疗目疾，金津玉液治疗舌咽病症，中魁治疗呕吐等均为临床所常用。杨氏在《针灸大成·穴有奇正策》中列举了一些常用奇穴，并说："苟能即此以审慎之，而临证定穴之余，有不各得其当者乎？"这种审慎地选取奇穴以配合经穴，使"各得其当"的作法，是值得临床效法的。

2. 主张穴随症变　杨氏提出治病选穴要随症变通，"变通随乎症，不随乎法；定穴主乎心，不主乎奇正之陈迹"，说明选穴不能拘泥于固定的方法，用穴之妙在于用心判断，随证候的不同灵活变化，这也是对《灵枢》"随变而调气"的发挥。如治疗脘腹痛，《针灸大成·治症总要》载："腹内疼痛：内关、三里、中脘。"这是一组很常用的针灸配穴。内关主心胸而及胃，能宽胸、止呕而和胃；足三里主理胃肠而运中焦，二穴一上一下，调和胸腹之气；近取中脘，用以和中。三穴先后应用有序，组合得当，为历来临床以治胃为主所取法。对于肠腹痛，杨氏另立"关元、水分、天枢"一组穴。关元、水分主理小肠以利水湿，天枢运大肠以和腑气。这是以治肠为主。对小腹胀满证，杨氏又立"内庭、三里、三阴交"一组穴。内庭、足三里主清理胃肠，配三阴交以利下焦湿热。其小腹冷痛、小便不利、大便虚结者，则可另取照海、大敦、气海等穴。可见杨氏对腹痛用穴，随症而有所变通。

《针灸大成》临床选穴配穴是内容丰富，杨氏针对临床 300 多个病症记载有一千多个处方。包括辨证用穴、按时用穴、历代各家用穴、杨氏家传用穴。不少病症有两组处方，即一个主方，一个备用方，《针灸大成·治症总要》以问答形式论述了 151 条各种病症的"前穴未效，复刺后穴"，这是其他著作所未见的。杨氏对井穴运用也别具见地，如《针灸大成·卷五》的十二经井穴图，不仅有 12 幅井穴图，还叙述了井穴的主治病症，并指出用缪刺法、行六阴之数等。重视八脉八穴，如《针灸大成·卷五·八脉图并治症穴》图文并茂，不仅有窦汉卿、高武的治症，还增加了配穴及"杨氏治症"36 项。

六、发挥透刺

元代王国瑞《扁鹊神应针灸玉龙经》有"偏正头风痛难医，丝竹金针亦可施，沿皮向后透率谷，一针两穴世间稀"的记载，杨氏对透穴作了较多发挥。如治偏正头风有痰者，"风池刺一寸半，透风府穴，此必横刺方透也"。偏正头风无痰者，"合谷穴针至劳宫"。口眼㖞斜，地仓"针向颊车，颊车之针向透地仓"。两眼红肿者，"鱼尾针透鱼腰（瞳子髎）"。两腿疼，膝红肿，"膝关……横针透膝眼"。腿足红肿，"外昆（仑）针透内吕（细）"。脾家之证有寒热，"间使透针支沟"。手臂红肿连腕疼，"液门沿皮针向后，透阳池"。寒痰咳嗽，"列缺刺透太渊"。

还有横斜刺法，如头维透额角，睛明向鼻中，少泽沿皮向后，风门沿皮向外，复溜沿皮向骨下，百劳、身柱、至阳针俱沿皮等。此法在万历间问世的《循经考穴编》中又有补充，增补了 13 个一针二穴法和 113 个穴的横斜刺法，为完善透穴针法作出了补充。

七、重视针灸药的使用

杨氏指出针灸药各有所长，"其致病也既有不同，而其治之亦不容一律"；并指出"疾在肠胃，非药饵不能以济；在血脉，非针刺不能以及；在腠理，非熨焫不能以达"（《针灸大成·诸家得失策》）。他认为针刺长于行气，灸焫长于散郁，针刺长于治外，汤药长于治内。所以将当时医术不高、难以"寿民"的原因归结为医生不能很好地掌握针灸、药物的作用特点，以致于不能合理使用这些治疗技术，"诸家之术惟以药，而于针灸则并而弃之"（《针灸大成·诸家得失策》）。同时他还说明针灸的优点可以随身携带，使用方便，又避免了药物真伪、短缺等不利临床使用的因素，强调要重视针灸在临床的作用，"夫治病之法，有针灸，有药饵，然药饵或出于幽远之方，时有缺少而又有新陈之不等，真伪之不同，其何以奏肤功，起沉疴也？惟精于针，可以随身带用，以备缓急"（《针灸大成·通玄指要赋注》）。

杨氏针灸药并重的思想，还可从他的案例中体现出来，有的专用药治，有的专用针灸，有的针药并施。如李邃麓公胃旁痞块、蔡都尉长子碧川公患痰火之证、王西翁乃爱患颈项核肿痛、虞绍东翁患膈气之疾、李义河翁患腿痛等，均是药未奏效而改用针灸治愈的，说明针灸是提高临床疗效的重要手段。

八、学术传承与影响

杨氏对针灸医学造诣不凡，其书中的论述，大多见解客观，主张明确，理论精辟。如针灸药并重、针法、灸法、穴法说等至今仍为学者推崇，对针刺得气、透针法、晕针等问题也有独特发挥。他全面阐述了针灸补泻的原则，创造性地阐发了《内经》"迎而夺之""随而济之"的内涵，认为迎随是"针下予夺之机"，它包含了徐疾、提插、捻转、呼吸等手法的内容，发展了《难经》"所谓迎随者，知荣卫之流行，经脉之往来也，随其逆顺而取之，故曰迎随"的论述，使之有理论原则可依，有具体操作可凭。从而将手法的理论与临床有机结合，对今天理解迎随有指导意义。

著名针灸学家王雪苔认为，《针灸大成》卷六、卷七之十四经经穴，题曰杨氏集，而其内容则与吴文炳《神医秘诀遵经奥旨针灸大成》及吴思学《医家赤帜益辨全书》如出一辙，是杨氏集自吴氏著作。《针灸大成·卷九·治症总要》也并非杨继洲自己的经验总结，而是从元代以前的《针灸集成》中选录的。靳贤集自他书的《针道源流》，举出古医书名26部，但有些书靳贤既未看到，也未转引，如《明堂针灸图》《存真图》《膏肓灸法》《金兰循经》等。这一篇的书目提要多数是从高武著作中抄来的，其中《素问》《难经》两则，又是高武从《九灵山房集》中转抄吕复的，该篇缺文缺字较多。读《针灸大成》者置此一部固可扩充眼界，如欲深入钻研，则非直接参阅其原来集用诸书不可。

针灸大家李鼎教授认为《针灸大成》的主要内容来自杨氏，"此书的特点是内容丰富，对于明代以前的针灸文献，真可说是'集其大成'，四明陈氏的《小儿按摩》得以保留"；"如果说明代是我国历史上针灸学术最昌盛的时期，那么《针灸大成》就是这一时期的总结性著作，而杨氏以其家学渊源、长期从事针灸并任职太医院多年，自然是这方面的代表人物"。

　　1601年赵文炳在平阳府首刻《针灸大成》，清顺治年间李月桂出任平阳府时，他耳闻郡中有一部《针灸大成》，未"传遍海内"，其旧版残缺，1657年李月桂据祖本再刻，并作了大量的校勘工作，这就是顺治李本。到1680年，李月桂在任西督粮道时，据自己校勘之本再刊于江西，这就是康熙李本。此次重刻李氏完全比照其顺治重修本行款重刻，刻、校俱精，堪称善本。乾隆初年章廷珪任平阳知府，1737年章廷珪效仿李月桂也"捐俸"刻书。1955年人民卫生出版社集清初重修本、递修本而成的互拼本影印出版。1963年出版校勘本，将传统的纵排法改为横排，并采用了新式标点。张缙等教授对该书进行了系统的校勘注释、语译，编成《针灸大成校释》，于1984年由人民卫生出版社出版。

　　《针灸大成》明代刊刻1次，清代刊刻28次，民国初年到新中国成立前刊行14次，400年来多次印刷，版本不下80种，翻刻次数之多、影响之大都是罕见的。

第三十章　王肯堂的针灸特色

　　王肯堂（1552—1613 年），字宇泰，亦字损中，别号损庵，又称念西居士、郁冈斋主。明代医学家，金坛（今江苏省金坛县）人。王肯堂出生于官宦之家，其父王樵，字明远，明嘉靖进士，历任刑部员外郎、右都御史等职，《明史》中有载。王肯堂自幼随父攻读文史经典，后因其母罹患危疾，延请多方名医，理法皆殊，终百治乏效而致身故，他伤痛之余遂立志习医。王肯堂精通临床各科，《杂病证治准绳·自序》中记载了他从医始末："嘉靖丙寅母病陷危，常润名医延致殆遍，言人人殊，罕得要领，心甚陋之，于是锐志学医。"

　　四年后，其妹罹患乳痈，医言其疾不可为也，王肯堂目睹其危笃病况，亲自为她医治，后病起沉疴。《郁冈斋笔尘》中记载了此事："余自庚午始究心于医，会亡妹病，旁观而技痒，几欲出手拯之，家人皆弗信……邑之人传亡妹疾不可为矣！俄而起，且归马氏，人始传王生技能起死人。"至此其医绩"渐为人知，延诊求方，户屦恒满"。但其父王樵望其举子业，倡政事，"为妨其废举业，常严戒之"，嘱其攻习儒理之学以求功名，于医术"遂不复穷究"。明代万历十七年（1589 年）王肯堂中进士，选庶吉士，又授翰林院检讨，后为备员史馆。任职期间，曾向朝廷进呈抗倭疏议，未予采纳，并因此降职受贬。万历二十年（1592 年），王肯堂称疾还乡，专事医业。

　　还乡后刻苦研修医术，志在济世活人，同时博览群经医籍，其撰论结合个人诊疗心得著书立说，著有《证治准绳》《古今医统正脉全书》《郁冈斋笔尘》《肯堂医论》《医镜》《医辨》《灵兰要览》《医学穷源集》等多达十余种，其中他所编撰的《古今医统正脉全书》和《证治准绳》两套医学丛书更属宏编巨著。

一、分经辨证治眼病说

　　王氏通过对眼珠内血脉的观察，论述了目与脏腑的联系，"目形类丸，瞳神居中而前，如日月之丽东南而晚西北也，内有大络六，谓心、肺、脾、肝、肾、命门各主其一。中络八，谓胆、胃、大小肠、三焦、膀胱各主其一，外有旁支细络，莫知其数，皆悬贯于脑下，连脏腑，通畅血气往来，以滋于目。故凡病发则形色丝络显见，而可验内之何脏受病也"（《证治准绳·杂病·七窍门》），明确了脏腑与眼的联系，他通过观察外眼部不同部位经脉的改变，推断脏腑气血阴阳的变化，为眼科经络辨证奠定了基础。

王氏认为攀睛是邪客于阳脉所致，《证治准绳·杂病》载："《缪刺论》曰：邪客于足阳跷之脉，令人目痛，从内眦始。启玄子王冰注曰：以其脉起于足，上行至头而属目内眦，故病令人目痛从内眦始也。《针经》曰：阴跷脉入䪼，属目内眦，合于太阳阳跷而上行，故阳受邪者内眦即赤，生脉如缕，缕根生瘀肉，瘀肉生黄赤脂，脂横侵黑睛，渐蚀神水，此阳跷为病之次第也。或兼锐眦而病者，以其合于太阳故也。锐眦者手太阳小肠之脉也。锐眦之病必轻于内眦者，盖枝蔓所传者少，而正受者必多也。俗呼为攀睛，即其病也。"

王氏依据白睛血络的变异情况及其分布部位，判断归属何经病变，治疗眼科疾患，在《证治准绳·杂病·七窍门·眼目集》总论中，引用《内经》"诊目痛，赤脉从上下者太阳病；从下上者阳明病；从外走内者少阳病"，同时依据各经气血盛衰的特点，施以不同治法。他明确指出太阳阳明之经宜刺络出血；少阳一经血少气多，不宜出血，"无使太过不及，以养血脉而已"，"圣人虽言目得血而能视，然亦有太过不及也。太过则目壅塞而发痛，不及则目耗竭而失明"。"目之内眦太阳经之所起，血多气少；目之锐眦少阳经也，血少气多；目之上纲，太阳经也，亦血多气少；目之下纲，阳明经也，血气俱多"，"故血太过者太阳阳明之实也。血不及者厥阴之虚也。故出血者，宜太阳阳明，盖此二经血多故也。少阳一经不宜出血，血少故也。刺太阳阳明出血则目愈明，刺少阳出血则目愈昏"。

王氏主张用开导法治疗眼病，"夫目之有血，为养目之源，充和则发生长养之功全而目不病，亏滞则病生矣"，故据其病因对不同证候的眼病辨证取穴以疏导之，"人之六气不和，水火乖违，淫泆承之，血之旺衰不一，气之升降不齐，营卫失调而为人害也。盖由阴虚火盛，炎炽错乱，不遵经络而来，郁滞不能通畅，不得已而开涩导瘀以泻其余，使无胀溃损珠之患，与战理同。其所有六，谓迎香、内眦、上星、耳际、左右太阳穴也。内眦正队之冲锋也，其功虽迟，渐收而平顺；两太阳击其左右翼也，其功次之；上星穴绝其饷道也；内迎香抵贼之巢穴也，成功虽速，乘险而征；耳际击其游骑耳，道远功卑，智者不取。此实拯危之良术，挫敌之要机，与其闭门捕贼，不若开门逐之为良法也"。

治疗火热性眼病，选督脉阳经的穴位，用泻法，刺额前五穴，"至于暴赤肿痛，皆宜以针刺前五穴，出血而已"，"治火之法……在针则神庭、上星、囟会、前顶、百会泻之。

翳者可使立退，痛者可使立已，昧者可使立明，肿者可使立消。惟小儿不可刺囟会，为肉分浅薄恐伤其骨。"

王氏认为鹘眼凝睛证"乃三焦关格，阳邪实盛亢极之害。风热壅阻，诸络涩滞，目欲爆出矣，大宜于内迎香、太阳、两睥、上星等处要隘之所，并举而劫治之"。对于内障病"有翳在黑睛内遮瞳子"，王氏认为是足厥阴、足太阳、手少阴三经脏腑中虚，邪乘虚入，经中郁结，从目系入黑睛内为翳所致，"治法以针言之，则当取三经之穴，如天柱、风府、太冲、通里等穴是也"。

热痛暴发或久病郁甚、目疾出血者，王氏采用三棱针点刺放血；对于年高久病者，选择毫针，"目疾出血最急，于初起热痛暴发，或久病郁甚，非三棱针宣泄不可，然年高之人及久病虚损并气郁者，宜从毫针补泻之则可"，不宜耗气伤血。

二、疮疡治法

1."自内而出者宜灸"　王氏在《证治准绳·疡医》中提出"疮疡自外而入者不宜灸，自内而出者宜灸"，并解释刘涓子灸治方法"痛者灸至不痛；不痛，灸至痛时方住"的道理。"外入者托之而不内；内出者接之而令外。故经云陷者灸之。灸而不痛，痛而后止其灸。灸而不痛者，先及其溃所以不痛，而后及良肉，所以痛。灸而痛，不痛而后止其灸。灸而痛者，先及其未溃所以痛，而次及将溃所以不痛也"。

书中转载了《刘涓子鬼遗方》的隔蒜灸、隔蒜膏灸、隔独蒜灸、隔豆豉饼灸以及《备急灸法》的骑竹马灸等治疗疮疡的方法："如初觉发背，欲结未结赤热肿痛，先以湿纸覆其上，立视候之，其纸先干处即是结痈头也。取大蒜切成片，如当三钱厚薄，安于头上，用大艾炷灸三壮，即换一蒜片，痛者灸至不痛，不痛者灸至痛时方住，最要早觉早灸为上。"对不同疮疡，他给予不同的灸法治疗，"（发背）若有十数头作一处生者，即用大蒜研成膏，作薄饼，铺头上，聚艾于蒜饼上烧之亦能活也。若背上初发赤肿一片，中间有一片黄粟米头子，便用独蒜切去两头，取中间半寸厚薄，正安于疮上，着艾灸十四壮，多至四十九壮"。

2.火针治疗痈疽　王肯堂的著作记载"痈者初生红肿，突起无头，便用火针针之即散，不散针侵根脚。疽者初生白粒如粟米大便觉痒痛，触着其痛应心，此疽始发之兆也，急用火针于白粒上针开"。

王氏还用"针烙"法治疗疮疡，"凡用针烙，先察痈疽之浅深，及脓未成已成……高阜而浅者，用铍针开之。疽始生白粒，便可消退，渐长如蜂窠者，寻初起白粒上烙，及四围烙四五处，如牛项之皮者，疽顶平而浅者，皆宜用火针烙之"（《证治准绳·疡医》），这些均源于南北朝医家刘涓子针烙治疮疡的记载。

3. 敷贴法治疽　王氏认为不论是疽初、中、后期，均可使用药物外敷。"疮肿初生，似有头而未起，即当贴温热药，引出其热毒；若疮肿初生，即高起四畔焮赤，宜捣生寒药贴敷，折伏其热势，驱逐其邪毒……敷贴之法欲消散肿毒，疏通血脉……凡肿皮浓者，以软帛或绵纸涂药贴之……如肿皮薄者，用疏纱或薄纸涂药贴之……至脓溃之后，即贴温肌生肉膏药，逐臭腐，排恶汁，去死肌，生新肉，全藉温热膏剂之力也，切勿用寒凉药水调贴"，以免血滞而难愈合。

三、学术传承与影响

王氏在《证治准绳·女科》中，转载了北齐名医徐之才的《逐月养胎针灸禁忌法》，"妊娠一月，足厥阴脉养，不可针灸其经（如大敦、行间、太冲、中封、五里等穴是也）。足厥阴内属于肝，肝主筋及血，一月之时，血行痞涩，不为力事，寝必安静，无令恐畏……妊娠二月，足少阳脉养，不可针灸其经（如窍阴、丘墟、阳辅、绝骨、外丘、阳陵泉等穴是也）。足少阳内属于胆，胆主精，二月之时，儿精成于胞里，当慎护惊动也……妊娠三月，手心主脉养，不可针灸其经（如中冲、劳宫、大陵、内关、间使、郄门、曲泽等穴是也）。手心主内属于心，无悲哀思虑惊动……妊娠四月，手少阳脉养，不可针灸其经（如关冲、阳池、内关、三阳、天井、曲垣等穴是也）。手少阳内输三焦，四月之时，儿六腑顺成，当静形体，和心志，节饮食……妊娠五月，足太阴脉养，不可针灸其经（如隐白、大都、公孙、商丘、三阴交、漏谷、阴陵泉等穴是也）。足太阴内输于脾，五月之时，儿四肢皆成，无大饥，无甚饱，无食干燥，无自炙热，无大劳倦……妊娠六月，足阳明脉养，不可针灸其经（如厉兑、丰隆、阴市、上下廉、三里等穴是也）。足阳明内属于胃，主其口目，六月之时，儿口目皆成，调五味，食甘美，无太饱……妊娠七月，手太阴脉养，不可针灸其经（如少商、鱼际、列缺、尺泽、天府等穴是也）。手太阴内属于肺，主皮毛，七月之时，儿皮毛已成，无大言，无号哭，无薄衣，无洗浴，无寒饮……妊娠八月，手阳明脉养，不可针灸其经（如商阳、二间、合谷、上下廉、三里、曲池、肩井、肩髃等穴是也）。手阳明内属于大肠，主九窍，八月之时，儿九窍皆成，无食燥物，无辄失食，无忍大起……妊娠九月，足少阴脉养，不可针灸其经（如涌泉、然谷、太溪、交信、筑宾、复溜等穴是也）。足少阴内属于肾，肾主续缕，九月之时，儿脉续缕皆成，无处湿冷，无着炙衣。"

　　明代不少医家限于门户之见，或尚温补，或崇寒凉，徒事寒凉水火之争，而王氏博采兼收众家之说，于寒温攻补无所偏主，倡导折中医风，王肯堂历时 11 年完成《证治准绳》（又作《六科证治准绳》）44 卷，该书博涉古今，内容丰富，包括《杂病证治准绳》《杂病证治类方》《伤寒证治准绳》《疡医证治准绳》《幼科证治准绳》《女科证治准绳》6 部，涵盖了临床各科，《四库提要》评价："其书采摭繁富，而参验脉证，辨别异同，条理分明，具有端委。故博而不杂，详而有要，于寒温攻补无所偏主……世相竞传，为医家之圭臬。"

　　《证治准绳》总结了明代以前历代医家及其本人的学术见解和诊疗经验，与前代医学丛书相比其"证治"尤为鲜明，内容切合临床。王肯堂告诫医者"不能死守旬而求活人"，临证应审证求因，治病求本，灵活运用各种方法，不拘泥于现成的方药和方法，并且自制很多方药、膏剂，被后世医家称为"医界灵秀"。

　　王肯堂不但医术高明，而且医德高尚，他强调"欲济世而习医则是，欲谋利而习医则非。我若有疾，望医之救我者何如？我之父母子孙有疾，望医之相救者何如？易地以观则利心自淡矣。利心淡，仁心现。仁心现，斯畏心生"，为从医者制定了行医守则。

第三十一章 吴崑的针灸学术特色

吴崑（1552—1620 年），字山甫，号鹤皋山人，因其洞参岐黄奥旨，人称"参黄子"，明代著名医家，安徽歙县人。吴崑生于儒门世家，家藏方书颇多。他"天禀聪慧，幼受庭训，稍长习儒，熟读六籍文章"，自小酷爱医书，每于敬业之余，"以《素问》《灵枢》《脉经》《甲乙经》及仲景、河间、东垣、丹溪之书而习之"；越十年，因举子不售，受乡老"古人不得志于时，多为医以济世"的启示，"乃弃举子业，专攻医学，师从本邑余午亮先生三年，尽得其传"；之后他游学于江、浙、燕、赵、荆襄等地求师访友，医术日精；回故里后，他先后在宛陵（今安徽宣城）、和阳（今安徽和县）等地悬壶，"所至声名籍籍，活人无论数计"，成为精审脉法、通晓针灸方药的一代宗师。著有《医方考》《脉语》《素问吴注》《针方六集》等书。

《针方六集》刊于 1618 年，共 6 卷，卷一《神照集》，论述脏腑功能、经脉流注、考正经穴奇穴，并附图 30 幅；卷二《开蒙集》，注释《标幽赋》，论述八法五门、子午流注、十二经补母泻子法等；卷三《尊经集》，选录《内经》针灸要旨 148 条，阐发经义，参以个人心得；卷四《旁通集》，论针药之理，修《金针赋》，通过"以药明针"的比较方法，论述针灸基本理论 45 条，化裁《金针赋》要义 34 条，扬弃结合，褒贬分明；卷五《纷署集》，按头、背、面、颈、胸、手、足之顺序分述各穴主治；卷六《兼罗集》，载《玉龙歌》等针灸歌赋 13 首，以及崔氏灸瘵四花穴法、《千金》论膏肓俞穴法、隔蒜灸痈毒法等。六集珠联璧合，主次分明，各有侧重，从理论到临床，反映出吴崑对针灸学术的见解。

一、"针药二途，理无二致"说

针灸与药物是中医治疗的重要手段，但由于种种原因，人们往往重方药而轻针灸。吴崑在深入研究《内经》的基础上，对针灸与药物的治疗作用进行比较，认为"针药二途，理无二致"(《针方六集·旁通集》),指出:"药物有气有味,有厚有薄,有升有降;而针刺有浮有沉,有疾有徐,有动有静,有进有退,此异途而同理。药有入肝、入心、入脾、入肺、入肾之殊,有为木、为火、为土、为金、为水之异;而针有刺皮、刺脉、刺肉、刺筋、刺骨之殊,有取井、取荥、取输、取经、取合之异,此异途而同理。"取井荥输经合、刺皮脉肉筋骨与药物酸苦甘辛咸分别治疗五脏疾病的道理是相通的,用不同针刺手法可达到药物阴阳升降作用的效果。

吴崑把针刺手法与方药作用形象地进行了分析。他说:"动退空歇迎夺右,皆泻也,犹方之青龙、白虎、陷胸、承气,有泻而无补也。推纳进搓随济左,皆补也,犹方之益气养荣、八珍、十全,有补而无泻也。"

吴崑还从审气、保元、方药配伍、炮炙与穴位配合、取法与刺法、用药剂型与用针刺法、用方大小与刺穴多少等方面进行比较,说明针药同理。用药必须审气,辛热、辛温、辛凉,气之殊也;用针亦必须审气,经气、邪气、谷气,气之殊也。"病态千端,候气施治","药家必审而用之","针家必审而用之";"用药以元气为重,不可损伤","用针亦以元神为重,不可轻坏";"方必君臣佐使,药必精良炮炙";"穴有阴阳配合则君臣佐使也,穴得其正则精良也,刺合于法则炮炙也";"药有轻剂重剂、平剂调剂,因病而为之轻重也;针有巨刺缪刺、微刺分刺,亦因病而为之浅深也";"药有小方(一药主一病)不足以去病,故立重方。重方者二方三方合而一之也,此犹合纵连横,用众之兵也。针有特刺(一穴主一病)不足以去病,故主群刺。群刺者原别(络)根结,合而刺之也"。他强调用药中病即止,不可过剂;用针中病即止,亦不可过法,"盖药之过剂,针之过法,皆足以损人也"。用药有禁忌,"必远酒远色,去劳去怒,去厚味";用针亦有禁忌,"已刺者必勿醉,勿劳勿怒,勿饥勿饱"。

虽然针药治病同理,但二者各有长短。对此,吴崑也予以客观、公正的评价。他说:"败血积于肠胃,留于血室,血病于内者必攻而去之,药之所长,针不得而先之也。败血畜于经隧,结于诸络,血病于外者必刺而去之,针之所长,药不得而先之也。"吴崑进一步指出:"有穷年积岁饮药无功者,一遇针家施治,危者立安卧者立起,是药之多不如针之寡也。然针不难泻实而难补虚,一遇尪羸,非饮之甘药不可。是针之补不如药之长也。"(《针方六集·旁通集·针药短长》)吴崑以实事求是的态度,对合理施针用药有一定的指导作用。

二、提出"五门主治"

《灵枢·九针十二原》说："所出为井,所溜为荥,所注为输,所行为经,所入为合。"《难经·六十四难》说："阴井木,阳井金;阴荥火,阳荥水;阴俞土,阳俞木;阴经金,阳经火;阴合水,阳合土。"《难经·六十八难》指出："井主心下满,荥主身热,输主体重节痛,经主喘咳寒热,合主逆气而泄。"吴崑在《内》《难》五输理论的基础上,对王好古的辨证辨经选五输穴说进一步阐发,演绎成五脏六腑十二经脉的五输主病,即按五脏六腑十二经脉分别取五输穴的"五门主治"。这里的"五门",指十二经的井荥输经合分别应合木火土金水(阳经则为金水木火土)五行,因其流注气血、开合如门户而名。其具体内容如下。

假令得弦脉,病人善洁,面青,善怒,此胆病也。若心下满当刺足窍阴(井),身热刺侠溪(荥),体重节痛刺足临泣(输),喘咳寒热刺阳辅(经),逆气而泄刺阳陵泉(合),又总取丘墟(原)。假令得弦脉,病人淋溲,便难,转筋,四肢满闭,脐左有动气,此肝病也。若心下满当刺大敦(井),身热刺行间(荥),体重节痛刺太冲(输),喘咳寒热刺中封(经),逆气而泄刺曲泉(合)。以下脏腑经脉,首先根据脉症辨证,然后按《难经·六十八难》五输主病依次取井、荥、输、经、合穴,阳经又总取原穴。

吴崑根据五行学说对五门主治的原理进行了阐发,"以上五门主治古针方也。盖以阳井金,阴井木,所以主治心下满者,金病则膹郁,木病则不得条达,故令心下满也。阳荥水,阴荥火,水病则阴亏,火病则益炽,故令身热。阳俞木,阴俞土,木主筋,筋根于节,土主肉,肉附于体,故令体重节痛。阳经火,阴经金,火乘于金则病喘咳,金火相战,金胜则寒,火胜则热,故主喘嗽寒热。阳合土,阴合水,水败则火失其制,而作气逆;土败则水失其防,而作洞泄,故主气逆而泄。此五门主治之义也。"

三、临床特色

1. 针药兼施　吴崑总结了八脉交会穴与药方兼施的原则。治疗冲脉、足太阴脾经、阴维脉、足阳明胃经和手厥阴心包经的病证,宜刺公孙、内关二穴,"使经气通行,三焦快然,疾去内和",并配用泻心、凉膈、大小陷胸、调胃承气诸方治疗。

带脉、足少阳胆经、阳维脉和手少阳三焦经的病证,宜刺足临泣、外关二穴,"使表里皆和,营卫流畅",并配用三化、双解、大小柴胡、通圣、温胆诸方治疗。

督脉、足太阳膀胱经、阳脉和手太阳小肠经的病证，宜刺后溪、申脉二穴，"使经气通行，上下交通"，并配用麻黄、桂枝、葛根、青龙诸方治疗。

任脉、手太阴肺经、阴跷脉和足少阴肾经的病证，宜刺列缺、照海二穴，"使经气通行，四脉通调"，并配用三黄、二母、二冬、犀薄甘桔诸方治疗。

2. 重视简便取穴法　吴崑强调取穴的方便与准确性，大量使用简便取穴法，如水沟穴，《针灸甲乙经》载"水沟在鼻柱下人中"，水沟在人中沟何处，不清楚。之后的《千金》《外台》《铜人腧穴针灸图经》《十四经发挥》《针灸大成》均沿袭《针灸甲乙经》之"鼻柱下人中"。吴崑认为水沟"在鼻柱下三分，口含水凸珠是穴"。口含水闭唇鼓气所"凸珠"处，约相当于人中沟之上 1/3 与中 1/3 交界处，与现代临床取穴基本相符。吴崑取穴还注重动静结合，如取腰俞穴："在二十一椎下间，患者昂首伏地，纵四体乃取其穴。"即取本穴先令患者昂首伏地以便明确椎数，次令其纵四体以放松全身肌肉组织。因腰俞穴在背阔肌、肌筋膜等重叠处，务必使之松弛方可便于取准穴位进针施术。

在针灸论治时，吴崑强调四诊合参，注重阴阳寒热虚实辨证。他在《针方六集·旁通集》中指出："病态千端，必先阴阳。""善针者，必察病人之形气色脉而后下针。""问形在何经，察其寒热、虚实……在乎阴阳顺逆，补泻而已。"针刺时，吴崑则紧紧抓住"守机""候气""见气""取气""置气""调气"等环节，施针务求得气。施针首先要"守机""候气"，慎守气至之机，"候气之所在而刺之……病在阳分者，必候其气加在于阳分而刺之；病在阴分者，必候其气加在于阴分而刺之"。说明针刺应掌握病气在阴在阳的时机而进行针刺，这是候气的关键。为了达到候气而刺的目的，还必须掌握"见气""取气""置气""调气"之法。见气指"左手见气来至，乃内针；针入，见气尽，乃出针"。取气言"当补之时，从卫取气"。置气谓"当泻之时，从营置气"。调气即"刺虚者须其实，刺实者须其虚"，调和机体阴阳失衡，达到新的协调状态。综上所述，吴氏强调行针施术过程中，要运用一切手段以求"得气"，因为"气至而有效"。

四、学术传承与影响

吴崑通晓《内经》，精审脉法，考究方药，擅长针灸。他于医理则强调《素问》等经典理论的指导；于针法则突出脉诊，注重四诊合参；于治疗则认为针药同理，主张方药与针灸并重，根据疾病特点与针药之专长择善而从，兼施并用，是历史上精通经典、精审脉法、通晓针灸方药的一代宗师。

第三十二章　陈实功外科针灸特色

　　陈实功（1555—1636 年），字毓仁，号若虚，明代著名医学家，崇川（今江苏省南通市）人。他少年颖悟，崇尚医学，勤求古训，博览群书，研习儒家经典，遇异人传授刀针之术，不久名震大江南北，以外科擅长。他认为"内之证或不及其外，外之证则必根于其内"；在治法上，他主张内外并重，"消、托、补"三法结合，内服药与外治法兼施。他常用腐蚀药品，或用刀针清除坏死腐肉，放通脓管，强调扩创引流，使毒外出；陈氏积前人之经验与自己多年的临证体会于明万历四十五年写成《外科正宗》共四卷。卷一总论外科疾患的病源、诊断与治疗；卷二至卷四分论外科常见病的病因病理、证候治法，并附以典型病例。

　　陈氏注重医德，提出了医家"五戒""十要"。他强调内外治结合，针灸学术思想及治疗方法贯穿其中，从理论到实践都有独到见识，反映了明代以前我国中医外科学的学术成就，有较高的学术和实用价值。

一、痈疽的辨治特色

1. 重视痈疽辨经

　　（1）辨经络：陈氏在《外科正宗·痈疽原委论第一》中提出要结合痈疽发病部位进行辨证辨经，云："况背乃太阳膀胱、督脉所主，太阳者，六经之首领也；督脉者，十二经络之统脉也。所以疮生于背，毒犯于此，况心乃又属君主之位，岂容毒相犯之。凡发于此者，故多成危险难治之症，医者不可不慎而察之。"他又说："对口者，生于项后而对前口者是也，但有偏正之不同。发于正者，属督脉所主；发于偏者，乃太阳膀胱所司。"鼻中出血"乃肺经火旺，逼血妄行而从鼻窍出也"，牙缝出血，"阳明胃经实火上攻而出也"，还有"胃虚火动，腐烂牙龈，以致淡血常常渗流不已"，"夫乳病者乳房阳明经所司，乳头厥阴肝经所属"，均是根据经脉的循行分布对痈疽进行经络辨证的实例。

《外科正宗·瘿瘤论第二十三》中根据症状辨经所属，如：筋瘤为肝所主，肉瘤为脾所主，气瘤为肺所主，血瘤为心所主，骨瘤为肾所主。火焰疗"重则寒热交作，头晕眼花，心烦发躁，言语昏愦，此等出于心经之病也"；紫燕疗"重则眼红目昧，指甲纯青，舌强神昏，睡语惊惕，此等出于肝经之病也"；黄鼓疗"重则恶心呕吐，肢体木痛，寒热交作，烦渴干哕，此等出于脾经之病也"；白刃疗"重则腮损咽焦，毛耸肌热，咳吐脓痰，鼻煽气急，此等出于肺经之病也"。

（2）辨病症轻重缓急：陈氏认为属五脏者多凶险，属于六腑者较轻缓。"发于心上多危险，五脏相干事可明"，"心之以下多成顺，六腑之因亦许评。凡疮生于心之以下者，除肾俞一穴外皆为缓。六腑者，足阳明胃经、手太阳小肠经、足太阳膀胱经、手厥阴心包络经、手少阳三焦经、足少阳胆经，此六经，其名属腑，其形在下，其气主表，其病为痈。故疾发于五脏者为重，生于六腑者为轻，此为表里脏腑轻重之别也"（《外科正宗·痈疽原委论第一》）。

2. 用灸特色　《外科正宗·痈疽灸法并禁灸疮穴第九》记载："凡疮初起，惟除项之以上，余皆并用艾火，随疮势之大小，灸艾壮之多少，用蒜切成薄片，安于疮顶上着艾炷蒜上点火，三壮一换蒜片，初灸觉痛，以不痛似痒为止；初灸不痛，以知痛痒为住。如初灸，全然不觉痛痒，宜去蒜，当明灸之。又阴疮日数多者，艾炷不及其事，以蒜捣烂铺于疮上，以艾亦铺蒜上，点火灸之，必知痛甚为效。此为火气方得入里，知痛深处方是好肉。"

《外科正宗·痈疽治法总论第二》云："痈疽发背怎生医，不论阴阳先灸之，不痛灸至痛，疼灸不疼时……凡疮七日以前形势未成，元气未弱，不论阴阳、表里、寒热、虚实，俱先当灸。轻者使毒气随火而散，重者拔引郁毒，通彻内外。"《外科正宗·痈疽灸法并禁灸疮穴第九》云："盖艾火拔引郁毒，透通疮窍，使内毒有路而外发，诚为疮科首节第一法也。贵在乎早灸为佳。"首先要灸之有度，正如上面提到"不痛灸至痛，疼灸不疼时"，陈氏认为痈疽痛甚为外邪致局部经络阻塞，气血凝滞，不通而成，用灸法可借火力的温热作用，疏通经络，活血散瘀，使瘀散肿消而痛止。一般在痈疽早期，邪毒炽盛，疮窍闭塞，此时用灸法可拔引郁毒，透通疮窍，使内毒有路而外发。同时要注意把握时机，在痈疽初起，外邪虽盛，正气不虚，借助艾火的作用以御外邪，可使痈疽或消散或透托。在灸法运用上，陈实功积累了许多行之有效的经验。

（1）治小腹痛：《外科正宗·小腹痛第四十三》载："小腹痛乃七情火郁，以致脾虚气滞而成。其患小腹漫肿坚硬，肉色不变。有热渐红者属阳易治，无热不红者属阴难治。初起七日以前，用艾当肿顶灸七壮，膏盖，首尾内服壮脾胃、养气血、行经补托之剂，可保终吉，如误用克伐攻利凉药者，败症必出。十全大补汤倍加参、芪、姜、附以救之。肉腐深陷者，玉红膏长肌收敛。又补托不应者，终久纵愈成漏。"

（2）治石榴疽：《外科正宗·石榴疽》载："石榴疽者，乃少阳相火与外湿煎搏而成，其患生在肘尖上一寸是也。初起一点黄粟小泡，根便开大，色红坚硬，肿如覆碗，皮破泛出，叠如榴子，令人寒战犹如重疟。初起即灸九壮，内服蟾酥丸发汗以解蕴毒；灸顶上，蟾酥饼贴之膏盖，焮痛处金黄散敷之，内服菊花清燥汤、琥珀蜡矾丸；烦躁热甚者，护心散、金液戊土丹。九日后，患上作脓稠黄，疼苦稍减，表里症退，饮食微进者可保无虞，反此为逆。溃后元气虚弱、杂症相兼者，照痈疽调理法治之。"

（3）治天蛇毒：《外科正宗·天蛇毒第六十五》载："天蛇毒，一名蛇头疔也，乃心火旺动攻注而成。其患指大肿若蛇头，赤肿焮痛，疼及连心，甚者寒热交作，肿痛延上，肿顶上小艾灸五壮，以雄黄散涂之，内服蟾酥丸发汗解毒，轻者渐消，肿者溃脓，甚则腐烂。破后肿仍不消者，以蟾酥条插入孔内膏盖自效；腐烂者，玉红膏搽之，虚而不敛者兼服补剂。"

（4）灸法治"茧唇"：《外科正宗·茧唇》载："茧唇乃阳明胃经证也。因食煎炒，过餐炙煿，又兼思虑暴急，痰随火行，留注于唇，初结似豆，渐大若蚕茧，突肿坚硬，甚则作痛；饮食妨碍，或破血流久则变为消渴、消中难治之证。初起及已成无内证者，用麻子大艾炷灸三壮，贴蟾酥饼膏盖，日久渐消。内证作渴者，早服加减八味丸，午服清凉甘露饮，以滋化源。日久流血不止，形体瘦弱，虚热痰生，面色黧黑，腮颧红现，口干渴甚者，俱为不治之证也。"

（5）"灸法治偏坠"：《外科正宗·囊痈论第三十三》载："偏坠一名木肾，不疼不痒，渐渐而大，最为顽疾，有妨行动，多致不便。"陈氏还首列歌诀"偏坠灸法最多灵，晴日将来仰卧身，木肾尽头为灸穴，安来七壮自然平"，具体方法是："候取天晴……患者平身仰卧，取木肾子根下硬根尽处，以墨点记，用安豆大艾炷，三年之内灸七壮，年久者灸九壮、十一壮为止。内服木香补肾丸，戒食生冷，兼忌房事百日为妙。"

（6）灸治脱疽：陈实功曾记载一医案："一客商右足次指生一紫泡，痒痛异常。次日，指甲俱紫欲黑，视之乃肝、肾二经之毒。彼曰：何别也？予曰：甲乃肝之余气，甲紫则肝受毒也；骨乃肾之余，肾伤则骨黑，此理甚明。彼又曰：何以致之？予曰：凡人劳疲筋力伤于肝，误服热药伤于肾。傍者曰：情实有此，因彼久居客旅，交结私妓，情怀最密，极力承奉，且夜并服兴阳细丸，期许常至，立交戏谑，有此二年矣。前言正中其病，此劳力热药伤肾伤筋之实也。其病尤险，欲辞不治。彼哀告客途欲得生返，再三求治，予又斟酌，先取妓者顶发十余根，拈线缠扎患指尽处，随将艾炷安于所扎上面紫色处。排匀三处，每灸七壮，各放蟾酥饼膏盖。次后胀痛相忍不舍，解去扎发，过夜一指皆黑，相量筋骨皮肉俱死，仍用利刀顺节取脱患指，乃冰冷恶物；预煎甘草汤浸洗良久，候瘀血稍尽，以止血散掺之，次日灸上紫色不退，恐其上延，又以神灯照法照之，候血散皮绉，旋合蟾酥丸料多加海羊研烂敷之，早晚二次，肿不复作，紫色变红，红色溃脓；外用生肌止痛、活血收敛之药。又熬参术地黄膏朝服接补真元，午服健脾药以回胃气，晚用金液丹以解药毒，如此调理三月而愈。"

除用艾绒之外，他还提出用桑木，"治诸疮毒，坚而不溃，溃而不腐，新肉不生，疼痛不止。用新桑木长七寸，劈指大，一头燃着向患上灸之，火尽再换，每次灸木五、六条，肉腐为度"。

3. 对灸禁的论述

（1）头面部不可灸：陈氏认为头乃诸阳之首，纯阳无阴之处，凡生疮肿俱由亢阳热极所致，如再加艾火使毒气炽甚，随后反加大肿，最能引动内痰，发之必死，面生疔毒亦然。

（2）肾俞不可灸：肾俞在两腰脊傍，系内肾命根所系之处，此穴发疮，多因房劳素亏、肾水枯竭而成。若再加艾灸火烁其源，必致内外干涸，多成黑陷，昏闷而死。

（3）元气虚不可灸：元气素虚患者，发疮多不高肿，其人体必倦怠，精神必短而昏，脉必浮散空虚，数而不鼓，此内无真气抵挡火气，如灸之其人必致昏愦而死。常谓艾火不亏人，此言误之多矣，医者亦宜详察之。

二、用铍针"开户逐贼"

在外治方面，陈氏主张针刀并用以使毒出，常用铍针清除顽肉死肌，疏通脓管使毒外泄，即"开户逐贼"，如用铍针切开排脓，《外科正宗·痈疽治法总论第二》云："十日之间疮尚坚，必用铍针，当关头点破。凡疮十日以后，自当腐溃为脓；如期不作脓腐，仍尚坚硬者此属阴阳相半之症。疮根必多深固，若不将针当头点入寸许开窍发泄，使毒气无从而出，必致内攻也。倘内有脓，又便易出，此为开户逐贼之意也。"

陈氏还记载了铍针的制作方法，"古人多用马衔铁为之，此性软不锋利，用之多难入肉，今以钢铁选善火候，铁工造之，长二寸，阔二分半，圆梗扁身，剑脊锋尖，两边芒利，用之藏手不觉，入肉深浅自不难也。如脓深欲其口大，直针进而斜针出，划开外肉，口则大矣；喉针长六寸，细柄扁头、锋尖，刺喉脓血者皆善"。

铍针，《内经》九针之一，后人称剑针、铧针。《灵枢·九针十二原》说："铍针者，末为剑锋，以取大脓。"《灵枢·九针论》说："铍针，取法于剑锋，广二分半长四寸，主大痈脓，两热争者也。"说明其针形如宝剑，针尖如剑锋，两面有刃，长四寸，宽二分半，主治痈疽脓疡，可以切开排脓放血。陈实功对铍针的运用得心应手，对痈疽疮疡等治疗积累了丰富的经验。

1."神妙拔根方" 本方主治脑疽、发背阴证。《外科正宗·脑疽论》载："初起不肿高、不焮热，灸不痛，其病将来难果，必致坏人。十日以前，用铍针当顶插入知痛处方止，随用蟾酥条插至孔底，每日二条膏盖。三日后，另添插药，其根高肿作疼，外用神灯照法，助阴为阳。插、照七日，其疮裂缝流脓，至十三日，其根自脱。如日多根深蒂固不能脱者铍针取之，内用玉红膏。不脱者自脱，不敛者自敛，此法百人百活，再无不愈者。"

2."小儿赤游丹针砭法" 其歌诀为："针砭法来针砭法，铍针头向患中插，箸头复向针上敲，敲出血来以箸刮。"具体方法是："小儿赤游丹毒，红赤焮肿，游走不定，须砭之。用铍针锋尖向患上，以乌木重箸在针上面击之，密砭去血多者为妙；血红者轻，紫者重，黑者死。砭毕温汤洗净，用干精猪肉缝大片贴砭处一时许，方换如意金黄散，水芭蕉根捣汁调敷。"

此外，陈氏还常以挑治法治疗红丝疔、田螺泡等，《外科正宗·疔疮论第十七》记载："红丝疔起于手掌节间，初起形似小疮，渐发红丝上攻手膊，令人多作寒热，甚则恶心呕吐；迟者红丝至心，常能坏人。用针于红丝尽处挑断出血，寻至初起疮上挑破，俱用蟾酥条插入，膏盖，内服汗药散之自愈。"《外科正宗·田螺泡第一百二十二》："田螺泡，多生手足，忽如火燃，随生紫白黄泡，此脾经风湿攻注。不久渐大，胀痛不安，线针挑破，泄去毒水，太乙膏盖。挑破又生者，内服解毒泻脾汤可愈。"可见陈氏"开户逐贼"具有革新意义。

3. 火针治疝气 陈氏治"鱼口、便毒、横痃等证用行药不得内消者"，"夫鱼便者，左为鱼口，右为便毒。总皆精血交错，生于两胯合缝之间结肿是也。近之生于小腹之下，阴毛之傍结肿，名曰横痃，又名外疝是也。得之入房忍精，强固不泄，或欲念已萌，停而不遂，以致精血走动凝滞结而为肿。治当散滞行瘀、通利大小二便，九龙丹、山甲内消散是也。七日以后，服之根本坚固，恐其作脓，宜用火针法刺之亦妙；已出脓者，十全大补汤服之。庶易收敛。迟则恐生别症难愈"。其火针法有歌诀："火针之法由来异，胜如服药并奇治，将针一点破皮囊，肿消痛止随游戏。"其方法是"用粗线针二条，将竹筋一头劈开，将针离分半许夹在筋头内，以线扎紧，用桐油灯盏内贮之；灯草五根，排入油内，点着用针蘸油烧红，向患顶重手刺入五六分，随出或血或脓，以膏盖贴，即得轻便，以后渐愈。虚者兼服十全大补汤完口"。

三、学术传承与影响

　　《外科正宗》集明代以前外科成就之大成，该书编写体例采用通俗易懂的歌赋，便于记忆，对痈疽等 100 多种外科病证，从病因、症状、预后、治法及具体方药和手术等方面作了精当的论述，是集理、法、方、药、术为一体的具有实用价值的书，《四库全书总目提要》称赞其"列症最详，论治最精"，对后世医家影响颇大。300 多年来，中医外科仍推崇其"内外并重，使毒外出为第一"的学术思想，王洪绪的温阳通腠、高秉钧的清热解毒，无不从陈氏的学术经验中得到启迪。

第三十三章　龚居中治痨经验

龚居中，生活在 16 ～ 17 世纪，字应园，别号如虚子、寿世主人。明代医家，豫章云林（今江西省金溪县）人。龚居正生前曾任太医，他一生精研医学，对内、外、妇、儿科均有所长，尤精于诊治肺痨。龚氏著有《红炉点雪》《外科活人定本》《外科百效全书》《女科百效全书》《幼科百效全书》《小儿痘疹医镜》《福寿丹书》等书。其传世医著以《红炉点雪》最负盛名。

《红炉点雪》原名《痰火点雪》，书前邓志谟题写的序中有"深探隐微，穷尽玄变，一团生气，浮于纸上，所谓红炉飞片雪，龙虎自相随"之赞评，后世认为"红炉飞片雪"一句话较为雅致，遂将"痰火"改为"红炉"。本书是讨论虚损痨瘵的专书，全书共四卷，卷四为灸法及气功法。龚氏在《红炉点雪》中论述了肺痨的多种病因、临床表现以及辨证施治的治疗方案，最后提出了预防保健性"痰火灸法""却病要诀"以及"静坐功夫"（气功疗法），体现了他未病先防的思想。龚氏推崇灸法治疗痨瘵，是一位灸治痨瘵的专家。

一、"痰火灸法"

龚氏认为痨证主要由"火炎痰聚"所致，以痰火立论，推崇灸法治痨，在卷四有《痰火灸法》一节。考其"痰火"，实指痨瘵，即肺痨，与今天的肺结核相类。由于当时这种疾病广泛流行，病情酷厉可畏，人多谈痨色变。故书中不直称痨瘵，而名之"痰火"，"痰火者，痨瘵之讳名也"。对于痰之本源，龚氏认为肾中真水真阴，有形有质，亡血夺精，必致真水亏乏，真阴虚损，肾阴既虚，"则相火随炽，壅迫津液为痰"。

龚氏对痨瘵以水亏火炽金伤立论，提出益水清金降火的治疗原则。他极力提倡灸法，认为艾灸的功效是多方面的，《红炉点雪·卷四》说："灸法祛病之功，难以枚举，凡虚实寒热，轻重远近，无所不宜……谚云火有拔山之力，岂虚语哉！若病欲除其根，则一灸胜于药力多矣。"

对于灸法适应证，龚氏认为"肌肉尚未尽脱，元气尚未尽虚，饮食能进"之能承受灸时痛楚的人，可以进行灸治。病人在灸后调理月余，则病自除而体自充。如果病人身体比较虚弱，呈现元气虚极之象，并且饮食不能进，也不能承受灸疗时的灼热疼痛的病人，"病本自剧，倘灸后病不得起，不惟无益，必反招病家之怨也，至嘱至告"（《红炉点雪·卷四》）。

龚氏在《红炉点雪》中提到治疗痰火骨蒸痨瘵、梦遗盗汗传尸等证，宜灸四花、膏肓、肾俞、肺俞、足三里、合谷或膻中穴。其中四花六穴，指患门二穴和四花四穴，相当于心俞、膈俞、胆俞，初灸七壮，累灸至百壮，灸疮愈后，可依前法复灸至百壮。他又在《红炉点雪·卷四》中提到："凡灸此穴，亦要灸足三里以泻火气为妙。若妇人……患门穴难以量准……不若只取膏肓穴灸之，次灸四花穴，亦效。"他不但阐述了施灸的穴位，还表明了艾灸的方法，并说明很多人使用此法无效，其实是取穴失真的缘故，因此在书中记载定四花六穴和各个灸疗要穴的方法。

二、发灸疮法

龚氏在《红炉点雪·卷四》中论述了促发灸疮的方法，云："凡艾灸须要疮发，所患即愈。不得疮发其疾不愈。《甲乙经》云：灸疮不发，用故履底灸令热熨之，三日而发。今有用赤皮葱三五茎，去叶，于微火中煨热，熨疮十余遍，其疮三日自发。亦有用麻油涂之而发者，亦有用牙皂角煎汤候冷，频频点之而发者，恐气血衰，有宜服四物汤滋养者，不可一概而论。灸后务令疮发，乃去病也。"又云："凡病之沉痼者，非针灸不解，其病欲除其根，非药力所能除，必借火力以攻拔之。"

该书还记载了艾灸的禁忌和调理，"灸之后，古人忌猪鱼热面生酒，动风冷物，鸡肉最毒。而今灸疮不发用小鸡、鲢鱼，食之而发者所谓以毒而攻毒，其理亦通，亦宜少用为佳。"又云："凡灸后切宜避风冷，节饮酒，戒房劳，喜怒忧思悲恐等七情之事须要除之，可择幽静之居养之为善。"

三、学术传承与影响

龚氏认为痰火一病"欲除其根，非药力所能除，必借火力以拔之"，他从实践中总结出痰火宜灸的经验。龚氏用灸的独到见解是其长期临床实践的经验总结，对热病用灸有积极的指导意义。如王氏在《灸法治疗肺结核53例临床观察》一文中报道用灸法治疗肺结核 53 例，结果对肺结核的全期（进展期、好转期、稳定期）均有明显的临床疗效。其治疗用穴有膏肓、三阴交、膻中等，每穴灸 9 ～ 15 壮，每天治疗 1 次，15 天为 1 疗程；对病程久、病灶难以吸收者，可施瘢痕灸。

许多医家用灸法治疗痄腮、痈、疮等热病均取得了良好的疗效。如蔡氏在《以艾条温和灸为主治疗褥疮》一文中报道对 80 例褥疮患者用艾条温和灸为主，配合药物局部外涂治疗，经 20 天观察，治愈 70 例，有效 6 例，无效 2 例。该法治疗褥疮见效快，疗效高。说明龚氏的热证用灸说对提高某些疾病的疗效有参考价值。

第三十四章　龚廷贤的温脐经验

　　龚廷贤（约1538—1635年），字子才，号云林，别号悟真子，明代医家，江西省金溪县人，曾任太医院吏目。其父龚信，字瑞芝，号西园，精医术，曾任太医院御医。其弟廷器，子侄懋墅、懋官，均为医官。廷贤幼习举子业，后从父学医，云游南京、河南、北京等地行医，"声名烨烨播京师"；值中原疫病流行，活人无算；著有《寿世保元》《万病回春》《种杏仙方》《云林神彀》《医林状元济世全书》《小儿推拿秘旨》《杂病赋注解》《诊断治要》《救急神方》《神彀金丹》《鳌头复明眼方外科神验全书》《痘疹辨疑全幼录》《鲁府禁方》《本草炮制药性赋定衡》《医学准绳》《秘授眼科百效全书》等，此外他还续编了他父亲龚信所著的《古今医鉴》。

　　龚氏注重临床，其著作对各科病证的治疗验方记载颇多，有较强的实用性，书中也涉针灸内容，而且以灸法为多，占十之八九。

一、熏脐、蒸脐、温脐保健

　　脐（即神阙穴），是常用的保健强壮穴之一，多用以治疗卒中、昏厥以及消化、泌尿生殖系统病症。古人将其列为禁刺穴，临床多用灸或药物敷贴治病，龚氏用熏、蒸、灸、熨、药物敷贴诸法温脐，选穴有时扩大到脐四周，如气海、关元等，主要有隔药熏灸温脐法、隔药熨热温脐法、烘炒加揉温脐法、膏药温脐法等。

　　1. 隔药熏灸温脐法　《万病回春·补益》记载有："彭祖小接命熏脐秘方"，详述了灸脐的原理与方法，"脐则与母气相通……剪脐落地，犹恐脐窍不闭，有伤婴儿之真气，随用艾火熏蒸其脐……壮固根蒂……却除百病……每年中秋日熏蒸一次，却疾延年……用荞麦面水和，捏一圈径过寸余，如脐大者三二寸。内入药末，用槐皮一块，去粗皮，止用半分厚覆圈药之上，如豆大艾炷灸之，百脉和畅……冷汗如雨，久之觉饥，再食再灸，不可令痛……灸至行年岁数为止，有病者连日灸之，无病者三日一次，灸至腹内作声作痛，大便有涎沫等物出为止……凡灸之后，容颜不同，效应可验。"此法可保护真气，壮固根本，温通经络，可以保健防病（如预防新生儿破伤风等），延缓衰老，培本延年。

龚氏温脐法也可用于治病，如治"中寒"，用麝香、半夏、皂荚末填脐，"上盖姜片，灸二七壮；并灸气海、关元二七壮，使热气通于内而阴退阳复"。治腹中有积、大便结、心腹痛、泄泻肠鸣，用巴豆捣为饼填脐，于其上灸三至百壮，以效为度。也可用蒜、盐涂脐、填脐后施灸，如治阴证四肢厥冷、肾囊缩入（缩阳），用蒜片擦脐后以大艾炷施灸；霍乱用盐纳脐中后灸七壮等。有时也用到脐周穴位，如上述缩阳证灸脐后，再于脐上下左右各八分、四分处灸五壮，并加灸龟头、马口；又如治阴证于气海、丹田、关元灸二七壮，至手足温暖，脉至汗出为止。

2. 隔药熨热温脐法　治二便不通，先用麝香、硫黄填脐，再将葱白切片盖其上，取热熨斗熨之，使热气入腹以通阳则便通。

3. 烘炒加揉温脐法　治小儿二便不通，用葱、姜、盐共为末，烘热后贴脐；治中寒，以吴茱萸、麸皮、盐炒热加揉腹部。

4. 膏药温脐法　用"狗皮膏"贴脐治痢，方用乳香、没药、木鳖子、杏仁、桃柳枝、麝香、铅丹制成膏药；又有"泻痢膏"，用赤石脂、诃子、罂粟壳、干姜为末，加龙骨、乳香、没药、麝香、铅丹等熬膏贴脐，此借辛香温热走窜药性以代灸。

二、诸病附灸

龚氏对用灸情有独钟，《万病回春·凡例》云："灸法余取素所经验者，附于方末以便采用，其未试者姑已之。"说明书中收集的灸法并非仅是文献抄录，而是均已验证过的。《寿世保元》卷首亦有类似说明；卷末附有灸法专论，对灸法选穴、艾炷大小及壮数、点火法、减轻灸时疼痛法、灸疮、灸后调摄等作了详细论述。特别是其中提出"晕灸"现象以及预防和处理措施是其独到之处。

龚氏多用艾炷灸，灸的选用部位特殊，如心痛，可灸肘后酸痛处、脐风取腹部青筋头等。青筋乃一种临床体征，龚氏认为可见于许多病证，如精神恍惚、恶心呕吐、头目昏眩、心腹刺痛及胁肋腰背痛、头痛、面青唇黑、百节酸痛、麻痹不仁、手足厥冷等属于瘀阻经络患者。他认为对用砭刺阿是加针曲池而愈者，"可于青筋出血眼上用新黑驴粪涂之，再灸一壮"，可"永不再发"。具体处方如下。

翻胃：灸肩井三炷，神效；或灸膏肓百壮，膻中七壮，足三里七壮。

咳逆：灸乳根七壮，效如神；或灸气海三五壮，亦效。

阴证腹痛：于小指外侧上纹头，用小豆大艾炷灸三壮。

痔漏：用隔矾灸法，以皂矾一斤，川山甲一钱，木鳖子二钱半，乳香、没药各钱半为末，冷水调作饼，贴疮上灸三四壮；灸毕再用皂矾、知母、贝母、葱煎水熏洗。

牙痛：诸药不效者，用艾炷如小麦灸耳当（耳门穴），立止。

心痛：先温服香油半盅；再用艾入水粉揉烂为炷，于肘后酸痛处，每处灸五壮，痛立止。

脚青疙瘩、肿毒骨痛：用独蒜片放患处灸二壮，再换蒜再灸，至愈。

小儿腹胁癖块：脊侧有血筋（似指血管显露）发动处两穴（称癖根），用铜钱三枚叠穴上，取艾灸孔中七壮，疮发效。

偏坠气痛（疝）：先用蓖麻打烂贴囟门；再令患者两脚合掌，于中趾缝处以小麦大艾炷灸七壮，立效。

脐风：脐部现一青筋，静脉显露上行腹中分岔，用灯火烧其青筋头，加灸中脘三壮。

从上述附方中可见：①龚氏多用艾炷灸，与今之习用艾卷灸者有异。②灸的选用部位特殊，用十四经穴较少，如心痛灸肘后酸痛处、脐风取腹部青筋头等。③必要时配合药物外用或内服。此外，尚有治横生逆产、痈疽、下血无度、破伤风、狂犬伤、疬风、泄泻诸验方。

灸法而外，龚氏并非绝不针刺，如前述用针刺患处出血治青筋；治中风不省人事，认为仓促之际可用指掐水沟，或用三棱针刺中指爪甲角、十井穴去恶血，或刺合谷穴等。《万病回春·卷五·口舌门》载一医案称，一人舌痛，用针刺舌尖及两旁出血杯许，三次加药而愈。

三、学术传承与影响

中医认为灸法长于补阳助阳，窦材指出"阳精若壮千年寿"，张景岳也称"阳强则寿，阳衰则夭"。其所用腧穴与脾肾等密切相关，有较强的培补先天之本与后天生化之源的作用，这是用灸防病保健的理论基础。现代实验研究证明艾灸可提高机体免疫力、促进新陈代谢、改善微循环。

龚氏的灸法保健说源于《灵枢》"灸则强食生肉""阴阳皆虚，火自当之"，以及孙思邈"凡入吴蜀地游宦，体上常须三两处灸之"的记载，也与王执中提出的"若要安，丹田（即气海、石门、关元）三里常不干"、窦材认为灸脐下可"健体轻身无病患"之说有关。王、窦二氏在其著作中，将单用下肢穴改为脐下穴，并列举验例谓一八旬老人与另一九旬老翁，灸后"精彩腴润"，体格健壮，对龚氏学说形成当有重要影响。

较早于龚氏的名医李梴在其 1575 年问世的《医学入门》中载有炼脐法，将选穴由脐下改为脐中，对龚氏影响更大。因李氏注明炼脐法乃"旴江吴省斋公赠"，旴江在江西广昌，流经李氏故乡南丰与龚氏故里金溪，三县一江，为学术沟通提供了便捷条件。龚氏的熏脐、蒸脐法虽与李氏炼脐不尽相同，但基本方法与内容等甚为类似，明显反映了其学术传承轨迹。还有当时张景岳在 1615 年问世的《类经图翼》中也对温脐法也推崇备至，谓一卒中昏厥者，艾灸脐中而苏，并说"灸至二三百壮，不惟愈疾，亦且延年"，表明龚氏这一学说渊源有自，流布甚广。

历代验例证明了艾灸的保健作用，其法很早传入朝鲜，在 1613 年问世的《东医宝鉴》中亦载"炼脐"说，并盛称其保健却病之功。传入日本后，在代田文志《针灸临床治疗学》也有不少灸三里获效的案例，足见龚氏学说理论实践依据充分，应用价值可信。

第三十五章　凌云的针灸特色

凌云，字汉章，号卧岩，归安双林（今浙江省湖州市双林镇）人，明代针灸学家，生卒年月不详。依据《明史·方伎传》称"年七十七卒于家"和明孝宗弘治年间（1488—1505 年）曾奉诏进京而授太医院御医等资料可考知凌云约生于 1443 年，卒于 1519 年。

凌氏的针灸原著《经学会宗》《子午流注图说》《针灸内篇》和《流注辨惑》等都已亡佚，现存有《经学会宗·图歌篇》残卷，经后世整理编纂的《卧岩凌先生得效应穴针法赋》、抄本《凌云汉章针灸全书》（又称《集英撮要针砭全书》）等。

凌氏针法，据《浙江通志》载，其嫡传弟子聂莹能准确地厚衣取穴，且不介意钱帛，人称"神医"。凌氏后人传承其业的甚多，从明至清代光绪年间，计有十三代，保留了其特色，形成了比较明显的家族针灸派系。《归安县志》及《遂初堂文集》称，其后人中的凌瑄、凌千一、凌声臣、凌贞侯等均名噪一时，留存有《针灸秘要》《针灸集要》等著作。据《清代名医医案精华》载，道光二十九年，凌氏十三代孙凌奂曾在湖州用针治愈了不少霍乱患者，赢得了很高的声誉，可见凌氏针法流传之绵长，影响之深远。

一、倡导沿皮透刺

凌氏对透刺有突出贡献，元代以前这方面的文献记载较少，元代王国瑞在《玉龙歌》中提到透刺针法"头风偏正最难医，丝竹金针亦可施，更要沿皮透率谷，一针两穴世间稀"。凌氏主张多用透刺，直刺宜浅，横刺可深。其直刺宜浅、横针可深的沿皮透刺法为凌氏针法之特色，与一般针灸著作中直刺为深刺，斜刺、横刺为浅刺的概念不同。其具体应用不仅限于面部、任脉，还可用在四肢、胸背等处。如针支正穴，"针一分，沿皮向前一寸"；针乳根穴，"针一分，沿皮向后寸半"；针中府、云门穴，"针一分，沿皮向外一寸半"；针背俞穴也均用"针一分，向外寸半或平针三分"等，为后世透刺的发展奠定了基础。

《循经考穴编》反复引凌氏之说，经考证该书确实问世于凌云之后不久，因此也能证明凌氏在此领域的成就。如论颊车穴，"凌氏，刺一分，沿皮向下透地仓"；论风池穴，"凌氏，带斜刺一寸，如八字"；论阳陵泉穴，"凌氏，横针一寸五分"；论阳关穴谓："凌氏针法：此与膝关与委中三穴，刺之须使针锋相向为妙"；论丘墟穴，"凌氏云：针带斜或透申脉"等。可见凌氏已将针刺技术发展到相当高的境界，大大扩充了有关针刺沿皮透刺和针刺方向等理论，对现今临床仍有重要的参考价值。

二、得效应穴

"得效应穴"是凌氏在窦汉卿《流注通玄指要赋》所用腧穴的基础上加上的配穴，称为"应穴"。有抄本《卧岩凌先生〈得效应穴针法赋〉》传世，经原江苏省中医学校《针灸学》转载后流传渐广。在《玉龙歌》中提到"穴法相应"有 37 组穴，此赋则有 45 组穴，与前相同者 12 组穴。可见此学说是凌氏针灸配穴的经验总结，但并非完全独创，而是受《玉龙经》的启发，在窦氏用穴的基础上，进行组合和扩展而成的。

凌氏所谓"得效应穴"，一种情况是将《玉龙歌》所载的原来用穴互相组合成一对。如将原治脊膂强痛的水沟与治腰脚疼的委中组合在一起，上下相应，用来治疗腰脊急性扭伤；将治头晕目眩的风池与治眼痛的合谷组合在一起，远近相应，用来治疗头目疾患；将治风伤项急的风府与治头项强的承浆组合在一起，前后相应，用来治疗颈项落枕；将治腰疼的肾俞与治腰脚疼的委中组合在一起，远近相应，用来治疗腰连腿痛等。

还有不同于《玉龙歌》者，如将治两臂难任的肩井与治脊间心后的中渚组合成上下相应的一组；将治头疼不忍的丝竹空与治头晕目眩的风池组合成前后相应的一组；将治肩背病患的手三里与治脊间心后的中渚组合成远道相应的一组；将治头项痛的后溪与治头项强的承浆组成上下相应的一组；将治眵眜冷泪的头临泣与治脑昏目赤的攒竹组合成邻近相应的一组等。

另外一种情况是凌氏自己的经验总结，一般是四肢穴与躯干穴的组合。如治胃翻心痛的劳宫加应穴章门；治腹胀的内庭加应穴水分；治心胸痛的大陵加应穴中脘；治五劳羸瘦的足三里加应穴膏肓等。还有邻近相应的组合，如治行步难移的太冲加应穴丘墟；治股膝疼的阴市加应穴风市；治小腿转筋的承山加应穴昆仑；治鼻塞的迎香加应穴上星；治耳闭的听会加应穴翳风等。另外的如远近相应的组合，治胁下肋边的阳陵泉加应穴支沟；治心性呆痴的神门加应穴太冲等。

凌氏的得效应穴说，虽受前人的启发，但不囿于前人，出于窦氏用穴之外者已有 24

穴。可以说，凌氏这一学说是对其以前针灸配穴的一次总结。这些应穴不少已成为临床常用配穴，为针灸临床配穴提供了参考依据。

三、重针感，精补泻

针感是影响针刺治疗效果的重要因素，窦汉卿《标幽赋》中有"轻滑慢而未来，沉涩紧而已至……气之至也，如鱼吞钩饵之沉浮；气未至也，如闲处幽堂之深邃"的记载，但这一论述只是医者持针指下的感觉，关于病人受针的感觉，古代以来的论述却很少。而我们现在常作为针感（得气）的重要标志的针下出现酸麻重胀，主要是指病人的感受。而凌氏在这方面非常重视，且独具慧眼。

据汉章后人凌声臣所传的《针灸内篇》记载，凌氏认为："针灸之道，治有三法，风病则痛，寒病则酸，湿病则肿，如酸痛相兼，风寒两有之疾。凡针入穴，宜渐次从容而进，攻病者，知酸知麻知痛，或似酸似麻似痛之不可忍者即止……至面部任脉不现此种情形，又有不二之法，横斜可深，直插宜浅，斜不过一寸，直不过五分。然非目击临证而不能。病者宜知酸、麻、痛则病浅易治，针入不觉者病深难疗。用针之法，针入穴少（稍）停，须运动其针。"可见凌氏针法，主张进针宜缓而渐次深入，并务求有似酸似麻的针感。凌氏精于针法，对针感的重视是其突出的特色，这也体现出凌氏高人一筹之处，因为针感对于针刺疗效有决定性的作用。因此，重视针感，特别是观察患者的感受，对提高针灸临床疗效有重要的意义。

凌氏还精于补泻，多施用捻转法，以左转为补、右转为泻。针刺补泻自《内经》肇始，经金元时期的发展，至明代已鼎盛，流派纷呈而各有所长。《针灸内篇》载："《神应经》补泻与双林派口传正相合，余从先生临证以来，患者遵是法补泻无不效验如神，此乃至秘也。"但凌氏左补右泻的定式，与《神应经》中席弘派针法注重得气而多用搓捻动摇手法，补泻手法以左补右泻为基准，且据肢体左右而施相反的捻转来补泻有所不同，值得商榷。凌氏还主张"用三度停针入穴"的分层施行补泻的方法，如"补者三飞一退，慢提紧按，留针以待针下微暖而退针，急扪其穴；泻者一飞三退，慢按紧提，留针以待针下微凉而退针，摇大其孔，不闭其穴"。此与烧山火和透天凉手法是一致的。凌氏不但在补泻方面有独特的认识和丰富的经验，他还强调补泻时须多用捻转以达到一定的刺激量，如"转针千遭疾自消""重搓数十把针扶，战提摇起向上使，气自流行病自无""收祛邪之功而在乎捻指"，可见当时凌氏对手法量学已经非常重视。

凌氏注重补泻，运用精熟。《明史·凌云传》载："有男子病后舌吐，云兄亦知医，谓云曰此病后近女色太蚤也。舌者心之苗，肾水竭，不能制心火，病在阴虚，其穴在右股太阳，是当以阳攻阴。云曰：然。如其穴针之，舌吐如故。云曰此知泻而不知补也。补数剂，舌渐复。"本案可看出凌氏技高一筹，其认为病证有虚实，针法有补泻；而欲知针法之补泻，必先知病证之虚实也，只有明辨虚实后施以相应补泻，才能事半功倍。

四、临床医案

《明史·凌云传》中记载凌氏的针灸医案达 10 则，反映凌氏作为国医的巨大影响。如凌汉章治"里人病嗽，绝食五日，众投以补剂，益盛。凌曰此寒湿积也。穴在顶，针之必晕厥，逾时始苏。命四人分牵其发，使勿倾侧，乃针，果晕厥。家人皆哭，云言笑自如，顷之气渐苏，复加补，始出针，呕积痰斗许，病即除"。最为神奇的是凌氏竟然还预见到针后该患者必见晕厥，且"复加补"而愈，可谓治效如神。

又如治"金华富家妇，少寡，得狂疾，至裸形野立"，凌氏认为"少寡欲火炽致发狂，是谓伤心，须正其心"，乃"令二人坚持之，用凉水喷面，针其心，补泻兼施，不逾时，狂病顿除"，同样体现出了凌氏高超的辨证技巧和针刺技术。

五、学术传承与影响

《高坡异纂》中载凌氏针刺催产验案："……尝至常熟，偶寓东海汤礼家。早起，闻其邻徐叔元家哭甚哀。往问之，乃其子妇以产难死。叔元以为不祥，将舁付火葬。汉章急止之，命其夫发棺，探胸前尚微温，出针下数穴，良久子下，妇得生。"高武在《针灸聚英》中认为这应是针刺了巨阙。此例针刺催产之案，凌氏针后下胎，有"起死回生"之效。可见凌氏在发挥针刺治疗急症方面也有极高的水平。

清代《锡金识小录·卷八》载："凌云，针术甚神，其婿某商于外，好游妓馆。既归，将复他出，来别妇翁。云为诊其脉曰：子将病，吾为子针，方得无事。遂于某穴针之。婿至旧游地，宿妓馆，阳不能举，大惊。服他热药终不效。以为将有大病，遂收其资本而归。叩妇翁复求诊，云笑曰：当复为子针之。针毕归，而阳复举矣。"此案针毕即起效，足见凌氏针法之神奇，经验之丰富，可惜其没有具体的描述。汪机《针灸问答·自序》载："客有过余者，坐间语及针灸，盛称姑苏之凌汉章、六合之李千户者，皆能驰名两京，延誉数郡。"

由于凌氏的完整原著都已亡佚（仅存残卷，如《经学会宗·图歌篇》等），所以凌氏的学术思想和临证经验，只能从其后人著述、正史及诸多稗官野史中窥其一斑。特别是作为《二十四史》之一的《明史》名医传记中，竟较为罕见地载入其 10 则之多的验案，可为明鉴。凌氏最大的贡献就是在前人的基础上大大扩充了有关针刺沿皮透刺、针刺方向的应用。其法在相当多病证的治疗上，都收到了良好的疗效，留下了宝贵的经验。凌氏的学术成就也对后世产生了很大的影响，其后人的绵长传承就是最好的证明，临至今床仍在应用和发展。

第三十六章　郭志邃治痧经验

　　郭志邃，字右陶。生活于 17 世纪中叶，具体生卒年月不详。清代医家，携李（今浙江嘉兴县西南）人。郭氏鉴于痧胀发病急、传变快，治不对症，命在须臾，遂搜求前人有关经验，撮其要领，于 1675 年撰成《痧胀玉衡》。痧证是一种急性传染疾病，因感触暑湿、山岚瘴气、沟渠污垢、垃圾腐败、虫蛇死尸等秽浊不正之气所致，以夏秋季节多见。治痧（即抓痧，也称刮痧、撮痧），是以手指或边缘润滑物体或针具在人体体表特定部位施以反复的刮、捏、提、挤、刺、挑等手法，使皮肤出现片状或点片状瘀斑或出血，以达到调整机体功能、祛除疾病的目的。

一、治痧分经络

　　郭氏强调痧病要及时治疗。"独是痧之一症，缓者或可迟延；急者，命悬顷刻。在病家必当诚心请救；在医者必当急为赴援，非若他症之可以迁延时日，姑且慢为调治也。"郭氏根据酸胀痛的部位分经施治，主要采用刮放法。《痧胀玉衡·玉衡要语·治痧当分经络》载："腰背巅顶连风府胀痛难忍，足太阳膀胱经之痧也。两目红赤如桃，唇干鼻燥，腹中绞痛，足阳明胃经之痧也。胁肋肿胀，痛连两耳，足少阳胆经之痧也。腹胀板痛，不能屈伸，四肢无力，泄泻不已，足太阴脾经之痧也。心胸吊痛，身重难移，作肿作胀，足厥阴肝经之痧也。痛连腰肾，小腹胀硬，足少阴肾经之痧也。咳嗽，声哑，气逆发呛，手太阴肺经之痧也。半身疼痛，麻木不仁，左足不能屈伸者，手太阳小肠经之痧也。半身胀痛，俯仰俱废，右足不能屈伸者，手阳明大肠经之痧也。病重沉沉，昏迷不醒，或狂言乱语，不省人事，手少阴心经之痧也。或醒、或寐、或独语一二句，手厥阴心包络之痧也。胸腹热胀，揭去衣被，干燥无极，手少阳三焦之痧也。"

　　郭氏总结了刮放药治痧的方法："临危急救，难以屈指。其治之大略，有三法焉，如痧在肌肤者，刮之而愈；痧在血肉者，放之而愈，此二者皆其痧之浅焉者也，虽重亦轻。

若夫痧之深而重者，胀塞肠胃，壅阻经络，直攻乎少阴心君，非悬命于斯须，即将危于旦夕，扶之不起呼之不应，即欲刮之放之，而痧胀之极已难于刮放矣。呜呼，病濒于死，谁不伤心，痧症至此，信乎非药不能救醒，非药莫能回生，则刮放之外又必用药以济之，然后三法兼备，救生而生全，庶乎斯人之得有其命也。"

操作方法："肌肤痧，用油盐刮之，则痧毒不内攻。血肉痧，看青紫筋刺之，则痧毒有所泄。肠、胃、脾、肝、肾三阴经络痧，治之须辨经络脏腑，在气在血，则痧之攻内者，可消、可散、可驱，而绝其病根也。"

1. 治痧的工具　郭氏推崇用银针，"尝览古人遗言：东南卑湿之地利用砭，所谓针刺出毒者，即用砭之道也。但放痧之人俱用铁针，轻者一针即愈，重者数次不愈，盖因痧毒入深，一经铁气恐不能解。余惟以银针刺之，则银性最良，入肉无毒，以之治至深之痧毒，不尤愈于铁针乎？此余所以刺痧筋者，独有取乎银针也。"

2. 放痧部位　郭氏总结了经穴部位，"一在头顶心百会穴；一在印堂；一在两太阳穴；一在喉中两旁；一在舌下两旁；一在双乳；一在两手十指头；一在两臂弯；一在两足十指头；一在两腿弯。"

如刺腿弯痧筋法："腿弯上下有细筋，深青色，或紫色，或深红色者（肌肤白嫩者，方有紫红色），即是痧筋，刺之方有紫黑毒血。其腿上大筋不可刺，刺亦无毒血，反令人心烦。腿两边硬筋上筋，不可刺，刺之恐令人筋吊。若臂弯筋色，亦如此辨之。其余非亲见不明白故不具载。至如头顶心一针，惟取挑破略见微血，以泄痧毒之气而已，不可直刺。其指尖刺之太近指甲，虽无大害，当知令人头眩。若一应刺法不过针锋微微入肉，不必深入。"

二、治痧医案

《痧胀玉衡·卷上·痧脉要诀》载："一忧云溪年老一子，七岁，发热五日，状类伤寒，昏迷沉重，服伤寒药，病势亦甚，将在临危。其婿吴彩云延余往视，诊其脉形如雀啄，怪脉已现，不可复救，但细按左关，指下或时厥厥动摇，此暗痧而人不觉也。幸其年幼，可抱而起，视其腿湾有紫筋三条，刺之，血流如注，不愈，用阿魏丸、大黄丸，清茶微冷饮之，又用荆芥汤加山楂、卜子、槟榔、细辛，微冷饮之。连服二头服，方知人事，次日脉复如常，痧气退尽，但身热未痊，乃用伤寒阳明胃经药，三剂而愈。"

三、学术传承与影响

元代危亦林的《世医得效方》始有痧证，明代张风逵《伤暑全书》载有绞肠痧，清初，痧病流行较盛，当时有满洲痧与番痧等名称。又因南北地域与气候各殊，痧的名称则因地而异。如北方曰"青筋"；闽、广名"瘴气"；江、浙始称"痧"。

清代康熙年间，郭右陶的《痧胀玉衡》，上卷列痧胀发蒙论、痧胀要语及痧胀脉法，中卷、下卷结合实际治例叙述多种痧证的治法。书成后 3 年，郭氏从临床实践中意识到"痧之变幻，更有隐伏于别病中者"（见该书序），又作后卷 1 卷，补充了有关痧证的诊治内容，是一部比较系统的痧证专著，建立起了痧证辨证论治体系，在我国医学史上有重要的地位。随后，清代相继出现了王凯《痧症全书》、欧阳调律《治痧要略》、张振鋆《痧喉正义》等专著。

第三十七章　张璐的针灸特色

　　张璐（1617—1700 年），字路玉，晚号石顽老人，江南长洲（今江苏省苏州市）人，清初医学大家，与喻嘉言、吴谦并称为清代三大家。张氏出身于仕宦之家，自幼习儒，兼攻医学，明亡后弃儒业医，隐居太湖洞庭山中，潜心钻研医术十余年。张氏治学能"博采众长，贯以己意""广搜历览，由博返约"，使"千古名贤至论统叙一堂，八方风气之疾汇通一脉"，编著了《张氏医通》《伤寒绪论》《伤寒缵论》《本经逢原》《诊宗三昧》等多部著作。

　　张氏对伤寒与杂病颇有研究，认为伤寒与杂病是既可分而又不可分，他反对"伤寒以攻邪为务，杂病以调养为先"的世俗之见，认为攻邪、调养在各类病中均有侧重，两法在伤寒与杂病中可以互用。张氏论治血证自成系统，认为研究血证不能离开人身之阳气，而应时刻重视气血的关系。张氏治疗杂病重视辨证，擅长温补。论痰火则先究其因，认为风、食、气三者为甚，治疗宜先标后本，指出"治痰先治火，治火先养阴"。

一、金针开内障

　　金针开内障是指金针拨内障的方法，张氏认为内障诸症其翳皆生于"乌珠"里面，故宜金针拨之。在《张氏医通·卷八·七窍门上·金针开内障论》中，详细论述了金针拨内障的适应证、禁忌证、操作方法、操作的注意事项、术后调理、初针术者的实践练习、金针的制造改进等内容，并附有张氏及其子张飞畴用金针拨治内障的 7 个验案。

　　张氏认为金针开内障法适用于内水不亏而翳障光泽莹彻且成熟的内障，如圆翳、冰翳、滑翳、涩翳、散翳、浮翳等，用"金针拨之，俱可复明"。如内障为无水而色不鲜明者、翳障幼嫩不成熟者及死翳、翳障伴目珠软塌者，则不适合用金针拨障术。

　　1. 金针拨障的操作方法　张氏主张用毫针，毫针细而尖锐，取穴轻捷，且无痛楚。下针时医者要聚精会神、胆大心细，看准穴道，准确进针，贴着翳内面往下拨之，使翳拨落。张氏还提及金针拨障的注意事项，若在进针时，手法较慢，目珠旋转，针尖划损白珠外膜之络而见出血，以及患者被酒食所伤，目中红丝血缕者，出现这些出血情况，术者不要惊慌而停针，应如法继续针之，即"所谓见血莫惊，休住手是也"。若进针后不慎触着黄仁，导致血灌瞳神者，应该快速出针，并服散血之药，即"所谓见血莫针，须住手是也"。如患者为高龄卫气不固之人，针时神膏出者，即与保元汤调补。对于用针不熟者，张氏认为应量针穴与瞳神之间的距离，以墨点在下针的位置上作为标记，避免下针时过浅或过深之惑。

张氏强调实践练习的重要性，他说"针瞳神发白，一切内障，在心融手巧，轻重得宜，须口传目见，非笔下可形容也"；又提出"凡初习针时，不得以人目轻试，宜针羊眼，久久成熟，方可治人"。

2. 金针的制作　《张氏医通·卷八·七窍门上》记载用上等的赤金抽成金丝，约三寸长，敲作成针形，不可太细。如觉柔软，再磋令坚，不可锉击，恐脆则有伤，断入目中，损伤目睛。因为金银之性，经火则柔，磋击则坚，必须使金针刚柔适当，再用坚细中空的慈竹三寸作针柄，柄中用蜡充满，把针嵌入大半，留出针的尖峰寸余。针根用银镶好，勿使动摇。针锋以银管护之，先用木贼草擦令圆锐，更以羊肝石磨令滑泽，穿肤不疼，则入目不痛。金针造成后，亦宜先针羊眼，试其柔脆，避免在拨障时出现失误。

3. 术后调理　金针拨障后，张氏提出用绵纸包封患目，封后需静坐时许，然后轻扶，高枕仰卧，不必进食，如患者饥饿则少量进食流质，约在一周的时间内用糜粥调养，饮食忌坚硬震牙之物，避免劳动多言，也不可露风受凉而致疼痛目睛复暗。张氏指出在针后数日中，宜服磁石、朱砂等药消翳，之后则常服补肾调养气血之剂，以助其光。

4. 医案选　《张氏医通·卷八·七窍门上·金针开内障论（造金针法）》载："飞畴治画师吴文玉母，年五十四，失明数年，诸治罔效。余偶见之曰：此内障眼，可以复明，何弃之也？曰：向来力能给药，治而不灵，今纵有仙术可回，力莫支也。予曰，无汝费，但右眼之翳尚嫩，迟半载可拨。遂先与针左眼，针入拨时，其翳下而珠尚不清，封后因与磁朱丸七日，开封视物模糊，又与皂荚丸服而渐明。其后自执鄙见，谓一眼复明，已出望外，若命犯带疾而全疗之，于寿有阻，遂不欲更治右眼，虽是知足，诚亦愚矣。"

另有一医案："又治孙鸦，年七十，茹素五十余年，内障失明四载，余用金针，先针左眼，进针时外膜有血，针入微有膏出，观者骇然。余于膏血中进针，拨去翳障，次针右眼，出针两眼俱明，遂与封固，用黑豆包系镇眼。因向来肝虚多泪，是夕泪湿豆胀，不敢宽放，致右眼痛而作呕，明晨告予，令稍宽其系，先以乌梅止其呕，用六味丸调服，以补其肝，遂痛止安谷。至七日开封，其右眼因呕而翳复上，侵掩瞳神之半，视物已灼然矣，许其来春复拨，以收十全之功，但针时有神膏漏出，稠而不黏，知寿源城几为惜耳。"

二、灸脐治便闭

张氏用隔药灸救治急重便闭症取得佳效，如"结胸手不可按，大小便秘，屡下不通，急用灸法，以巴豆仁十粒研烂，入黄连末、白面，研匀，作饼填实脐中，用艾炷灸七壮，觉腹中鸣转大便利为效"，此结胸证，出现胸腹胀痛拒按、二便闭结，应为气机阻滞不通的实闭，张氏用隔药饼灸以救治，乃巴豆的泻下通便之力通过艾炷灸的热力渗透到神阙穴，达到泻下通闭之目的。

张氏以药物在穴位敷贴治疗热闭，"热闭，用田螺捣烂，加麝香一分，冰片半分，入脐中，以帛束之，如人行十里即通"，此法用清热开闭药物凉敷神阙穴治热闭，使二便通畅。治冷闭，"用连根葱一二茎，带土生姜一块，淡豆豉二十一粒，盐二匙，同研烂作饼，烘热掩脐中，以帛扎定，良久，于饼上灸之"。此寒邪闭阻之二便不通，用隔葱姜豉盐饼灸神阙穴，协同发挥祛寒通闭之功。

三、内外并治阴毒、厥

张氏临证常以药物内服，并配合灸法、穴位贴敷等治疗厥证，"膏粱本虚之人，用附子一枚，人参三两，酒煎，分三次服，并灸百会四十九壮，气海、丹田三百壮，身温灸止。艾炷只许绿豆大，粗则伤人。"此为阳气衰于下而脾胃本虚的寒厥证，内服参附汤益气回阳救逆，外用小艾炷灸百会等穴相互协同，加强回阳救逆之功。

治疗厥阴虚寒舌卷囊缩，"急宜四逆汤加吴茱萸、肉桂温之，并灸关元、气海及葱熨法"。此乃肝气垂绝之候，故内服四逆汤加吴茱萸、肉桂回阳救逆，同时隔葱饼灸关元、气海，同时内服药物，加强回阳之功。

张氏用温脐法治厥证，"阴寒阴毒，四肢厥冷，爪甲唇青，六脉欲绝，不知人事，药不得入者，将葱白捣饼，用麝香、半夏、皂荚末，填入脐中，熨之"，此用辛温开窍药，热敷神阙穴回阳救逆。

隔姜灸回阳固脱，"阴寒阴毒，四肢厥冷，爪甲唇青，六脉欲绝，不知人事，药不得入者……用生姜切片贴上，艾火灸之，并灸关元气海数十壮，脉渐出，微汗可治，否则死"。此阴寒盛、阳气欲脱的危症，用隔姜灸关元和气海，发挥药物和穴位的双重作用以回阳固脱。

此外，"子宫不收者，补中益气加酒炒白芍一钱，肉桂五分，补而举之，或助以外治之法，如蓖麻子贴顶心之类"，此指产后由于元气不足，子宫恢复不良，内服益气扶正之品，外敷药于百会，协助内服药物更好地发挥益气举陷之功。

四、学术传承与影响

灸法救急，在《扁鹊心书》中就有记载，"真气虚则人病，真气脱则人死，保命之法，灼艾第一。"张璐在古人艾灸救急的基础上，应用隔药灸、穴位贴敷等法灸药合用救治危急重症，对当今临床仍有指导意义。

张氏继承了孙思邈"凡脚气初得脚弱，便速灸之，并服竹沥汤，灸讫可服八风散，无不瘥者，惟急速治之。若人但灸而不服散，服散而不灸，如此者半瘥半死"治脚气的经验，在《张氏医通》中记载了"脚气冲心，火气逆上也，金铃子散加茴香、酒黄柏；另以附子末，津调敷涌泉穴"的方法，倡导以内服药物理气，外敷涌泉穴助药力而降逆内外并治的思想。

《〈张氏医通〉论目疾之初探》一文中充分肯定张氏的"金针开内障"是在传承《证治准绳》，继承前人的基础上又有发挥，并称"金针开内障论"后的7个病例对后学者有很深的启迪；朱伟常等在《谈张璐及其著作〈张氏医通〉》一文中，评价张氏在中医眼科手术方面对后世治疗白内障技术的改进具有指导意义。中国中医科学院唐由之教授曾用已改进的针拨法为毛泽东主席治白内障，其法当受张氏理论的启示。

《张氏医通》是以论述内、外、妇、儿等科病证的综合性医书，该书反映了张氏治学重视经典理论、临证重视辨证论治与方药特点分析。书中记载了张氏在继承前人腧穴敷贴治病经验的基础上，创用白芥子涂法治疗哮喘，云："冷哮……夏月三伏中，用白芥子涂法往往获效。方用白芥子净末一两，延胡索一两，甘遂、细辛各半两，共为细末，入麝香半钱，杵匀，姜汁调，涂肺俞、膏肓、百劳穴，涂后麻督疼痛切勿便去，候三炷香足方可去之。十日后涂一次，如此三次，病根去矣。"张氏的白芥子涂法是冬病夏治的典范，体现了中医治未病的思想，其药物组成和敷贴方法一直沿用至今。白芥子涂法不仅作为治疗哮喘的良方而受到医家们的赞赏，更重要的是作为腧穴敷贴疗法的典范而备受世人推崇。

第三十八章 赵学敏的针灸特色

赵学敏（1719—1805 年），字恕轩，号依吉，钱塘（今浙江省杭州市）人，清代医药学家。其父曾任永春司马，迁龙溪知县。乾隆年间（1736—1795 年），"下沙大疫，其父延医合药，赖以生者数万人"。学敏与弟赵学楷，皆承父命读儒学医。学敏年轻时兴趣广泛，博览群书，对天文、历法、术数、方技、医药、卜算等书籍多有涉猎，尤对医药特别感兴趣，潜心研读，每有心得均笔录成稿。其家有"养素园"，为试验种药之地，以察形性；有"利济堂"，是诊病疗疾之所，兄弟寝食其间，治疗多效。

赵氏从民间收集了很多单方、奇方、秘方，加之家族中的走方医赵柏云所授之有效方，与自己累积的验方汇编成《串雅内编》《串雅外编》各四卷，于1759 年刊行。书中记录了走方医常用的内治、外治、杂治、顶药、串药、禁药、奇药、针法、灸法、贴法、熏法、洗法、吸法、取虫等治病手段，又有关于药物伪品、法制、食品、杂品等内容的介绍。《串雅》是我国第一部民间走方医的专著，其民间医所用的治方治法具有简、便、廉、验等特点，丰富了中医药学的治疗方法。

一、猢狲痨针法

猢狲痨是对躯体枯瘦如猴如痨的形容，属现今所称的"疳""疳疾""疳积"。《串雅外编·卷二》对猢狲痨的临床表现、针刺部位、使用针具、针刺深度，特别是对刺后穴位流出的液体作了较详的描绘。他说："小儿有此症，求食不止，终夜不睡，用针刺两手面中三指中节能曲处。周岁者用中号针，六七岁用大号针，刺进半分许，遇骨微位即拔出，不可误针筋上。若疳甚无水，刺数日方有白水，不甚者，即有白浆。刺数日，随有血，一指有血，一指不刺，二指有血，停此二指不刺，若六指俱有血，病痊，不复刺矣。凡刺，须隔一日……刺后即得睡，减贪馋……如初刺有血，非此症矣。"疳积刺四缝的治疗方法从明代至今在民间广泛使用，但上述内容中，其针刺部位当属中指、食指、无名指之中节

（即第二节）共六处，与明代杨继洲《针灸大成》所述"四缝（共八处）"穴少了小指处的穴位。针刺处流出的"白水""白浆"，今人多称为"白色黏液"。赵氏指出初刺即出血者非此证（适应证）；先出水、出浆，续刺时出血者，不再针。

二、用灸特色

1.艾炷灸法

（1）"小儿目视不转睛，指甲黑"，取"左右两脚趾"与"第二脚趾缝头处"，可"十灸十生"。赵氏称此法治小儿危重症，"奇妙不可言"，可谓"神灸"。

（2）"鸡爪风，妇人月家得此，不时发手足及指拘挛，拳缩如鸡爪，颇疼痛，急于左右膝盖骨下两旁，各有小窝共四穴，俗谓鬼眼，各灸三壮，立愈"，似指妇女痫证或子痫，其取穴当指犊鼻穴。

（3）"灸癣……取肩头小垂际骨宛宛中灸之，两火俱下，各三壮；若七壮十壮愈"，其取穴定位待考。此外，书中尚有治"疝气偏坠"法，用类似《神应经》所称的"三角灸"；外科痈疽用"骑竹马灸"等，均属特殊的取穴定位法。

2.隔物隔药灸法

（1）隔盐灸：治"干霍乱死"，"心头微热者，以盐填脐内，纳艾灸，不计数，以醒为度"。

（2）隔附片灸：治"痈疽久漏、疮口冷，脓水不绝，内无恶肉，以大附子水浸透，切大片，厚三分，安疮口，艾隔灸，数日一灸，至五六七次，服内托药，自然长满"。

（3）隔槐树白皮及胡核人粪灸："破伤风及疯犬伤神效，胡桃核壳半个填稠人粪满，仍用槐白皮衬扣伤处，以艾灸之，遍身臭汗，其人大困即愈。远久者，将伤处如前灸之亦愈"。

（4）隔鸡蛋灸："鸡子灸，凡毒初起，红肿无头，鸡子煮熟，对劈去黄，用半个合毒上，以艾灸三壮即散。若红肿根盘大，以鸭蛋如法灸亦可"。

（5）隔苦瓠灸："用秋壶卢，一名苦不老，生在架上而苦者，切片。置疮上，灸二七壮。萧端式病此连年，一灸遂愈"。主治痈疽疮疡。

（6）隔碗灸："治乳肿，碗一个，用灯草四根，十排碗内，头各露寸许，再用纸条一寸五分阔，用水湿了，盖碗内灯草下，纸与碗口齐，将碗覆患处，留灯草头在外。艾一大团放碗底，火灸之，艾尽再添，至碗内流水气，内觉痛止方住，甚者次日再灸一次，必消"。

（7）隔荞麦汤调药灸：温剂种子："五灵脂、白芷、青盐各二钱，麝香一分，上为末，以荞麦汤和，搓成条，圈于脐上，以药入其中，用艾灸之。但脐内微温，即愈。"此法治女性不孕症。

（8）隔川椒头垢灸："灸目，正月十六日用川椒末一二分，人头垢，和为蚕豆大，凹之似窝，置于眼角，别揉熟艾米粒大，纳凹中，每眼灸七壮或九壮，如此俟清明日，照前后灸之，连灸三年，则目加精采，至老不昏"，似有明目作用。此外，尚有"灸耳聋"法，用"湿土瓜根削半寸，塞耳内，以艾灸七壮，每旬一灸，乃愈"，亦属隔物灸范围。

3.药艾条灸

（1）百发神针："治偏正头风，漏肩，鹤膝，寒湿气，半身不遂，手足瘫痪，痞块，腰痛，小肠疝气，痈疽发背，对口发，痰核初起不破烂，俱可用针，按穴针之"。"乳香、没药、生川附子、血竭、川乌、草乌、檀香末、降香末，大贝母、麝香各三钱，母丁香四十九粒，净蕲艾绵一两或二两，作针"。

（2）消癖神火针："蜈蚣一条、木鳖、五灵脂、雄黄、乳香、没药、阿魏、三棱、莪术、甘草、皮硝各一钱，闹羊花、硫黄、山甲、牙皂各二钱，麝香三钱，甘遂五分，艾绒二两，作针。"

（3）阴疽散毒针："乳香、没药、羌活、独活、川乌、草乌、白芷、细辛、牙皂、硫黄、山甲、大贝、灵脂、肉桂、雄黄各一钱，蟾酥、麝香各三分，艾绒一两，作针"。

以上三种"针"，实则是用灸而并非用针，三法由《本草纲目》雷火神针衍化而来。到清代，还有太乙神针。其用法，即先于穴上铺纸或布，点燃上述药条后，直接向纸布上按压令火灭，使热向里透，火灭后再燃再按。陈修园书中则称亦可用悬灸法，而不必用隔纸隔布实按法。

4.非艾材灸　除了主要用艾叶艾绒灸外，赵氏书中还有以下几种灸用材料。

（1）黄蜡灸："治痈疽等毒，白面水和成块，照毒根盘大小作圈，厚一指，高寸余，粘肉上，外以绢帛加湿布围住。将黄蜡掐薄片，入面圈内，以熨斗火运逼，蜡化即痛，则毒浅。若不觉，至蜡滚沸，逐渐添蜡，俟不可忍，沃冷水候凝。疮勿痛者毒盛，灸未到也，不妨再灸，轻三次，重三四次"。还有另一种黄蜡灸，治"头风，插耳，黄蜡三两，熔化，以白纸阔五寸，长二寸，在蜡上拖匀，其蕲艾揉软薄摊蜡上，卷为筒，插耳内，一头火点燃，烟气透脑，其痛即止。左痛插右，右痛插左，至重不过二次"。黄蜡灸始见《肘后备急方》《备急千金要方》，与赵氏同时代刊行的《疡医大全》引《秘方集验》亦载此法，更为详尽。

（2）桑木灸："治痈疽发背不起发，或瘀肉不腐溃，及阴疮、瘰疬、流注、臁疮、顽疮、恶疮久不愈，俱用此灸之。未溃则拔毒止痛，已溃则补接阳气，亦取其通关节，去风寒，火性畅达，出郁毒之意。用干桑木劈成细片，扎作小把，燃火吹熄患处，每吹片时，以瘀肉腐动为度"。《明堂·下经》有灸治疾病忌用松、柏、枳、橘、榆、枣、桑、竹这"八木之火"之说，明代《普济方·针灸门》进一步诠释其原由，提出用桑木灸可"伤肉、肉枯"。可见赵氏桑木灸不泥古说，与明代薛已用桑枝灸治髀疽是一致的。

（3）麻叶灸："七月七日采麻花，五月五日采麻叶，捣作炷圆，灸疮上百壮。次烧胡桃、松脂，研敷即愈"。所谓"疮"，当指痈疽疮疡而言。综上可见，灸必用艾，并非唯一选择。

三、针挑法、贴敷法应用

针挑法是用较粗的针具迅速刺入皮内，扳倒针柄呈 40 ～ 50°角，复进针斜刺至皮下，然后向上向外挑起一至数根纤维并挑断，如此反复操作数次。《串雅外编》记载的挑刺主要有二种，一是"挑闷疹子，分开顶门内有红筋红瘰，挑破即止"；二是"喉痹，觅红上红疙瘩，用针挑破即愈"。挑刺部位与取穴，按赵氏书中所述，乃寻找皮肤黏膜出现颜色异常的红色疹点、疙瘩或线条状"红筋"等作为施术之处。

《串雅外编·贴法门》中记载了用中药敷贴体表治病的方法。其敷贴的方法有时用安、放、勒、纳、点等词表述，其贴敷部位多为无穴名，只言部位（表 10）。

表 10　赵氏敷贴方法表

贴敷物剂量、加工、配伍等	贴敷部位（或穴位）与反应	操作表述	主治病症
巴豆半粒、饭粘四五粒	眉心中间，待四围起泡，去之	捣为饼如黄豆大，外贴	小儿熏舌（雀舌）
绿豆、胡椒各七粒，麝香一厘、胶枣一枚，共捣烂为丸	脐上	贴一丸	痢疾
用生地黄一两，寒水石五钱，黄连一两，为末，生地汁调饼	太阳	贴	眼肿
巴豆三钱去壳，蓖麻七粒去壳，麝香少许，研成一饼	脐上	贴	难产
用斑蝥、巴豆肉、朱砂各一钱，麝香二分，雄黄一钱半，蟾酥五分，巴枣三个，捣丸如绿豆大	眉心	贴	疟疾

续表

贴敷物剂量、加工、配伍等	贴敷部位（或穴位）与反应	操作表述	主治病症
红芥菜子姜汁浸一宿。芥菜子酒一杯，麝香一钱，阿魏三钱，捣烂如膏	患处	摊布上贴	痞块
吴茱黄一两为末，面半两水调糊或用米醋调成膏。或用附子末亦可	涌泉穴	摊布上贴	厥逆
木鳖仁六个，研泥，分作二份，面烧饼一个，分作两半，只用半饼作一窍，纳药于内	脐上	乘热敷一时再换半饼	噤口痢
无油新巴豆四十九粒，捣如泥，压去油，分作三饼，另安碗于药上，倾热水于内	掌心，出汗效	安	风湿痰病
轻粉一钱，大蒜一瓣，杵饼，先于安处隔铜钱，用蚬（小蛤壳）盖住	膈骨前陷中或大指腕上	左疼安右，右疼安左	牙齿疼痛
胡椒，雄精等分研末，饭为丸，桐子大，朱砂为衣	脐中外贴膏药	放	截疟
木鳖仁五个，丁香五个，麝香一分，研末米汤调作膏	脐中外贴膏药	纳贴	水泻不止
蓖麻仁取白仁七个，麝香三分，捣为泥绢帛包之	脐中，即产	勒	难产
天南星一个为末，醋调	足心，过夜即安		小儿流涎
萝卜子十四粒研末，以人乳和之	鼻	左痛点右，右痛点左	牙痛
黄连为末，水调	足心	敷	小儿赤眼
巴豆三粒，麝香三分，热水调置肿中	手心	右斜放左心，左斜放右	口眼㖞斜

四、学术传承与影响

　　赵氏在李时珍《本草纲目》的基础上撰《本草纲目拾遗》，又补充收录了散在民间的716种药物，纠正了《本草纲目》中的误记和疏漏，还在书首列"正误"篇，指出李时珍书中的几十条错误，为我国中医药学的发展作出了贡献。

　　赵学敏还记载了针刺喉间出紫血的治喉闭法，属灸法用热疗的"神灯照法"，用荆叶煮水熏风湿痛患者令出汗，或熏涌泉法，还有《本草纲目拾遗》中的火罐疗法等许多治病方法与手段。这些简易疗法大多来自民间，贴近群众，贴近临床，疗效可观，推广价值较大。

　　赵氏寻找体表颜色异常的点作为挑刺取穴标志，提示辨证取穴理论仍需深入探讨。其灸用材料学说是对灸必用艾说的质疑，"灸法究竟是药作用，还是热作用"等问题还需要进行严密的科学论证。

第三十九章　徐大椿的针灸临床特色

徐大椿（1693—1771 年），字灵胎，曾名大业，晚号洄溪老人，今江苏省苏州市吴江区人，清代雍乾年间著名医学家。徐氏出生于书香望族，从小兴趣广泛，通晓四书五经，旁及诸子百家，熟谙天文地理、河工水利、音律武艺，尤精于岐黄。徐氏治学从难处着手，抵本致源。他自学《易经》，潜心推测易理；深究《老子》，从 14 岁开始悉心诠释，历经 20 多年完成《道德经注》。

徐氏学医始于家中亲人患病，为拯骨肉之厄，将家藏的数十种医书朝夕披览，自《内经》至元明诸书，广求博采，其"批阅之书千余卷，泛览之书万余卷。每过几时，必悔从前疏漏，盖学以年进也"。徐氏著有《医学源流论》《伤寒类方》《难经经释》《神农本草经百种录》《兰台轨范》《医贯砭》《慎疾刍言》《洄溪医案》等。

徐氏临证重视元气，认为"疾病之人，若元气不伤，虽病甚不死；元气或伤，虽病轻亦死"。故在临证时要重视元气的存亡，要谨护元气，不轻易用药损伤元气。徐氏注重辨病识证，认为在临证时应先识病名，审证求因，再定治法，"欲治病者，必先识病之名，能识病名，而后求其病之所由生。知其所由生，又当辨其生之因各不同，而病状所由异，然后考其治之之法"（《兰台轨范·自序》）。徐氏提出："一病必有主方，一方必有主药。或病名同而病因异，或病因同而病症异，则又各有主方各有主药。千变万化之中，实有一定不移之法"。徐氏重视元气、辨病识证、专病专方的观点对临床有重要指导作用，"为医者必广求治法，以应病者之求"是他的临床思想。

一、"针灸失传"论

徐氏在《医学源流论·针灸失传论》中分析了针灸失传的原因，详细论述了针灸失传的主要因素。徐氏认为在《内经》中论述针法的内容占 70%～80%，论述方药的内容只占 20%～30%，说明针法在古代应用广泛，受到医家高度重视。然而因为针法的医理精深，针道难学而方药易学，加之病者多乐于服药而畏针，导致后世盛于药而疏于针。徐氏认为当时的针灸与古代相比，有 10 个方面的不足。

1. 用穴方面有三失

（1）取穴失度：徐氏认为《内经》中强调穴位依经而定，穴位是随经脉循行的深浅出入而变化的，今人不依经脉循行的深浅曲折，只执同身寸去机械地量取穴位，导致取穴失度，"今人只执同身寸，依左右一直竖量，并不依经曲折，则经非经而穴非穴，此一失也"（《医学源流论·针灸失传论》）。

（2）忽视经穴的生克关系：徐氏谓："《灵》终始篇云：人迎一盛，泻足少阳，补足厥阴；厥病篇云：厥头痛，或取足阳明、太阴……皆不言其穴，其中又有泻子补母等义。今则每病指定几穴，此二失也。"

（3）五输穴失用：徐氏认为古人治病以五输穴为关键，而"今则皆不讲矣，此三失也"。

2. 操作方面有五失

（1）补泻手法单一：徐氏认为《内经》所言补泻是"其法多端"，有呼吸补泻、徐疾补泻、开阖补泻、迎随补泻等多种补泻手法，而今人补泻手法单一，"今则转针之时，以大指推出为泻，搓入为补，此四失也"。

（2）不重视得气：徐氏认为古人重视针刺得气，即"纳针之后，必候其气……气不至，无问其数，气至即去之，勿复针"，而今人不重视针刺得气，"今则时时转动，俟针下宽转，而后出针，不问气之至与不至，此五失也"。

（3）不依时而刺：徐氏认为古人针刺，其深浅是依时而定，随着季节的变化而变化。因为春气在毛，夏气在皮肤，秋气在肌肉，冬气在筋骨，所以春夏宜刺浅，秋冬宜刺深。而今人则不依季节的变化来决定针刺的深浅，其针刺的深浅刻板不变，"今则不论四时，分寸各有定数，此六失也"。

（4）针刺方法单一：徐氏认为《内经》刺法有九变十二节。九变者为输刺、远道刺、经刺、络刺、分刺、大泻刺、毛刺、巨刺、焠刺。十二节者为偶刺、报刺、恢刺、齐刺、扬刺、直针刺、输刺、短刺、浮刺、阴刺、傍刺、赞刺。此二十一法各有所宜，而今人的针刺方法单一，"今则只直刺一法，此九失也"。

（5）刺血量不足：徐氏认为古人治病，凡脉络郁邪者，用刺血法，放血量足，血变而止，常获佳效。如"头痛腰痛，尤必大泻其血，凡血络有邪者，必尽去之。若血射出而黑，必令变色，见赤血而止"，而今人刺血则放血量不足，达不到祛瘀通络的目的，故疗效不显，"今人则偶尔见血，病者医者已惶恐失据，病何由除？此八失也"。

3. 针具单一　徐氏认为《内经》有镵针、员针、铍针、毫针、长针、大针等九种针具，九针之宜，各有所为，长短大小，各有所施。而今人使用的针具单一，"今则大者如员针，小者如毫针而已，岂能治痼疾暴气？此十失也"。

4. 针灸适应证减少　徐氏言"古之用针，凡疟疾、伤寒、寒热咳嗽，一切脏腑七窍等病，无所不治。今则止治经脉形体痿痹屈伸等病而已，此七失也"。对于灸法，徐氏认为其适应证甚少，如果知晓了针道之理，则灸法就显得相对容易了。

徐氏认为这 10 个方面的失传，使针灸的"神志专一……伏如横弩，起如发机"等精妙绝要之处难以流传，"今之医者随手下针，漫不经意，即使针法如古，志不凝而机不达，犹恐无效，况乎全与古法相背乎"？徐氏认为"果能潜心体察以合圣度，必有神功"，即只有潜心精研古代针道，才能获得神奇的针技。

二、"薄贴"法

在《医学源流论·薄贴论》中，徐氏认为古人的薄贴就是今人所用之膏药，有治表与治里两个方面的作用。所言"治表"指的是治疗较表浅的病症，膏药有拔脓去腐、止痛生肌、祛风护肉的功效，其膏应贴敷得轻薄一些，须每天换贴。"治里"指的是用于里证的膏药，有的祛风散寒，有的调和气血，有的消痞化痰，有的强筋壮骨。治里的膏药其处方较多，药物亦须随病进行加减，其膏应贴得厚重一些，且贴敷的时间较长。

徐氏认为疾病由外入内，其流行于经络脏腑者宜用内服药物以驱邪外出。如果其病有固定的位置，位于皮肤筋骨之间，用手按压有反应者用膏药贴敷，可使药性从皮肤毛孔而进入其腠理，以通经贯络，能将病变"提而出之，或攻而散之，较之服药尤有力"，故"病之气聚血结而有形者，薄贴之法为良"。徐氏还强调制备膏药的选药一定要道地药材，炼膏要掌握好火候。

徐氏认为，大凡营卫脏腑之病，服药可至病所；而经络筋节有形之疾，内服药物用量太轻则不能攻邪，太重又恐损伤正气，而用敷、拓、蒸、熏之法则无内服药物之忧，可深入病所，祛邪外出。在《兰台轨范》中徐氏收录了其他医著所载和他个人自创的薄贴法，疗效明显，简便实用，列表如下（表 11）：

表 11　敷贴方法表

敷贴药物的名称、出处	敷贴药物的组成、剂量制作方法	敷贴方法	敷贴部位或穴位	主治病症
止痛太阳丹《奇效方》	天南星、川芎等分，为末，同莲须葱白捣烂作饼	贴	太阳痛处	头痛
秘方（自创）	大黄、朴硝等分，为末，用井底泥捏作饼	贴	太阳穴	头风热病
熨背法《千金翼方》	乌头、细辛、附子、羌活、蜀椒、桂心各一两、川芎一两三钱半，为散，以少醋拌，绵裹，微火炙令暖	熨	背	胸痹心背疼痛、气闷
敷面靥方《备急千金药方》	李子仁为末，和鸡子白，或用白附子末，酒和之	敷	面	黧黑斑黚黵乌靥
止牙痛方（自创）	蟾酥七分，朱砂、雄黄各三分，甘草一分，上研极细，以飞面为丸如菜子大，丝绵裹包	塞	痛处	牙痛
卒不得语方《外台秘要》	以苦酒煮芥子	包（一昼夜）	颈（一圈）	卒然失语
疗小便难方《本事方》	葱白三斤，细锉，炒令热，以帕子裹，分二份	交替温熨	脐下	小便不通、小腹胀
治螳螂子方（自创）	青黛一钱，元明粉三钱，硼砂一钱，薄荷五分，冰片一分，研细	擦，一日4~5次，吐出涎	口内两颊	妬乳
治癣方（自创）	黄连一两、蛇床子五钱，五倍子一两，轻粉三钱，黄柏五钱，枯矾五钱，川椒二钱，冰片一钱，研末，麻油调	涂	患处	头面遍身瘙痒，出黄水
治"恶风"方（自创）录自《洄溪医案》	①蜈蚣头、蝎子尾、朴硝、硼砂、冰片、麝香等药；②大黄、牙皂、川乌、桂心等药	①擦；②涂	①口腔内；②面颊外	面颊皮坚如革、牙紧不开，不能进食。

　　《洄溪医案》中记载了"周痹"案，一王姓患者患周痹证，遍身疼痛，四肢瘫痪，日夜叫号，饮食大减，自感病重必死。徐氏受病家之邀诊，认为病为历节，病位在筋骨，非药物内服所能治愈，必须用外治法，便应用了贴敷法、拓法、蒸法、熏法，10 天后患者疼痛稍减，手足可活动，月余而病愈。

　　徐氏善于将内服药与物敷、熏、蒸、拓等外治法结合应用，治疗痈疽发背等顽疾重症，内外兼治，相得益彰，"凡病只服煎药而愈者，惟外感之症为然。其余诸证，则必用丸、散、膏、丹、针灸、砭镰、浸渍、蒸提、按摩等法，因病施治"（《慎医刍言》）。徐氏在《洄溪医案》中记载了多个内、外合治的验案。如"瘀留经络"案，"乌镇莫秀东患奇病，痛始于背，达于胸胁，昼则饮食如常，暮乃痛发，呼号彻夜，邻里惨闻。医治五年，家资荡尽"，徐氏认为这是"瘀血留经络也……用针灸熨拓煎丸之法，无所不备，其痛渐轻亦渐短，一月而愈"。此案以煎丸攻其内，针灸熨拓通其外，消逐经络的瘀血顽疾而愈。又如徐氏治一癃闭急症，患者小便闭阻不通 7 天，腹胀如鼓，伛偻不能立，病势危急，徐氏用鲜车前草根捣烂敷其腹，用诸利水药内服，又煎利水通气药坐浴，令人揉挤患者腹部，使其小便得出而愈。此案乃以药物内服、外敷、药浴的综合作用而取效。

三、学术传承与影响

徐氏治医 50 余年，医理贯通，临证精熟，长于实践，对奇难顽证莫不明辨，远近求治者皆获良效，他是自学成才、无师自通的典范。徐氏极力推崇《内经》《难经》《伤寒》等经典著作，在《医学源流论》中探本溯源，梳理了医学典籍的源流，阐发了医学典籍的精髓，使"古圣立方治病之心灼然可知"。

穴位敷贴治病的记载，早见于距今 3000 多年前的《帛书》中，"……以蓟印其中颠"，用白芥子泥贴敷百会穴，使局部皮肤发红，治疗毒蛇咬伤。在历代名著《内经》《肘后备急方》《备急千金要方》《普济方》等书中均有记载，徐氏的"薄贴"法属穴位敷贴疗法范畴，他阐述了薄贴法的理论、适应范围、优势以及膏药的制作要点，为后世贴穴流派的形成奠定了基础。清末医家吴师机治病善用贴敷，著《理瀹骈文》发扬了这一疗法，成为贴穴派的代表人物。贴敷疗法沿用至今，临床应用较广。

徐灵胎提出的取穴方法、补泻手法、得气、放血、针具、治神等是当时"针灸失传"的因素，其中提到的针灸治疗病种减少，强调扩大针灸治疗范围是非常重要的，其主要措施是对疑难重症采用内外兼治，对治疗疑难重症，发展针灸事业具有指导意义。

第四十章　郑宏纲喉病针灸经验

郑宏纲（1727—1787年），字纪原，别号梅涧，清代喉科名家，安徽省歙县人，所撰《重楼玉钥》中首载一篇未署名的原叙称："吾乡郑梅涧先生性好岐黄家言，其先世得喉科秘授，故于此尤精，远近无不知之，救危起死不可胜数。"可见郑氏家学渊源，喉科造诣尤深。关于《重楼玉钥》的作者，从书中多处出现"枢扶氏曰""梅涧医语""梅涧论症"，可知非全出自郑氏的手笔。至于刊行时间，上瀚津门冯相菜序称，曾于嘉庆乙亥春（1815年）见到抄本，道光十八年（1838年）才"托孙君朴斋校订，付之剞劂"。

《重楼玉钥》分上下两卷（亦有分四卷者），首论咽喉解剖、生理、病理及喉科疾患的诊断预后等，次述36种喉风证治（包括部分五官、面颊、唇舌、头颈部疾病），郑氏临床对白缠喉（类似白喉）治疗经验尤多，1820年著《喉白发微》，由安徽整理印行。

郑氏治喉病主张针药结合，对针灸尤为推重。除上卷许多病证大都述及针灸治疗之外，下卷纯是针灸专论、详述了取穴、进针、出针以及73个喉科常用穴的部位与取法、主治、刺灸法等，虽书中引证了《内经》《神农经》《甲乙经》《千金》《神应经》《乾坤生意》《针灸大成》以及不少针灸歌赋，但其在理论和实践上有独到之处。

一、"开风路"针

开风路即驱风外出之意。《重楼玉钥·卷上·斗底风》记载"所谓开风路针者，盖喉风都是风邪，按穴针刺开其风壅之路使之外出也。"郑氏认为喉风由风邪袭人引起，《重楼玉钥》称"三十六种喉风"均以风字命名。《喉风针诀》记载："喉风诸证皆由肺胃脏腑深受风邪，郁热风火相搏致气血闭涩，凝滞不能流行，而风痰得以上攻，结成种种热毒，故宜针法开导经络使气血通利，风痰自解热邪外出。"说明通过针刺疏通经络来开风邪外出之路。虽然咽喉疾患的病因病机非此一端，但风邪是主因，治疗以驱风为主是郑氏的主导思想。

"开风路针"可治疗叉喉风、咽疮风、鱼鳞风、双松子风、帝中风、双燕口风、重腭风等病症，此法还可用于治疗极重症，如治疗双缠风，"初起外颈红肿至咽喉，亦皆满塞，不分红白，渐四围俱肿……若颈项遍肿及头亦肿者，属极重症，却可治，须开风路针"。生于一侧的称"单缠风"，治亦同双缠风。

从《重楼玉钥·卷下·喉风针诀》及《重楼玉钥·卷下·诸症针刺要穴》中可以看出，"开风路针"使用的穴位有风府、风池、囟会、百会、前顶、后顶、少商、少冲、合谷、商阳等，其中以督脉穴最多，乃因风为阳邪，督脉总督诸阳之故；其次为手太阴、阳明经穴，肺与大肠相表里，肺主皮毛，风邪侵袭经络脏腑，针之有利于外散风邪。

二、倡导"破皮针"

"破皮针"是用锬针刺破皮肤治疗喉症的针法。郑氏多选患部及其附近穴位，如"斗底风"取胸前青筋边，"双燕口风"取靠肿处，"木舌风""重舌风"取舌下弦两边无筋处，"合架风"取红肿处，"爆骨搜牙风"取每齿肿处牙缝中有红紫血管处，"悬风"取红肿处，"驴嘴风"取两旁肿处，"瘰疬风"针核上，"穿额风"取局部等。

1. 操作方法　书中记载斗底风采用锬针，穿额风也用锬针刺局部出血。双燕口风、重腭风木舌风、重舌风、合架风等均称用刀破皮，乃因锬针形如刀剑之故。但有些地方称用针，如爆骨搜牙风、牙痛风、悬其风、驴嘴风、鱼腮风、双搭颊风、瘰疬风、穿额风、乘枕风等都称用针破皮，显然并非都是锬针。主要操作方法有三种；①重腭风、合架风等用刀切法，②悬其风、驴嘴风等用针刺法；③爆骨搜牙风用针挑法。

2. 破皮针的操作要求　①刺宜浅，如双燕口风、双搭颊风均不可深刺。②强调放血，如爆骨搜牙风、悬其风、重腭风、鱼腮风、双搭颊风、瘰疬风、穿额风等均主张出血，郑氏认为出血不仅能增强疗效，且能判断预后。《重楼玉钥·卷上·喉风针诀》云："若针路无血，乃风热壅塞，则受郁邪日深，最为险症。"《重楼玉钥·原叙》云："余常见有垂毙者，先生刺其颈，出血如墨，豁然大愈，其妙如此。"说明郑氏运用放血有丰富的经验。

3. 禁忌证　鱼口风初起，红赤作痒，起小黄泡者，不可妄针挑破；双缠风日久者切勿用破皮针刀；坐舌莲花风中有一瓣尖者切不可用刀；夺食风泡起喉内者不可用针刀挑破。

三、"气针"操作

"气针"是相对于"破皮针"的针法，即针刺十四经穴的治疗方法，与"破皮针"选用阿是穴有所不同，是通过针刺十四经腧穴治疗实现"调气"。有些不宜用"破皮针"的病症可用"气针"治疗，如坐舌莲花风有一类型"不可用刀……症甚者外用气针，自然取效"。又如夺食风，泡若起喉内，不能用针刀挑破，只须气针针百会、前顶、后顶三穴，内泡自平。可见，"气针"与"破皮针"，各有所长。

《重楼玉钥·卷上·喉风针诀》说："针曰气针诚为诸药之先锋，乃喉风之妙诀。"接着指出先用何穴，备用何穴，重症用何穴，极重症又用何穴。"凡临诸症，先从少商、少冲、合谷……刺之；若病重者，再从囟会、前顶、百会、后顶、风府、颊车、风池诸穴刺之……留肩井，尺泽、曲泽、小海、少海、商阳、中冲、照海、足三里、隐白诸穴……不可一时针尽；如遇喉风极重之症，方可周身用针。"本书卷下还附有人体正、侧、背三幅气针要穴图，以及气针十二条经脉 73 个穴位的有关理论，

关于"气针"工具与刺深度，《重楼玉钥·卷下·二持针歌》注："以右手持气针于穴上，势若握虎……直插至应止之处。"从"插"字看，可知"气针"与"破皮针"之浅刺者不同，其使用工具，显然是毫针而非铍针。

"气针"与"破皮针"相辅相成，相互补充，如选用得当，就能最大限度发挥毫针与铍针、深刺与浅刺、调气与放血、十四经穴与阿是穴的治疗作用，对提高疗效有重要意义。

郑氏在临床中形成了他常用的处方，如叉喉风、缠喉风、斗底风用天突、廉泉、后顶、风府、风池、合谷、商阳、中冲、少泽、少商、然谷、照海、三阴交、足三里；双单乳蛾、燕口风用后溪、中冲、少商、合谷、风池；牙关紧闭、口眼歪斜、搜牙、悬其风用颊车、承浆、合谷、鱼际、足三里，均为经验处方。特别是有的穴，不见于其他文献，如《重楼玉钥·卷上·鱼口风》中"唇上直痛入骨连颊……可针鼻角"和"若上唇赤肿……名龙唇发，可针两鼻角"，乃是郑氏独特经验。

郑氏也用灸法治疗，如"落架风"（下颌脱臼），他认为宜灸不宜针，用隔姜灸颊车可断根；又如《重楼玉钥·卷上·喉风诸方·火刺仙方》，谓"治一切喉痹……命在顷刻者……法用巴豆油涂纸上，捻作条子，火上点着，烟起即吹灭，令病人张口，急刺于喉间，俄然吐出紫血，即时气宽能言……盖热则宣通……又以火散结，以巴泻热邪"，属"热因热用"法。这种奇妙的疗法，实即用火灼刺，亦为郑氏独创。

四、学术传承与影响

郑宏纲内服外治、针药并用治疗治疗咽喉病积累了丰富的经验，其针灸学说为中医治

喉科病证提供了宝贵的经验。他依据《内经》中刺络理论，承袭金元时代张子和刺络放血学术思想，总结前人针灸治疗喉科经验，结合自己的临床体会，兼收并蓄，从取穴到进针都有论述，创立"开风路针""破皮针""气针"之说，对于现代临床刺血、刺络治疗咽喉急性病证有较大的影响。

第四十一章　吴亦鼎的灸法特色

　　吴亦鼎（1792—1861 年），字砚丞，安徽省歙县人，清代针灸家，著有《神灸经纶》《麻疹备要》，因学术价值较高，后均被曹炳章编入《中国医学大成》。鉴于当时世医多以汤液为本，疏于灸法，吴氏乃汇集各家灸法，编成《神灸经纶》四卷，卷一介绍灸法及经络，卷二介绍穴位，卷三、卷四介绍证治方法。由于"针之手法未可以言传，灸之穴法尚可以度识"，故《神灸经纶》专论灸法，精于医理，以论灸法为主，从而"由灸而知针，由针而知道，绍先圣之渊源，补汤液所不及"。

一、明证善治

　　吴亦鼎《神灸经纶》对辨证施灸的分析十分详尽，他把各科病证分成"证略"及"证治"两部分进行论述，如中风证略、中风证治，厥逆证略、厥逆证治，首部证略、首部证治，中身证略、中身证治，小儿科证略、小儿科证治，外科证略、外科证治等。在证略部分主要介绍证候之特点、临床表现、辨证要点等，体现其"明证"思想；而证治部分详列灸治穴位，广收博采，反映其"善治"观点。如在中风证略中结合《内经》等文献，详论中风致病特点和真中风、类中风的鉴别，而在中风证治中列举气塞痰壅等 11 种中风或与风邪有关疾病的灸治处方、预防中风的灸治经验，体现了辨证施治、预防为主的原则。

　　吴氏认为脉证不明不能指导治疗，强调通过望闻问切而"内外详审"的辨证之法，达到"皆有明证然后从而治之，无不得心应手"。由于天有运气不同，地有方宜之别，人有强弱之差，治疗时可灵活采用同病异治或异病同治的不同方法。如"取证未确，必致病在阴而反灸其阳，病在阳而反灸其阴。宜灸多者反与之少，则火力不及而病不能除；宜灸少者反与之多，则火力太过而病反增剧"，故强调"灸病必先候脉辨证"（《神灸经纶·卷一·灸忌中》）。

二、灸重审穴

吴亦鼎在《神灸经纶·引言》中说："灸法亦与针并重，而其要在审穴，审得其穴，立可起死回生。"审穴主要指"辨明经络，指示荥俞"；审穴的内容，首先要辨明经络与人体脏器部位相关的内容，如"胆筋结于尻""小腿肚属足太阳膀胱"等。"苟不明经络腧穴，无从下手"，他举例说"肾之筋脉从腰贯脊，并不及脐，脐痛治肾，舛谬误人"，故作者在卷一、卷二大量引用《内经》《难经》原文，结合自身经验，叙述十二经及奇经八脉循行、十二经脉起止及穴图歌等，如《神灸经纶·卷一·周身穴位经脉骨度》详细介绍了134个人体古代解剖部位标志和经脉名称及骨度分寸等内容，包括①详列古代解剖部位名称；②解释古代解剖部位名称的由来及与脏腑、组织、经脉、经筋等的联系；③论述十二经脉五输穴、原穴、络穴的名称、定位等，这样将经络与人体脏器及身体部位搞清楚，辨证取穴才能准确。

另外，吴亦鼎还对经络起止进行考证，如"溺孔即前阴督脉起处""肝筋脉皆起于足大指外侧丛毛之际"，并对某些部位的经络分别排列定位，如颈项部经穴定为八行，即任脉（天突）、胃经（人迎）、大肠经（扶突）、小肠经（天窗）、胆经、三焦经（天牖）、膀胱经（天柱）、督脉（风府）。

吴亦鼎在取穴、定穴方面，除运用骨度分寸、同身寸等法外，对有些穴位如肺俞、章门、膏肓等还介绍了多种定位方法。如膏肓穴有三种取法，一法从"魄户下行第四椎下，第五椎上，此穴居中，去脊中各三寸半，正坐曲脊取之"；二法"先令病人正坐曲脊，伸两手，以臂着膝前，令正直，手大指与膝头齐，以物支肘，勿令臂动，乃从胛骨上角摸索至胛骨下头，其间当有四肋三间，依胛骨之际相去骨际如容侧指许，按其中一间空处，自觉牵引肩中是其穴也"；三法"以手搭左肩上，中指稍所不及处是穴，左取亦然"。由此可见吴亦鼎十分注重审穴。

三、论述艾灸的作用

1. 艾灸"温暖经络，宣通气血"　吴氏对灸法的作用作了明确的论述，他在《神灸经纶·卷一·说原》中提出"夫灸取于火，以火性热而至速，体柔而用刚，能消阴翳，走而不守，善入脏腑，取艾之辛香作炷，能通十二经，入三阴理气血以治百病，效如反掌"。指出灸能"温暖经络，宣通气血，使逆者得顺，滞者得行"，其中关键在于"温"及

"通"，温是通的条件，通是温的目的，气血宣通则百病可消。他从艾灸的特点、作用及发病着手，阐述其治病原理。

吴氏灸治疾病，涉及内、外、妇、儿、五官等临床各科，并记载了不少危症、重症的灸疗方法，如在《神灸经纶·卷三·中风诸病灸穴》中介绍中风气塞痰壅、昏危不省人事者，灸百会、风池、大椎、肩井、间使、曲池、足三里、肩髃、环跳、绝骨；卒中风，灸神阙，并提出"中风服药只可扶持，要收全功灸火为良。盖不惟追散风邪，宣通血脉，其于回阳益气之功，真有莫能尽述者"。《神灸经纶·卷三·中身诸病证治》提到脾心痛，痛如针刺，灸内关、大都、太白、足三里、公孙。《神灸经纶·卷三·厥逆诸病灸治》中记载，暴厥冷逆，灸气海、肾俞、肝俞、阳溪、人中、膻中、百会；尸厥卒倒气脱，灸百会、人中、合谷、间使、气海、关元；面青，腹痛呕吐，泻痢，舌卷囊缩，手指甲、唇青，心下结硬胀满，冷汗不止，四体如冰，厥逆昏沉不省人事，脉伏绝者，灸气海、丹田、关元，如"得手足温暖、脉至、知人事，无汗要有汗出，即生；不暖、不省、脉不至者，死"。说明灸法可温暖经络、宣通气血。

2. 灸可使"毒随火而散"　吴亦鼎在《神灸经纶·卷四·外科证略》中指出疮毒灸治的作用是"毒随火而散"，"一切疮毒大痛或不痛，或麻木，如痛者灸至不痛，不痛者灸至痛，其毒随火而散，此从治法也"；并说"凡疮疡初起，七日以前即用灸法，火能破坚化结，引毒外出，移深就浅，功效胜于药力"。他在《神灸经纶·卷四·外科证略》中重点记载了痈疽疮疡等70多种外科病证的灸治方法，如乳岩、乳气、乳毒，灸侵囊（近膻中者是也）、肩髃、灵道、温溜、足三里、条口；肺痈，灸膻中、肺俞、支沟、大陵、肾俞、合谷、太渊；疔疮，隔大蒜灸疮上，喉痛灸少冲等。他还介绍"骑竹马灸法"，主治一切痈疽恶疮发背、妇人乳痈，"凡痈疽皆心火留滞之毒，灸此则心火流通而毒散矣，起死回生之功屡试屡效"。

四、学术传承与影响

吴亦鼎的《神灸经纶》是一部灸法专著，在继承灸法方面留下了宝贵经验。吴氏施灸重视辨证及选穴的观点为临床应用灸法提供了重要的指导；他提出的灸使"毒随火而散"说和大量的灸治经验，为后人在痈疽疔疮等火毒证施用灸法方面提供了理论与临床依据。如邵氏用艾条治疗褥疮94例，总有效率为91.48%，研究表明艾灸对金黄色葡萄球菌、白色链球菌、绿脓杆菌均有抑灭作用，其中对金黄色葡萄球菌有较好的抑灭作用。喻氏等用隔蒜艾灸治疗蝮蛇咬伤60例，其总有效率为76.67%，对照组总有效率 40%，两组比较有显著性差异（$P < 0.05$）；局部症状积分治疗组治疗前后差异有显著性（$P < 0.05$），对照组治疗前后差异无显著性（$P > 0.05$），两组治疗后差异有显著性（$P < 0.05$）。可见隔蒜艾灸治疗蝮蛇咬伤有较好的临床效果和改善局部症状的作用。这些报道验证了吴亦鼎的灸可使"毒随火而散"的观点。

第四十二章　王士雄的刺血刮痧经验

王士雄（1808—1866年），字孟英，号潜斋，别号半痴山人，晚号梦隐，清代温病四大家之一，浙江省海宁市人，出身世医之家。曾祖王学权精于医，曾撰《医学随笔》二卷；祖父及父皆业医，曾对该书作过补充及校注。士雄14岁时其父重病不起，临终前曾嘱咐他："人生天地间，必期有用于世，汝识斯言，吾无憾也。"其父逝后，士雄遵家训立志习医，虽家境贫寒身处逆境却发奋图强，他白天工作谋食养家，晚上则"披览医书，焚膏继晷，乐此不疲"。由于他秉性聪颖，好学善悟，学医三年即能为人治病。

王士雄深研医理，博采众长，医术高超，救人无数。著有《温热经纬》《随息居重订霍乱论》《随息居饮食谱》《王氏医案》《归砚录》《潜斋简效方》等著作。《温热经纬》是温病学派的重要著作，士雄在大量临床实践的基础上，采取"以轩岐仲景之文为经，叶薛诸家之辨为纬"的编纂原则，辑集各家医论，阐发自己见解，使温病学说遂成体系，蔚为大观，对温病学的发展作出了承前启后的贡献。士雄在《随息居重订霍乱论》中，阐发前人论治霍乱的有关理论，辑录自己诊治霍乱的经验，对霍乱的病因病机、辨证防治作出了系统的论述，成为治疗霍乱的代表著作。

王孟英在用汤药治疗温热病及霍乱方面造诣高深，并擅长用针刺、放血、熨灸、贴穴救治霍乱，在其著作中提到的穴位有少商、曲池、委中、素髎、风府、上脘、中脘、下脘、商阳、厉兑、承筋、承山、人迎、涌泉等，给后人留下了宝贵经验。

一、刺血泄邪

王孟英所处时代几经温病、霍乱、疫疠等病流行肆虐，他将霍乱分寒、热两大类，热霍乱多为时行的真霍乱，寒霍乱多为寻常的吐泻霍乱。"热霍乱流行似疫，世之所同也；寒霍乱偶有所伤，人之所独也"（《随息居重订霍乱论》）。时疫霍乱主要是感受传染性疫邪所致，多发生于亢旱暑热之年，天有暑气下迫，地有湿热上腾，人有湿热蕴伏于中焦，感受疫邪秽浊之气，致使脾胃升降之机阻滞，清阳不升浊阴不降，清浊相干发为上吐下泻。

　　王氏治疗时疫霍乱除用药物，还十分重视用刺血，使"邪气外泄"，让"邪有出路"，达到"邪去则正安"的目的。如他在《随息居重订霍乱论》曰："邪入必有出，盐汤探吐上妙法门，然后调其胃气可也……邪不去则正不安，所以攻邪尤要于扶正也。"又曰："凡霍乱痧胀邪已入营，必刺出毒血俾邪得外泄，然后据证用药可以望生。"并提出"失治即死，唯有砭去恶血取效最捷"。又说"若四肢虽冷而苦渴苔腻，腹痛虽甚而睛赤唇红，或烦躁喜凉者，乃热郁气闭之证，急宜刺血"。《随息居重订霍乱论·刺法》载："崇祯十六年有疙瘩瘟、羊毛瘟等疫，呼病即亡，不留片刻……看膝弯后有筋突起，紫者无救，红者出血可活。"可见，王氏对来势迅猛的时疫霍乱采用刺血、砭出恶血使毒邪外泄的救急方法。

　　王氏对刺血的部位及操作方法作了说明，"凡霍乱痧胀，邪已入营，必刺出毒血……第一宜刺少商穴"。将病人手臂从上捋下，使其恶血聚于指端，以手捏紧，用针刺之，挤出毒血，重者并刺两手"。如刺曲池、委中穴，先用手蘸温水拍之，使青筋显露，用银针刺出紫黑毒血；对霍乱兼见神错不醒为邪入心包者，须急速撑开病人之口，在舌下的三处黑筋处刺出毒血。王氏指出"腿上大筋不可刺，刺亦无毒血，反令人心烦。腿两边硬筋上筋不可刺，刺之恐令人吊筋"。

二、针刺刮痧泄邪

　　王氏认为"痧邪深入血分，必用刺法以泻其热而通其络"。在《潜斋简效方》中王氏引述八旬老人张德祥经验"凡痧证头晕者刺素髎；头痛者刺风府；偏头痛者刺风池；腹痛而吐者刺上脘；腹痛而泻者刺下脘；腹痛而欲吐不吐，欲泻不泻者刺中脘；手瘪者刺商阳；足吊者刺厉兑、承筋、承山；牙关紧闭者刺人迎，刺之立开"，根据临床表现辨证及辨经选穴，针刺以泄热通络开窍。

　　王氏还采用刮法以泻在营之邪。《随息居重订霍乱论·刮法》载："有嚏者肺气虽开，恐营卫之气机尚痹，当刮以宣之；无嚏者肺既不开，尤必刮松卫气，使已入营分之邪得以外泄，而病可松也。"刮法的具体操作是"肩颈、脊背、胸前、胁肋、两肘臂、两膝弯等处，皆宜用棉纱线或苎麻绳或青线或瓷碗口，蘸菜油自上向下刮之，以红紫色锭方止；项下及大小腹软肉处，以食盐研细，用手擦之，或以指蘸清水撮之"。他又引用张景岳的论述"凡毒深病急者非刮背不可，以五脏之系咸附于背也，或以盐擦背亦可"进一步说明刮法的作用，从上而下的刮背方法，主要是通过膀胱经的背俞穴以宣通脏腑经络气血，泄邪外出；刮委中、曲池、曲泽等在四弯处部位的穴位，达到泄邪外出的目的。

三、灸治寒霍乱

王氏重视用灸治疗寒霍乱，"举凡胸腹中有痰有饮，有积有痞，或胀或痛，或酸或嘈，或吐或泻，一二证时止时作，经年不瘥者……其所治之法，则灼艾为先而药为次"。王氏明确提出灸火先当辨证，他认为灸法适用于阳气陷下、阴寒内盛证，反对滥用灸法，在《潜斋医话·灸火论》中他引用汪省之的话"脉证俱见寒在外者，冬月阴寒大旺，阳明陷入阴水之中者，并宜灸之。设脉浮者，阳气散于肌表者，皆不宜灸"，"而阴虚内热者不可轻易试用灸法"。他指出："寒湿凝滞为病，籍艾火以温行。"他在《随息居重订霍乱论·治法》中提出用熨灸法治疗"霍乱转筋，干霍乱之属寒者"，并强调"病属阴虚血少者概不可灸，必阳虚气弱者始要用灸"，还详细记载了辨证方法，即"凡腹虽痛极而喜得温按，唇口舌白者乃内虚阴寒之病，宜用火灸，切忌针刺。若四肢虽冷而苦渴苔腻，腹痛虽甚而睛赤唇红，或烦躁喜凉者乃热郁气闭之证，急宜刺血，切忌火攻"。王氏提出寒证的诊断方法，"嚼姜不辣者，真寒证也"。

王氏顺应自然气候变化，在夏季气温较高时就用日光作热源，在春冬季节气温较低时就用熨斗作热源。他用艾灸治疗冷疾宿疴，方法灵活，如在《潜斋医话·灸火论》说："有冷疾者使其仰卧，揉艾遍铺腹上，在若五、六、七月间，文中屋上开穴，取日光照射，自然气透脐腹；如冬春可用熨斗盛灰慢熨之，皆以患者闻浓艾气为度，宿苛可去。"《潜斋简效方》中还记载，霍乱吐泻腹痛转筋入腹欲死，让四人按住手足，灸脐上一寸的水分穴十四壮，又灸股里大筋去阴一寸处，可能相当于目前的急脉、足五里穴。

《随息居重订霍乱论·治法》介绍了多种熨灸方法配合药物内服或与其他外治法治疗霍乱转筋、干霍乱之属寒性者，主要方法有：①取盐适量，炒热后用布包熨心腹，使热气透达，又"以一包熨其背，直至手足回暖。再服神香散一钱，寒重者再服"或"以吴茱萸、食盐各数两炒热，包熨脐下"或"以白芥子研末，用温水调和涂在脐上"。②用"胡椒七粒，以布包之，嚼碎，纳脐中，用膏药封之，再以热手按之，盖被睡卧少顷，使腹中热而汗出"以温散寒邪。病重的以回阳膏贴敷脐中神阙穴；或用盐填脐中，上盖蒜片，艾灸二七壮。病性危甚者，再灸天枢、中脘、气海。

王氏在《随息居重订霍乱论·治法》中记载用焠法治霍乱："营卫之气，为邪气所阻而不流通，则手足厥冷而腹痛，身有红点而隐约，此名斑痧，亦曰番痧。俗以其厥冷，谓之阴痧者，谬也。"用灯心草焠之以宣通营卫气血。方法：用灯心草蘸油点燃，在患者皮肤的红点上急速灼焠，以灯火接触皮肤即快速提起，可发出"叭"的一声响。

王氏还用贴穴法治疗脱证，以回阳固脱。如《随息居重订霍乱论·策应》说："霍乱转筋，吐下已多，脉无气短，大汗欲脱……足冷者，并捣生附子二两，贴于涌泉穴，再按证用药，以挽回元气。不论寒热二证，凡元气欲脱者，皆当亟用。余屡试多验，并治产后昏晕及诸病之神魂不安者，皆效。"

贴穴还用于治头风，《潜斋简效方》载："治头风，蓖麻仁、乳香研，涂患处立愈。痛久欲失明者，川乌去皮，细辛、防风、蝎梢等分研细，姜汁调，贴患处。若眉目牵引不正，贴太阳穴。"

四、学术传承影响

王士雄治疗霍乱倡导"刺血泄邪""针刺泄邪""刮法泄邪"治疗霍乱，以宣通气血俾邪外泄，使邪去正安。王氏针灸泻邪的方法为后世用针灸祛邪提供了依据。清代廖润鸿的《针灸集成》中记载了治虾膜瘟"多出恶血"；清代王清任《医林改错》提到治瘟毒吐泻转筋，"用针刺胳膊肘里弯处血管，流紫黑血，毒随血出而愈"，现代临床以王秀珍为代表的刺血流派医家用刺血来治疗多种病证，在一定程度上也是受到王氏"刺血泄邪"的影响。

第四十三章　吴师机的外治特色

吴师机（1806—1886年），原名安业，字尚先，清末医家，浙江钱塘（今浙江省杭州市）人。曾客居河北广平，因淡于功名，乃南下扬州从父学医。咸丰三年（1853年）迁泰州制膏药应诊，"一月中治二万余人"，"亲验万人"，"治愈不可胜计"。吴氏不仅医术高超，而且医德高尚。他强调医者应尽其心，对于患者不论是贫苦之人，还是富贵之家，应当一视同仁；对于贫苦之人，更应同情，尽力周济。对于自制之药，虽无人所见亦应当如实配伍，不可自失其真而掺有假品。他对以膏药为主的中医药外治法亦颇有研究，卓有建树。

吴师机在中医外治法方面积累了丰富的经验，提出"内治之理即外治之理，内治之药即外治之药"，他将许多内服药方移作外用，以收"内外治殊途同归"之效；又提出"膏药贴法与针灸通"说，匠心独运，冶针灸方药于一炉，创立了敷贴腧穴治病的方法，尤其在膏药的运用上更为熟练，对中医外治法的发展作出了卓越贡献。

一、倡导外治以"补内治之不及"

吴氏提出外治并非"薄内治"，实乃为"补内治之不及"，外治可"与内治并行"。他认为内服药物有不足之处，"历引古语之不服药者"，论证"不肯服药之人，不能服药之症"，认为内服药安全系数较低，"用药不当，杀人无形"，故"不敢为内服"；并进一步用"古今良工有几""良工亦不废外治"之说，反驳了所谓"良工可不患此"的观点。他以内外治作用部位对比，谓药入胃"散而不聚，不若膏药之扼要也"；还指出膏药外治可到汤药内治难到之处。此外，膏药可一方治多病，而汤丸则一病一方；膏药可免"购药之难"等，从而说明之所以"专用膏药"，"诚有鉴于此尔"。

他在书中记载"针灸禁忌太多"，"误犯所忌……误下火针则泄真气，误烧艾炷则耗阴血"，吴氏认为"刺灸不可轻用，备法而已"，"针但能泻实，虚危久病不宜……艾灸只宜用于阴寒证，若伤寒热病，头面诸阳之会、胸膈二火之地及阴虚有火者不宜"，说明针灸都有其不足之处。

吴氏汲内治和针灸之长，用药物敷贴经穴治病，补二者的不足，认为"治在外则无禁制、无窒碍、无牵掣、无黏滞"；"可于脏腑无伤"，"简而无损"，"无虚虚之祸"，"易于补过"；不仅"多验于穷苦之人"，且在"诸医束手告退"时"用之有验"。他用自己的实践经验举例："肾消者，医用赵献可八味丸而火升；又有少阳气厥舌喑者，医用河间地黄饮子而痰塞。余治二症，即以二方膏贴脐下即有效。诚以服药须由上焦而达下焦，不若膏药之径捷。"他又说疟疾乃少阳病用柴胡汤"煎，抹胁与背，亦胜于柴胡汤内服"。故"膏药治病无殊汤药，用之得当其效立应"，"以外治佐内治，能两精者，乃无一失"。

二、阐述"膏药贴法与针灸通"的取穴规律

吴氏提出"膏药贴法与针灸通"，重点是指"膏药与针灸取穴相通"。他认为选择敷贴部位应"参古针灸法以知左右上下前后之所取，则无往而不应也"。如论述外感热病引《素问》热病五十九刺用"分杀其势"法，又引《千金方》膏肓、三里、涌泉百病皆治说，指出这些取穴的规则"膏药亦同"，吴氏指出药物外治和针灸，其作用在于调阴阳、通经络、行气血。认为"和阴阳"，"药味必得通经走络"，"气血流通病自已"，"外治亦能补"，"气血流通即是补"。

对选穴的原则，他说"膏药有因十二经五脏六腑所生而贴者，有因患处而贴者。如病在顶而贴顶……此患处也；有病不在顶而贴顶……此取穴法也"。此法与针灸取穴有局部取穴、远隔取穴相一致。还有"阳病取阴，阴病取阳……上病下取，下病上取"；"病在中，旁取之……以右治左，以左治右……前取后……后取前"；"上焦之证下治，下焦之证上治，中焦之证上下分治"。此外俞募取穴、五输取穴、五脏要穴为原穴、六腑要穴取下合穴等都与针灸选穴原则毫无二致。

《理瀹骈文》记载敷贴的一些选择穴位，如下血不止取命门，鼻流清浊涕取百会、上星、风池、风门、大椎，咳喘取天突、肺俞、膻中、气海、膏肓，腹胀取足三里等，同时指出"膏照贴"，"膏药贴法照此"。全书涉及穴位 60 多个，其中患处（阿是）、心口（膻中）、脐（神阙）、丹田（关元）、气海、天枢、命门、足心（涌泉）、太阳、头顶（百会）、风池、风府、天突、肺俞、膏肓、脾俞、肾俞、足三里、委中、少商、经渠等应用尤多。吴氏认为"病之所在，各有其位"，其辨证时首辨病位，有三种方法。

1."分三部" 即辨上中下三焦，《理瀹骈文·略言》说："若脏腑病，则视病所在，上

贴心口，中贴脐眼，下贴丹田。或兼贴心俞与心口对，命门与脐眼对，足心与丹田应。"《理瀹骈文·续增略言》亦云"贴穴不过前后身上中下三部，大约心口、脐眼为多"，同时还补充了上焦"涂顶"（百会）法，中焦取"脐上""熏脐、蒸脐、填脐"法或加脾俞、胃俞，下焦取脐下（气海、关元等）、委中、足三里。书后附列21种膏药，其行水膏、温肺膏、滋阴壮水膏、扶阳益火膏、固经膏、安胎膏等，亦多贴膻中、神阙、关元。三焦病证以此三穴为主，与针灸之局部与邻近取穴法吻合。

2."约六经"　即经络六经辨证，谓"部位当分十二经"，强调"看部分经络""熟于《内经》经络""凡外治须知经络相通"，这些从吴氏对痧证经络辨证的阐发亦可见其重视程度。由于经络与病位、腧穴密切相关，故"应知十二经循行之要，定穴道之正伏，而通八十一数主治之原"，"皆按其所过之经而调之"。其次，因六经与经络一脉相承，故在论及刺大椎以泻太阳、少阳，刺肺俞以泻太阳，刺肝俞以泻少阳时说："膏药亦可仿此贴。"可见，此与针灸按经络脏腑选穴无异。

3.辨脏腑　即脏腑辨证。《理瀹骈文》论述了五脏六腑所属部位，谓心肺居胸背、肾居腰、胃居脐上、肠居脐下、肝胆居胁等，并指出"凡膏药均分此上中下贴"。他明确了脏腑病选用俞募穴为主，谓"五脏之系咸在背，脏腑十二俞皆在背，其穴并可入邪，故脏腑病皆可治背，前与后，募俞亦相应"。募俞部位取法谓"募在阴俞在阳，阴病行阳治俞，阳病行阴治募"，以及五输穴和原穴应用，均体现了吴氏"与针灸通"的思想。

三、论"膏可以统治百病"的治疗范围

吴氏认为"膏可以统治百病"，"膏药……与服药相通"，"凡外治用药，皆本内治之理"，"凡汤丸之有效者，皆可熬膏"。于是，他"以汤头还为膏"，穷搜博采古验方单方以抹、涂、熨、敷外用。其选方用药原则，以"气味俱厚""生用""热用"为主。药物多用米饭、灰面·醋、酒、开水、井水、新汲水、姜汁、米汤、蛋清、蒜泥等调合成丸、饼、糊、汤，或直接用散剂（亦可掺膏上）包扎，或捣烂外用。可见其用药涉及面广，剂型与调合法、用法亦多，故适应证广泛。他还提出外治不仅能"代内托治外症"，且能治"内症"以至百病皆治，谓"药不只走一经治一症，汇而集之，其统治也固宜"。

吴氏认为膏可治百病，《理瀹骈文》敷贴经穴亦治百病。如内科有外感热病、伤寒、痧证、大头瘟、咳嗽、喘气、痰饮、中风、五劳七伤、骨蒸、头风、头痛、鼓胀、失眠、心痛、腹痛、腹胀、反胃、伤食、便秘、肠澼下利、吐泻、下血、疝、脱肛、黄疸、疟疾、厥证、脚气、痿证、遗精、阳痿、遗尿、白浊、尿闭、淋证、斑疹、脱颔、肢体各处

痛、麻木等。具体治法如：咳嗽内热用清阳膏贴天突、膻中、肺俞；咳喘上气用生南星或白芥子为末，姜汁调，涂涌泉；久疟用胡椒、硫黄末置膏上，贴涌泉或命门，或用大蒜、胡椒、百草霜丸敷曲泽、内关处；心痛用雄黄、火硝、麝香末以新汲水调点睛明；大便热秘用皮硝、皂角敷脐；遗尿用龙骨煅末醋调敷神阙等。

外伤科病症有瘤、痞积、流注、阴毒、痈疽、五痔、犬伤等。具体治法如：痞积用附子、小茴、大茴、丁香、甘遂、沉香、麝香、升麻、五味子等为末敷关元；肠痈用生附片、鸡溏矢、葱、姜、蒜捣糊放患处加灸等。

妇产科疾病有月经不调、闭经、白带、乳病、热入血室、血崩、死胎、流产以及产后诸证等。具体应用如白带用乾坤一气膏贴丹田；热入血室用清阳膏贴膻中、期门；产后乳病用巴豆、冰片、米饭为丸，雄黄为衣，贴眉心印堂；死胎用寒水石、朱砂末，井水调糊摊纸上贴神阙等。

儿科病症有不能吮乳、痘疹、脐风、热证吐泻、虚脱、惊风、抽搐、囟门肿起或下陷等。具体治法如：急惊风用代赭石末醋调敷涌泉；脐风用灯火灸囟门、水沟、承浆、少商、脐周；口病用香附、半夏、蛋清作饼贴涌泉；囟门不合用姜、桂、细辛末敷囟门等。

五官科疾患有舌烂、重舌、木舌、唇菌、嘴烂、牙疳、牙痛、口噤、咽痛、喉蛾、喉闭、喉风、鼻衄、耳鸣耳聋、目翳等。具体治法如：牙痛喉肿用大蒜捣泥敷经渠，过夜起泡，挑破之；嘴烂、牙疳用大黄、丁香末、绿豆粉、开水或醋调涂足心；喉痹、喉风用生附子、吴茱萸、醋调敷涌泉；口疮用黄连、黄柏、黄芩水敷涌泉；鼻衄用纸浸白及水贴印堂；目翳用胡黄连、人乳调敷足心等。

敷贴经穴虽可"治百病"，但吴氏认为未必百发百中，否认贴穴万能。他还注意根据不同临床表现，采用不同药物和穴位，如治阳黄用行水膏贴天枢，阴黄用散阴膏贴命门；同是头痛，虽均取太阳穴，但按痛的性质、部位不同，用药也有差异。

四、针药并用

基于"针灸不可轻用"而又不可不用这一认识，吴氏提出了"可与针灸并用"，书中记载针灸治疗的病证，有中风、中恶、痧证、劳伤、鼓胀、血崩、惊风、喉风、流注等，意味着这些大病、急病、重病，必要时应综合应用，或借针灸助一臂之力，以备不时之需。这就不难理解吴氏强调"与针灸并用"的用心。吴氏提出的"针灸并用"可概括为同时并用、录以备用、先后并用三个方面。

1.同时并用　即对同一患者、同一病证，针药双管齐下。吴氏有时用贴膏配合用灸，如治五劳七伤"贴膏后熏之"（太乙针）；有时则用药物"插""填"法配合用灸，如尿闭诸药不效，以葱装麝香插神阙，填盐满灸之；有时又用麦麸等"熨"后加灸，如伤寒直中三阴、唇青无脉，用麦麸盐炒，熨灸神阙、气海30～50壮；有时用盐"抹"法配合用针，如霍乱转筋入腹，用盐卤煎汤抹，并刺委中；有时用药"敷"后配合用针，如喉蛾用大蒜、轻粉敷经渠，针少商出血；有时又用药"敷"法配合用灸，如产后流注、五劳七伤，用多种药物敷穴加灸。他还常用隔物灸，如全身各处痛，用沉香、麝香、木香、丁香末装核桃壳内覆患处，灰面作圈，上盖荷叶，艾燃1～2炷等。

2.录以备用　即"备录多方"待用。如头痛如破、腰腹痛、瘕疝皆针命门，是用毫针。赤膈伤寒，三棱针刺胸出血，是用三棱针。九种心痛，灸拇指；中风、中恶合二手于中指尖灸之；反胃灸肩井，黑疸灸心俞、关元，是用艾炷灸。狗咬破伤，核桃壳装人粪，衬槐皮覆患上灸之；产妇痛疝，隔生附片灸患处；小便闭，隔盐灸神阙；乳症用隔碗灸；还有隔蒜灸、隔药灸、熏脐法、温脐种子方等，是用隔物灸法。其太乙神针、百发神针、内府雷火针、治癣神火针、阴证散毒针等，是用艾卷药条灸。以阳燧锭（观音救苦丹）烧烫连灰罨患上；桑枝针、桃枝针、灯火爆法、神灯（火）照法，则是用不同燃料与方法烤灼熏熨。至于治骨蒸用马齿苋或旱莲草捣敷经渠，古钱压定，起泡后挑破；或用百草头上露水点膏肓，名"天灸"；用蒜擦脊梁治痨瘵的"水灸"；用蚂蟥吸毒代针的"蜞针"，都是用特殊工具以代针灸。

3.先后并用　有先药后灸，如痛风，先敷药，再以桑枝燃火逼之；有先指针后灸，如穿心疝掐大敦穴，不止，灸之；有先用热汤拍打再针，如寒厥先用热汤拍打委中，见紫黑泡刺之；有先针后药，如唇菌针少商出血，再以鸡溏矢或用地龙捣敷足心等。

五、学术传承与影响

中药贴敷穴位治病由来已久，早在2000多年前的《帛书·灸经》中就有记载。此后，在《内经》《肘后备急方》《备急千金要方》《太平圣惠方》《普济方》《医宗金鉴》等古代典籍中亦屡见不鲜。《理瀹骈文》的问世，标志着这种穴位与用药融为一体的疗法已十分丰富，并有系统的学说与理论。

吴氏鉴于"施药不如传方"，于是苦心孤诣，"历二十年……十数易其稿，三锓其版"，写成《外治医说》专著；取"医者理也；药者瀹也"，"明外治亦有理，聊为疏瀹"之意；加之行文以骈俪为主，故刊成后易名为《理瀹骈文》。书分《略言》《续增略言》《理瀹骈文》《存济堂药局修合施送方并加药法》四部分，论述了外治机理、辨证论治、应用方法以及内、外、妇、儿、五官等各种外治百余方，拓宽了临床思路与给药途径。书中论及敷、贴、涂、抹、掺、扎、熨、针灸等数十种外治法，后人称之"外治之宗"。

《理瀹骈文》贯穿了说理、推理和变通创新的主导思想，以"内外通贯之理"，阐明"外治亦有理"，"能通其理则辨证明白"，"以一通字该之，理通则治自通"，故能得心应手，左右逢源。但变通忌"妄变"或"拘泥"古法。正如书中开宗明义所说："外治法，针灸最古。自汉代张仲景易针灸为汤液，百代宗之。易曰穷则变，变则通。顾汤液要无可变，而针灸亦不可通。思所以济其穷，无悖于古，有利于今者，则莫如膏药。"吴氏就是基于这种发展变化，继承创新的观点，通过实践而完善外治这门学科的。

吴氏学说实用性强，优点多：①将针灸与中药紧密结合同时应用，利于发挥两者双重作用，使疗效相得益彰；②无创痛，安全，能使更多患者乐于接受；③方法简便，可减少频繁就诊带来的麻烦。因此，这种无创痛穴疗对提高疗效、促进针灸学的繁荣进步有重要意义。

第四十四章　夏云针灸治疗咽喉病的特色

夏云（1824—1904 年），字春农，又字继绍，号耕云老人，自称拙庵稀叟。今江苏省江都人，清末喉科医家。少攻儒学，后从名医杨慕昭习医，善治外感证，兼精喉证。著有《疫喉浅论》（1875 年刊行）。除用汤药治疗外，夏云尤重视针刺疗法，提到穴位有曲池、大椎等 30 余个；提出疫喉先用刺、刮、吐三法，即针刺放血、刮穴疗法与药物探吐。刺灸工具有毫针、三棱针和常用的刮痧工具等；并述及了各种咽喉急症治疗方法。夏云对疫喉证总结出完整而有效的诊疗大法，所立之方药至今仍为中医药院校《温病学》教材所选用。夏氏门徒众多，有其子夏增福、侄夏景昭、婿徐秉素、学生邵家驹、学生严德昭、学生陈锦昭等。

《疫喉浅论》共 2 卷，上卷论述疫喉痹至危证、疫喉痧论治、疫喉痧总论、治法分清论、杂气成疫论、辨疫论及辨疫喉痧形证四言要诀等，下卷分清透、消化、下夺、救液、嗽喉之剂，载方 66 首，其补遗 1 卷，简述白喉并发症的证治。后附《会厌论》1 卷，载新补会厌论。

一、"刺刮吐"治疫喉

疫喉又称烂喉痧，是感受温热时毒所引起的急性外感热病。其临床特征为咽喉肿痛糜烂，肌肤丹痧密布。该病有较强的传染性，易引起流行，多发生于冬春两季，类似今称猩红热的传染病。夏氏生活在道光年间，疫喉流行，伤人甚众。清代以前，未见烂喉痧病名的记载。

该病来势凶险，"治病如救火"，夏云总结出治疗咽喉危急之证的宝贵经验。在《疫喉浅论》开篇即讲"疫喉痹至危证宜先用刺刮吐三法"，说明外治法能解危于顷刻，"倘症势迅速喉关肿闭，汤水难下，又非汤药速能奏效者……必当先刺少商穴出血以泄蓄热，仿火郁发之旨也……再用油钱按穴刮之……使气血经隧一齐流通，俾结热宣散，肿闭可开，亦仿《内经》结者散之之意也。继用吐法，以撤痰涎"。

　　因"喉证盛行，杀人无算"，夏氏在诊疗疫喉的临床实践中，提出了治疗疫喉痧的外治法，"一疫痧闷伏隐而不见，皮肤紫黑，极危极恶之证也，遂用油钱刮两肩井穴等"，主张"按以上穴道针刮并举"，"除用肩井、臂臑、紫宫、膻中、中庭、中脘、膏肓、肾俞、白环俞等穴依次刮刺外，再用三指拍打曲池，下部委中、阳交穴，拍出紫块，刺出黑血，并刺间使、大陵"，强调"务要出血，无血不治。凡所刺之穴，每刺一针，刺宜横而浅，不宜深而直"（《疫喉浅论》）。加刺阳交出血，加强清泻肝胆木火的作用；用诸任脉穴，乃使隐伏于脏腑的闷痧外透，其强调针刺放血与刮穴并举，把皮内出血与外泻瘀毒之血结合起来（皮肤出现瘀斑，实乃皮内出血现象），显然可加强透痧解毒、清心泻火作用。这些观点与几千年来传统的刮痧疗法相一致，能解表祛邪、开窍醒脑、清热解毒及急救复苏、改善血循环、促进代谢、增强免疫功能等，起到治病保健的作用。

　　夏云善用刮穴法，刮法用油钱（即铜钱）按穴刮之。在《疫喉浅论》卷首列人体正面、背面刮穴图各一帧，并在其后分别标明了30个刮刺穴位的定位和属经。"疫喉痧论治"对其刮刺工具、材料、操作、即时疗效等作了说明："或患者畏用针刺，可取熟开水一碗，倾豆油些许于水面，着一人取古铜钱一枚，蘸豆油向患者项外肿处刮之，如刮痧一般，刮至皮肤红晕斑起为度，亦能泄热消肿。"书中特别提到刮穴顺序，在《疫喉浅论·论疫喉痹至危证宜先用刺刮吐三法》中记载："先刮风府，再依次刮两颅息、两臂臑、两曲池、两间使、两大陵、两太渊、两肺俞、两膏肓穴、两心俞穴、两肝俞、两胃俞、两大肠俞、两膀胱俞穴。"

　　用风府以祛风、颅息以清泻少阳相火，取间使、大陵、心俞、肝俞以清心、肝之火，夏氏解释《内经》"一阴一阳结，谓之喉痹"时一再指出，一阴指手厥阴，一阳指手少阳，喉痹应以二经为枢纽；至于用臂臑、曲池乃清阳明之热，因《疫喉痧论治》中提到"疫邪羁留，未从汗解，盘踞阳明"之故；取太渊、肺俞，乃因喉连肺本，口鼻吸天地疫疠之气发病，是疫喉主要原因；取诸背俞，则因太阳主表，取邪从表出之意。进行刮痧的主要部位，刮拭刺激通过穴位、经络的作用，能调动人体内在的抗病能力，调节机体的虚实状态，达到防治疾病的目的。夏氏用刮穴法治病，至今尚在民间广泛应用，且有较好疗效，而其治疗范围已不限喉，值得重视。

二、"刺出紫血，以泻其火"

　　《疫喉浅论》书中记载用放血泻火治疗咽喉肿痛，根据《内经》"郁而发之"之理，刺少商穴出血以泻蓄热。关于少商点刺放血治咽喉疾患由来已久，此法由唐代名医甄权为成君绰治颈肿喉痹针手食指端一法衍化而来。其后，虽历代验案屡见不鲜，但极少论及治疗机理。根据"疫喉者乃天地之疠气，人受气于口鼻，蓄久而发者也，阳气内蕴，本易发热，况兼以疫邪"这一病因，夏氏遵《内经》所述作了较多的阐发。如按"诸气膹郁，皆属于肺"之说，认为疫喉痹乃"肺受疫火熏蒸，则气机不利"而发病，对"疫火"要"放血泻火"，故取肺经井穴少商；又据"诸逆冲上，皆属于火"之说，认为本病"热证多而寒证少"，"全是君相二火为害"（见《疫喉痧论治》）。根据徐灵胎先生批陈实功《外科正宗·喉论》云："喉症多端，惟热气壅塞不通，提痰无效，乃用金针刺出紫血以泄其火。"

夏氏在《疫喉浅论》中指出了具体放血方法，"一喉痹肿闭汤药难下者，急取病人两臂挼数十次，使血聚于大指上，以发绳系住拇指，针刺指甲里侧少商穴，出血，如放痧一般，左右手皆然"，"发者以其汗也，出血者亦发汗之一端也"；再用"血汗同源"之理来解释放血治病的机理。

不仅如此，夏氏在《疫喉痧论治》一节中更进一步提出，刺少商之后还可再刺患部放血。"再看咽喉红紫肿痛，已溃未溃，或溃而未深，项外漫肿，痰壅气闭，汤水难受，急用喉针在喉之两旁肿处刺入分许，或一二下，或二三下，噂去紫血，亦能泄热消肿。"夏云明确指出，其机理亦为泄热消肿。

夏云总结针刺放血用于咽喉急症，亦有不治之症。《疫喉痧论治》云："喉腐色晦，神糊气喘，鼻煽口张，壮热自利，痧点隐约，证在不治，勿刺也，庶免归咎耳。"此论在当时是比较客观的。

三、学术传承与影响

运用针刺出血、刮痧、探吐等综合治疗急性咽喉疾患是夏云的临床特色，对后世临床有指导意义，特别是近几十年以来，各地运用针刺少商等穴出血治疗急性扁桃腺炎的临床报导也证明了其有效性，对一些曾用其他疗法失效者也取得了一定的疗效，说明对某些咽喉肿痛急症选用这种方法是较好的选择。如1956年9期《上海中医药杂志》朱氏等的报告《应用针灸配合其他疗法治疗23例白喉的介绍》、1957年5期《中华耳鼻咽喉科杂志》刘氏等的报告《耳鼻咽喉科急性炎症应用针灸疗法的初步总结》、1987年4期《上海针灸杂志》谢氏等的报告《针刺治疗疫喉痧》等，都说明了夏氏学说的应用价值。

第四十五章 范毓䯊与太乙神针

范毓䯊，字培兰，清代人，曾在湖北、贵阳、广东一带为官，平时留意岐黄之术。雍正年间，他从一道人处获《太乙神针》一书，觉其药平理密，遂依法制造，施治 10 余年，治风寒暑湿及沉痼之疾多效，"无不应手而愈"。此书后经修订刊行于世。太乙神针一法由雷火神针法发展而来，而雷火神针在明代《本草纲目》《针灸大成》等书中均已有载。《太乙神针·周雍和序》曰："雷火针一法，针既非铁且不著肉，最为善治，但考其药品，多用蜈蚣、乌头、巴豆等物，率皆猛烈劫制，倘遇孱弱羸怯之躯贻害不免。""太乙神针制同雷火法，药皆纯正，且用法隔布七层，不伤肌肉，非若铁针与金石艾火者，令人彷徨畏惧也"。

太乙神针为艾条灸之一种，因以灸代针，故名曰"太乙神针"。与古代的直接艾灸法相比，该法对人体肌肤的损伤小；与其他隔物灸法相比，则有安全、操作方便之长处；该法可充分发挥药物与艾灸的双重作用，从而取得良好疗效。《太乙神针·周雍和序》曰："虽有救急之功，而焦头烂额，伤其肌肤，是一病未除又增一病。"该书《郭寅皋序》云："惜灸法直接，手续累赘，灼伤肌肤。""太乙神针系以灸为针，乃我国古法押灸之遗，而其针料之配合，纯粹刚健中正之品，一经燃灸不数分钟，其药力即能由毛细血管而直达病人体内，发生荣养、杀菌、吸收、兴奋、镇痛、消炎、宣滞、驱风等作用，而足以调整血液之运行，旺盛新陈之代谢，促进神经之强固，结成生理之效果。"《太乙神针·采制艾叶法》曰："倘水陆舟车，客途旅次以及穷乡僻壤，无药之处带备神针，见病即针，针到病除，真属快事。"

一、"太乙神针"操作

操作包括制针、选穴和燃针按穴三个步骤。首先将药物制成艾条，取艾绒（三两），硫黄、麝香、乳香、没药、丁香、松香、桂枝、杜仲、枳壳、皂角、细辛、川芎、独活、雄黄、炮甲（以上各一钱），共研碎成末，纸卷成艾条，用鸡子清通刷外层三次，阴干收藏。使用时用红布七层盖在穴上，然后将点燃的艾条对准穴位按在红布上，"若觉大热，将针略提起，俟热定再针，以七记数，小则一七，多则七七亦可"。"针后宜静卧片时，使药气周流，畅达于脏腑脉络之间，然后起，饮醇酒数杯，借酒力以行药气，微醺为度，切忌冒风"。

太乙神针的常用经络依次为任脉、膀胱经、督脉，常用穴位所在部位依次为小腹、上背、胸脘、头面、下背、臂阳、腿阳，常用穴位依次为气海、曲池、膏肓俞、中极、关元、下脘、中脘、上脘。其选穴特点如下。

1. 多取躯干部穴 即胸腹部穴及背俞穴。就经络而言，则多取任脉、膀胱经和督脉穴，常用穴位是气海、中极、关元、上脘、中脘、下脘、膏肓俞、身柱等。例如《正面穴道证治》载，气海主治"男子阳事久惫，妇人经水不调"；《背面穴道证治》云："人生百病无不主之，针膏肓穴。"

2. 选取四肢穴 所取穴位有曲池、肩髃、尺泽、手三里、足三里、环跳、三阴交、大敦、行间、内庭、合谷。这些穴位多治四肢局部病症，如《正面穴道证治》曰："风痹，手臂不举……针尺泽穴。"《背面穴道证治》载，环跳治"中风中痰，半身不遂，腰胯强直，股痛相引，腰胁不得转侧"。

四肢穴常常通过经气的运行，与远道部位相连，故又治疗远道部位病证，如《背面穴道证治》曰："鼻血不止，唇吻不收，喑不能言，口噤偏风，风疹头痛，针合谷穴。"足三里主"五劳七伤，翻胃，气膈，肠鸣肚痛，疝瘕膨胀，胸膈蓄血，咳嗽稠痰"。

3. 酌选头部穴 所选头面部穴多在头顶部，如百会、上星、神庭等，此外还有风池、上关，这些穴多治头面局部病证。如《背面穴道证治》载，风池治"耳聋虚鸣，脱颔，口噤，颊肿，牙疼"。头部穴也治疗远道病证，如百会治"脱肛"，头临泣治"腋肿，胁下痛"等。

二、太乙神针的主治

《太乙神针》一书是以穴统证，在每一穴名下，罗列其各项主治，这些穴位主治来源于《黄帝明堂灸经》《铜人针灸经》及《铜人腧穴针灸图经》等书。经统计，太乙神针常治病证依次为脾胃肠疾、腹部疾、虚疾、肺部疾、女子胞疾、气疾、阴疝部疾、膀胱肾疾、寒疾、心神部疾、上肢部疾、胸膈部疾、风疾、头部疾、热疾、痉厥疾、下肢部疾、腰臀部疾、湿疾、眼部疾、口腔疾、肿疾。

就分部病症而言，太乙神针以治胸腹内脏病为最多，包括脾、胃、女子胞、阴器、膀胱、肺、心等脏器的病变。如该书《正面穴道证治》载："饮食不进，赤白痢，面色萎黄，五膈，针中脘穴。"关元主"男子遗精白浊，脐下冷痛，小便痛涩，遗沥溺血，妇人赤白带下，经水不调"。《背面穴道证治》载，脾俞主"久患泄痢，翻胃吐食，膈气积聚"。太乙神针也治疗头部病证，包括头面、五官、神志等方面的病变，如该书《正面穴道证治》载，神庭主"头痛，目眩，出泪，流涕"；大敦主"尸厥如死"；《背面穴道证治》载，身柱主"癫狂谵语，瘈疭发热"。太乙神针还治疗四肢与腰背部的病变，如《正面穴道证治》载，风市主"两腿麻木，左瘫右痪，行步不得，一切脚气"；《背面穴道证治》曰："腰胯脊痛，不能俯仰，针腰俞穴。"

太乙神针多用于治疗内脏病症，艾灸对人体免疫功能影响较大，免疫功能又常与内脏相关，故本法多治内脏病；而针刺对人体神经系统影响较大，故多治疗四肢腰背病痛。《灵枢·官能》曰"针所不为，灸之所宜"，即含此意。

就辨证施治而言，太乙神针可治疗中医证候，如寒证、热证、风证、痰证、肿证、气证、血证等，这是艾灸作用广泛的缘故。如《正面穴道证治》载，行间主"四肢厥逆而冷"；百会治"中风，头风，风痫，角弓反张"；《背面穴道证治》曰，大椎治"遍身发热，诸般疟疾"。

艾叶性温，加火灸灼，故有温阳散寒、补虚强身的作用。在各种证型中，太乙神针治疗虚证最多，如该书《正面穴道证治》曰："脏气虚惫，真气不足，一切气疾不化，肌瘦，四肢无力……针气海穴。"

三、学术传承与影响

太乙神针在清代流传甚广，在范毓𬇖《太乙神针》之后，相继问世的专著有甲午年间倪有生作序的《仙传神针》，道光十六年（1836年）虚白子作序的《太乙离火感应神针》，咸丰六年（1856年）叶桂作附篇的《太乙神针》，同治年间（1862—1874年）冯卓怀订正成书的《太乙神针方》，同治十一年（1872年）孔广培编的《太乙神针集解》，另外还有王静甫作序作跋的《育麟益寿万应神针》等，可见此法在当时影响颇大。

据考查，在范氏《太乙神针》之前，康熙五十六年韩贻丰的《太乙神针心法》中已载录了该法；而道光十六年出版的《太乙离火感应神针·虚白子序》则称，该法于"宋仁宗康定二年刊石于汉阴丛山之壁"，可见在本法的推广、流传与发展中，范氏只是一个中间环节，但他承上启下的作用还是应该肯定的。

后代医家对太乙神针不但有继承，也有所发展，例如咸丰六年叶桂在《太乙神针》附篇中云："实按一法，轻则布易燃，重则火易灭，均有微碍。"故提出了"面碗隔姜灸法"，"用生姜一大片，厚二分许，中扎数小孔，平放应针穴道之上，用面团捏一小碗如酒杯大，碗底亦扎数小孔，将神针内药料拆出，再加蕲艾绒少许，捏作团，置于碗内点着，平放于姜片之上，顷刻之间药气即可透入，如觉甚热，将姜片略抬起，停片刻再放下，看碗内药将烧尽，可另换药，每换药三四次即可，每日或一次，或两次不拘，总以灸愈为止"。叶氏认为"面碗隔姜灸法"可"收束艾火，不使零星散乱，而药气温暖，半刻许已直透病灶，顿觉肌腠经络之间氤氲畅适……此法可为太乙神针之一助"。而《育麟益寿万应神针》中对各种疾病的治疗则增加了配穴。

太乙神针在清代得到推广运用，有"人人和缓，家家华佗"之说，在灸法史上，太乙神针当有一席之地。倪有生在《仙传神针·序》中载其本人因"右臂酸痛，大指麻木"，用本法"半月间连灸五次，大指即能伸屈，复于六月间又灸三次，酸痛亦止，运动如常"；周雍和在《太乙神针·序》中载："会稽沈公士元任江宁尉，手指麻木，王公出针治之，立愈。"周氏本人"足染木疾多年不愈，如法制针，未及自治，先治痨病二人，风病一人，血病三人，无不应手而愈，余病亦随治即愈"，在当代，也有人用本法治疗疾病，如马泽云等用太乙雷火神针法治疗白细胞减少症，刘国欣用太乙神针灸法治疗腹痛、腹泻等消化系统疾病，黄彪用太乙针灸治疗颈椎病等均取得良好疗效，可见本法尚具现实意义。

第四十六章   张镜刺疗经验特色

张镜，字蓉亭，清代医家，江苏省吴县人。咸丰十年（1860年），张氏获刺疗疗法的书稿，该书由浙江慈溪刺疗医家应侣笙的后代提供。此后，张氏又于他处购得刺疗刻本，据此对书稿进行校勘，删繁就要，合为一本，"详明经络各穴，绘以总图治法，编成歌诀"，名曰《刺疗捷法》。以后由王缄三根据《针灸大成》注明穴位，并出资刊印，于光绪二年（1876年）发行。张、王二氏在临床上应用该法治疗多获良效，积累了不少刺疗的经验。

一、刺疗方法

《刺疗捷法》载："治法，先看疗之发于何处，翻阅歌诀，用小镰刀，或三棱针，按穴轻刺，略为出血，随以麻油和食盐点穴上以透泄其毒，切勿将疗头刺破为要，即以疗膏药隔水温软捏扁，贴于患处。初起二三日立见消化，无须服药矣。"由此可见，刺疗有四个操作步骤：①根据疗证所发部位，取用《刺疗捷法》中相应疗证下所罗列的穴位；②用三棱针或小刀点破穴位，使略出血；③涂以麻油和盐，以透毒邪；④敷贴膏药。

本证由阳毒之邪内蕴所致，毒邪往往壅塞于相关的经络血脉中，在相应穴位上点刺放血，则可将其中的毒邪逐出体外，故点刺放血为治疗本证的良方。其中特别提出不能刺破疗头，因为疗头一旦被刺破，皮肤的修复机制立即被启动，生发层的上皮细胞即分化繁殖，封闭疗口以防外邪入侵，而伤口的封闭使邪毒无法外出，转而攻内，侵犯脏腑，使病情恶化，甚至危及生命，因此这是值得注意的。

二、取穴要求

1. 局部取穴   在疗疮周围取穴。如该书曰："（红丝疗）从脚上发者，挑法俱先从红丝延处当头先刺，寸寸挑至近根，若有白泡，须挑破之。"又说："肉龟疗生脚背上，其形似龟，痛难量，急用银针刺四围，艾灸疗头可无恙。"注意，此处是针刺疗证周围穴，而不是刺破疗头（但疗头可施灸）。

2. 循本经取穴　《刺疗捷法》中较多地采用循经取穴的方法，如："鹤顶疗生督脉经，宜刺百劳（即大椎）与天庭，印堂人中与尾骶，委中两穴保安宁。""鹤顶"在"鼻直上入发际三寸半"，当属督脉经，故多取督脉穴。又如："后发际疗刺至阴，尾骶骨上二节寻，肩井百劳委中决，数处挑泄患无侵。""后发际疗"发在"枕骨下两旁"，与督脉、膀胱经、胆经相关，故取该三经穴。

3. 循相关经取穴　"疗"虽发于一点，但其病灶所涉及的范围甚广，其周围相关经络血脉均受其累，故除循本经外，还应取其周围相关经脉穴位，如该书曰："耳门疗属三焦火，肩井合谷刺甚妥，腕后外关与关冲，中冲穴内刺亦可。"其中合谷属手阳明，通过大椎的交会关系，与耳相联系；中冲属心包经，而心包经与三焦经相表里，故除三焦经穴外，也取合谷、中冲治疗。"耳后生疗属膀胱，肩井至阴面岩当，中指尖根各一刺，百劳委中与印堂"。"耳后疗"虽说"属膀胱"，但又与胆经、督脉相关，故还取肩井、面岩、百劳、印堂，而其中取"中指尖根"则是古人的临床经验。

4. 根据中医理论取穴　如该书云："舌尖生疗心火炽，中指尖头（即中冲穴）须一刺，百劳承浆与印堂，少冲少府为之使。"心经、心包经的本经并不到达舌尖，但中医认为"心开窍于舌"，故取心经、心包经的中冲、少冲、少府穴。

5. 取经验穴　《刺疗捷法》又根据临床经验取一些特殊的穴位，如取"髌骨"穴治疗"手掌疗"；取下巴中央的"地合"穴与心包经中冲穴治疗"天庭疗"（"天庭"在"鼻直上入发际五分"），这些是古人临床经验所得。

古人还综合运用上述各项原则，如《刺疗捷法》曰："牙咬疗刺合谷穴，手三里与曲池决，疗旁上下左右刺，地合中冲两颧泄。"其中"合谷、手三里与曲池"属循经取穴，"疗旁上下左右"与"地合""两颧"属局部取穴，中冲则属经验穴。

三、选穴特点

1. 多取末部穴　因为本证往往由阳毒之邪内蕴所致，而人体的正气则对此起而反抗，通过机体的防御体系，将毒邪驱逐至人体的远心端，即末端部，以保护人体的核心脏腑不受侵犯，因此在末端部放血，可将阳毒之邪逐出体外。相对于人的整体而言，头部与手足部（腕踝以下）当属末部，末部还包括躯干的上下端，即大椎附近与尾骶部；而本部则包括上述部位以外的躯干部、腿部和臂部。统计结果显示，末部共 254 穴次，本部共 65 穴次，末部是本部的 3.91 倍，可见治疗疗证以末部穴为多。

治疗本证常用的末部穴为大椎、印堂、腰俞、中冲、神庭、关冲等。其中大椎可治 27 种疗，以头面颈项部疗为最多，如《刺疗捷法》曰："太阳生疗关冲刺，百劳七节须挑至"，其中"百劳"即大椎，同时大椎又治"涌泉穴疗""卧胸疗""背脊疗"等。印堂可治 21 种疗，以面部疗为最多，如《刺疗捷法》载，治疗"面岩疗"，取"大敦地合与印堂"；此外，印堂又治"手掌疗""舌尖疗""肩井疗"等。腰俞可治 17 种疗，以头部疗为最多，如《刺疗捷法》曰："前发际疗尾闾决。"其中"尾闾"在"脊骨二十一椎下"，相当于腰俞穴部位；另外腰俞还治"人中疗""肩井疗"等。此外，中冲可治"大头疗""颧髎疗""舌尖生疗"等 14 种疗；神庭可治"鼻节疗""面岩疗"等 12 种疗；关冲可治"太阳疗""印堂疗"等 11 种疗。

2. 多取关节部穴 因为阳毒之邪往往在经络血脉关节弯曲之处沉积瘀阻，即积滞于关节部位，故也当取关节部穴位以逐邪外出。如肩关节处肩井穴可治 14 种疗，以头面颈项部疗为多，《刺疗捷法》中"颐疗宜从肩井刺"是为例；同时肩井又治"腋下疗""手槽疗"等。此外，膝关节处委中穴可治"背脊疗""鹤顶疗""上下眼胞疗"等 13 种疗；肘关节处曲池穴则可治"前发际疗""肩井生疗"等 9 种疗。

3. 多取阳面穴、上部穴 阳面共 271 穴次，阴面共 48 穴次，阳面是阴面的 5.65 倍；上部共 253 穴次，下部共 66 穴次，上部是下部的 3.83 倍。显而易见，治疗本证以阳面穴、上部穴为多。如上所述，本证多发于人体的阳面和上部，因此当多取阳面和上部穴治之。如合谷穴为上肢阳明经穴，故可治 10 种疗，以面部疗为多，《刺疗捷法》曰："颊车疗刺合谷穴。"又如上述选取的末部穴和关节部穴，其中绝大多数位于阳面和上部。

4. 多取经外奇穴 《刺疗捷法》共涉及经外奇穴 26 个，占该书总穴数的 35.1%；共计 117 穴次，占该书总穴次的 34.1%，经外奇穴比例之高在古代针灸文献中十分瞩目。因为本法多流传于民间，故许多刺血点仅是临床经验的记载，其中用得最多的是地合穴。该穴位于下巴正中，当归入任脉，可治 22 种疗，以头面部疗为最多，如《刺疗捷法》曰："锁口疗刺地合穴。"此外，地合又治疗"肩井疗""对口疗"等。其次为"龙舌"穴，位于"尺泽穴直上大肉上"，可治 19 种疗，如"肩井疗""天门疗""眉燕眉梢两处疗"等。其他常用奇穴还有面岩穴（颧骨下）、大椎下一至四节（即第一至四棘突下，相当于督脉上的陶道、身柱等穴）、发际穴（太阳穴上三寸）、插花穴（额两旁上发际一寸半）等。总之，刺疗的取穴原则和特点较为复杂，在临床治疗时，若不能明确应当选取的穴位，则可取用《刺疗捷法》中相应疗证下所列穴位，进行点刺操作。

四、学术传承与影响

《刺疗捷法》中还介绍了膏药贴敷以及中药外用等法。对于疔证的针灸治疗古代早已有记载，但是作为针刺治疗的专著，《刺疗捷法》首次以专著的形式记录了刺疗的方法，具有一定学术价值和历史地位，其针刺方法值得在临床上加以运用、检验和发展。而张镜等人校勘、编辑、出版该书，对刺疗疗法的发扬和传播起了积极的推动作用。

民国时期单培良说："身柱一穴善治疗疮，为舍亲朱君所秘授，不论是何疗，已溃未溃，此穴一针便愈，重者针二次无不愈，即疗疮走黄亦可针愈，惟于针后再服野菊花汁一杯更佳。"其中身柱即是《刺疗捷法》一书中所述"大椎下第三节"，服菊花汁在该书"疗头焮肿"一证中也有记载，均是对该书的继承。

当代也有用针刺治疗疗证者，如刘氏治疗红丝疗 50 例，用针刺红丝疗尽头剧痛处；陈氏用针刺治疗红丝疗，在疹上下用三棱针点刺挤血，继按红丝疗分四等份，分别点刺挤血，每隔 10 分钟针 1 次；李氏治疗疗疮 1426 例，用粗针刺督脉大椎、神道透至阳、命门，起针后挤出数滴血；王氏用挑治疗法治疗疗疮 6500 例，取背部反应点，挑刺后再挤出 3 ～ 4 滴血，都取得了良好的疗效。这些记载与《刺疗捷法》相似，可见该书对后世针灸学术的影响，但后世取至阳、命门、背部反应点等穴位，在《刺疗捷法》中则没有记载，应是他人临床经验所得。

第四十七章　黄石屏的针灸特色

　　黄石屏（1856—1917 年），又名灿（一说讳灿），原籍江西省清江县程坊村。"父立山公，官山东臬司。同治初，屏随父在任所，14 岁遇一僧人，授以针灸术，尽得其传"。后曾为南通张啬翁针愈阳痿生子，医名鹊起。光绪二十八年，悬壶于扬州，应诊于沪宁间，声誉日隆（见 1950 年 7 期上海《新中医药》载石屏弟子合肥名医方慎盦《金针大师黄石屏先生小传》）。除方氏是其嫡传弟子外，其侄孙黄翼昌、从孙黄岁松、侄曾孙黄伯康、故人子湘江魏庭兰（一作南）等也得其传。《中国针灸》1983 年 6 期刊载《有关四川叶氏金针术》一文，谓原成都中医学院的叶德明与其兄叶心清（当时在原北京中医研究院广安门医院工作）仍在应用，并称受之于黄氏弟子魏庭兰，可见金针在国内的传承。

　　黄氏晚年撰《针灸诠述》，原为手抄本，全书不足万字，现由其故乡赵连仁医师刊印，似是未竟之作，也许原稿有所散佚，不得而知。

一、重视针灸互补

　　黄氏在《针灸诠述·针灸说》中提出"针灸相得益彰"论，谓"患伏于血脉筋骨之间，非锓铍不能立解；邪郁于腠理膏肓之际，非熨灼不能速宜"。并举历代医家治验论证了"针理玄微……灸功邃奥"，如扁鹊起虢太子之尸厥、华佗治魏武帝头风、张文仲治唐高宗头痛、徐文伯下妇人之死胎、甄权医成君绰之颔肿等，认为莫非用针之功；神阙灸而徐平仲之风愈，气海灸而郑义宗之虚脱定，中脘、章门灸而张相国之腹疾去等，又表明"前代沉疴，往往多以灸疗"奏效，故施灸也有它的适应范围而不可偏废。

　　唐代医家孙思邈早已指出"其有须针者，则针刺以补泻之；不宜针者，直尔灸之"和"针而不灸、灸而不针，皆非良医"的观点。针灸之法，各有所长，各有优势，临床能最大限度发挥各自特长，必要时双管齐下，以提高疗效的认识，得到了后世医家的认同。

二、重视指力练习

黄氏在《针灸诠述·针灸说》中云："制金针易，用金针贵有精力以运之。"，说明黄氏对运针指力的重视。张睿引黄氏语云："吾始习少林运气有年，萃全力于指，然后审证辨穴，金针乃可得而度也。"《健康报》中《霍元甲与神针黄》一文记载了黄氏运针"聚精会神"，提起全身力量贯注于针尖上的"运针贯于气功"情景，并对他独具一格的"练针法"作了细致的描绘，"先用竹签戳粉壁上的诸多红圈，到每戳必中时，逐渐缩小圈之直径，直至由圈变成芝麻般的小点为止。同时改竹签为针，再改用金针，做到针入墙面过寸多深而不弯不断，再每戳必中，则指力训练告成"。

练习针刺手法指力能达此地步，难怪黄氏所用之金针虽然很软而缺乏弹性，操作难度更大，但仍能运用自如，其指力熟练程度可谓达到炉火纯青的境界了，故亲自受针或目睹黄氏施术的谢叔元也表达了由衷的赞叹，谓"手之所下气随以行，病者毫不觉苦疾乃速去。天下手技之神，无与比妙焉"。

三、"取穴宜识变通"

"取穴宜识变通"是黄氏穴法学说的精髓。黄氏的穴法变通说，一指取穴原则可以变通，例如，其引述《素问·咳论》的用穴治疗原则"治脏者治其输（此指五输穴中的输穴），治腑者治其合"后，又在《痹证》一节论治痹证时，则认为可以反其说而用之，谓"治痹者，脏取合而腑取输"。因咳证与痹证均有五脏六腑辨证，如同属肺经受病，是咳则取肺经五输穴中之输穴太渊，是痹则取肺经五输穴中的合穴尺泽；同属大肠经受病，是咳则取大肠经五输穴中合穴曲池，是痹则取大肠经五输穴中之输穴三间。余类推。对于为何要如此应用，黄氏未作进一步论述，但他能提出不同的新见解也很可贵。

黄氏穴法变通说之二，是指具体用穴还可变通，例如风咳取膈俞、玉堂……寒咳取气舍、气户、腹结、水突……火咳取聚泉、紫宫、浮白……湿咳取扶突、厥阴俞、周荣、华盖……热咳取璇玑、步廊……干咳取然谷、大钟……均与常规用穴不同。又如治痹，皮痹取京门、列缺……肌痹取阳关、附分……筋痹取白环俞、大杼、不容……脉痹取下髎、涌泉……骨痹用青灵、极泉……也与一般所用有异。

还有中风用穴，如暴喑用天鼎、扶突、天窗、灵道……口㖞用通谷、大敦、天髎、八邪……也自出机杼不乏特色。

四、"金针三善"与"药灸三益"

黄氏特别善用金针与药灸，提出"金针三善"与"药灸三益"。1985年10月出版的《药都风情》中所载的《神针黄石屏》与《霍元甲与神针黄》中均谓黄氏喜用纤细的长毫针，长度为4寸到尺余不等，可缠于指，类似今日习用的芒针。其制针原材料为赤金，与一般用钢、银、合金制成的针灸针不同，谢叔元谓"惟黄圣用石，少林用铁，而先生则以金针度世"。对金针的优点黄氏在《针灸说》中称："铁之本质太粗，而针以炼精金为贵……金针之善有三，性纯而入肉无毒，一善也；质软而中窍无苦，二善也；体韧而经年无折，三善也。"无毒、无苦、无折，即黄氏所称的"金针三善。"

药灸，即于艾绒中掺入各种芳香类中草药用以点燃施灸法，其所用药物书中没有记载。黄氏力陈药灸之功，在《针灸说》中谓"艾之能力终薄，而灸以掺妙药为功……药灸之益亦有三，培元可助兴奋力，一益也；宣滞可助疏通力，二益也；攻坚可助排泄力，三益也……用药灸亦难，贵用精力以透之……"而其助长兴奋、疏通、排泄的作用，也需通过科研来进行比较确认。

五、学术传承与影响

黄氏针技精湛，驰誉国内外，颇得当时农商总长、南通张謇（季直）赏识，张氏曾亲为《针灸诠述》写了弁言，谓"有觇而求者，无不应手奏效。尝为余疗湿痹，今其技益神"。张謇曾力荐黄氏为袁世凯治头痛，方慎盦在所撰《金针秘传》一书中，也记述了他跟随老师进京为袁针百会、风池、风府等治病经过，并称针后袁氏"称奇不置"。另外，福建谢叔元也在为《针灸诠述》写的《黄石屏先生医德序》中称黄氏"到闽不及旬日，经先生针者多至四百余人。以余目击，聋者聪，瞎者明，偻者直，蹇者驰，干咳久痁（即久疟）者，立愈而安平。疾痛之蠲曾不旋踵，最于吾国医学生色"。并自称患痰湿证5年，历经中外多种医药无少效，而经黄氏"连针三次，诸苦尽释"。此外，黄氏还曾为不少外国人治病，如针治英商李那路罢兰、德国妇人黛利丝、意大利人雪罗、法国人毗亚那等的瘰疬、赘疣等疑难病症，均获效，赢得了交口称神。当时上海等地报刊也对他频频报道，表明其针技不凡。

黄氏学说由于缺乏文献记录，故在学术界影响有限。但其针技之高超，对上层社会与国际社会的影响则是巨大的。为国家元首治病，尽管古已有之，如华佗、张文仲为帝王施针，史有前例；至于为外国人治病，虽也非他首开先河，元代已有邹庚为越南王治病的史实，然而像黄氏那样诊治外国人之众、涉及国家之广、震撼力度之大、媒体报道之多，则可谓前无古人了。

黄氏的针灸学说，强调针灸互补、指力操作，他要求穴法、手法精熟是其学术特色，《针灸说》谓："穴法不极其精，譬掘泉无确定测量，盲指断难幸中；手法不极其熟，譬采矿无精良工，作劳贵每付（此处似有刊误）虚糜，针误。"表明了手法、穴法有相辅相成作用。其用穴通变说提出的思路说明输穴有很大的发展空间，原有的输穴理论仍存在一定的局限，需要不断地探索更新重构，故有重大理论与实践意义。

其制针材料强调采用赤金、黄金，究竟临床意义如何，目前尚难定论。《医宗金鉴·刺灸心法要诀》崇尚马衔铁制针，提到"惟有金针更可嘉"，可见当时对"金针"评价很高。不同材质的针具是否有不同的适应范围，需要通过反复的科研实践求证。19世纪欧洲已有人对金针、银针的特异性作用进行比较，作过初步探讨。

欧洲学者对"金针"的认识，据上海卫生出版社1956年11月出版的陶义训等编译的《针灸疗法国外文献集锦》中《十九世纪的针灸文献》一节译载法国《大众健康》（1857年第6期）中作者多尔克（Turk.L）的文章称，曾治一左臂痛女性患者，用埋针法，"最初用铁针，但效力只能维持数小时，针起氧化以后效力即消失。用金针或银针，对镇痛效力可达数天，直至有化脓现象产生时才消失"。似说明金针、银针比铁针的止痛时间更长。又，该书《二十世纪的针灸文献》一节译载巴黎《医学世界》（1934年第846期）中原作者拉凡里（Warcel Laregne）《什么是中国的针术》一文称："针是用金或银制成的。在中国，最初用石，后来用铜，最后用各种不同的金属作为制针的原料。他们曾认为：红色的金属如金、铜是强壮的（补），白色光亮的金属如银、锌是消散的（泻）。铂、银是调节的。但是……可能某些金属在某种情况下作用较优，依照粟里一氏意见，这种区别是次要的。"看来欧洲学者对制针材料究竟以何种金属为佳，见解尚未一致。